XINBIAN GUKE JIBING
ZHENZHI YU KANGFU

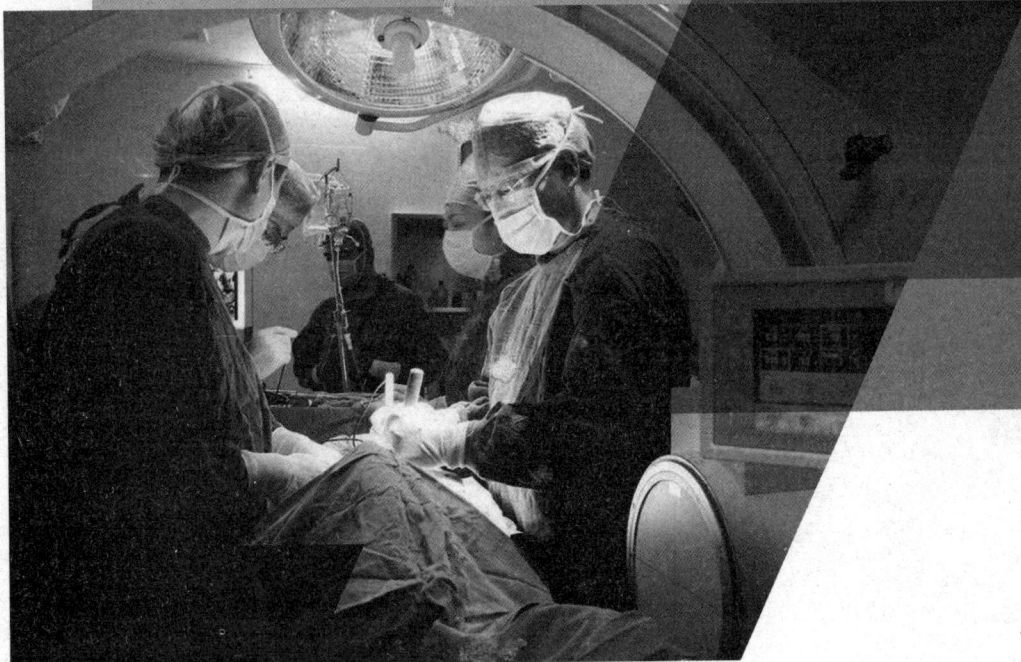

新编骨科疾病诊治与康复

主 编 王立江 金 锋 李 军 杨瑞甫 王景信 隋玉华

黑龙江科学技术出版社

图书在版编目（CIP）数据

新编骨科疾病诊治与康复 / 王立江等主编. --哈尔
滨 : 黑龙江科学技术出版社, 2018.2
ISBN 978-7-5388-9641-1

Ⅰ.①新… Ⅱ.①王… Ⅲ.①骨疾病—诊疗②骨疾病
—康复 Ⅳ.①R68

中国版本图书馆CIP数据核字(2018)第061318号

新编骨科疾病诊治与康复
XINBIAN GUKE JIBING ZHENZHI YU KANGFU

主　　编	王立江　金　锋　李　军　杨瑞甫　王景信　隋玉华	
副主编	金　伟　柴　瑛　张昭涛	
责任编辑	李欣育	
装帧设计	雅卓图书	
出　　版	黑龙江科学技术出版社	
	地址：哈尔滨市南岗区公安街70-2号　邮编：150001	
	电话：（0451）53642106　传真：（0451）53642143	
	网址：www.lkcbs.cn www.lkpub.cn	
发　　行	全国新华书店	
印　　刷	济南大地图文快印有限公司	
开　　本	880 mm×1 230 mm　　1/16	
印　　张	12	
字　　数	370 千字	
版　　次	2018年2月第1版	
印　　次	2018年2月第1次印刷	
书　　号	ISBN 978-7-5388-9641-1	
定　　价	88.00元	

前　言

　　随着骨科解剖学、材料力学、生物力学、微创技术、骨科康复与护理技术的不断进步，骨科学的发展取得了长足的进步。与其他外科学相比，骨科临床不仅涉及骨骼、关节、肌肉、肌腱、血管、神经等多种组织，而且治疗方法比较复杂，因此，作为一名骨科医师，必须不断学习新知识，掌握新技术，才能提高业务水平，使患者获得良好的功能恢复。

　　本书介绍了骨科诊断基础、骨科常用手术器械及使用方法、骨科基本手术技术等基础理论，最后就骨科康复方面做了重点介绍，内容丰富、资料新颖、紧密结合临床，科学性与实用性强，可供骨外科医生与相关学科临床医师参者使用。

　　在本书编写过程中，尽管我们反复校对、再三审核，但由于篇幅和时间有限，书中不足之处在所难免，敬请广大读者予以批评指正，以便日臻完善。

编　者

2018 年 2 月

目　录

第一章　骨科诊断基础 ……………………………………………………… 1
　第一节　骨科体格检查 ……………………………………………………… 1
　第二节　骨科相关实验室检查 ……………………………………………… 10
　第三节　骨科相关影像学检查 ……………………………………………… 14
第二章　骨科常用手术器械及使用方法 …………………………………… 20
　第一节　止血带 …………………………………………………………… 20
　第二节　骨科基本手术器械 ………………………………………………… 22
　第三节　创伤骨科手术器械 ………………………………………………… 25
　第四节　脊柱内固定的基本手术器械 ……………………………………… 26
　第五节　骨科一般用具 …………………………………………………… 27
　第六节　牵引用具 ………………………………………………………… 27
　第七节　石膏 ……………………………………………………………… 29
　第八节　石膏切割工具 …………………………………………………… 30
　第九节　骨科影像设备 …………………………………………………… 30
第三章　骨科基本手术技术 ………………………………………………… 32
　第一节　石膏固定技术 …………………………………………………… 32
　第二节　牵引技术 ………………………………………………………… 39
　第三节　骨膜剥离技术 …………………………………………………… 51
　第四节　肌腱固定技术 …………………………………………………… 53
　第五节　植骨术 …………………………………………………………… 54
　第六节　微创技术 ………………………………………………………… 61
第四章　关节置换术 ………………………………………………………… 65
　第一节　概述 ……………………………………………………………… 65
　第二节　人工髋关节置换术 ……………………………………………… 68
　第三节　人工膝关节置换术 ……………………………………………… 81
　第四节　人工肩关节置换术 ……………………………………………… 95
　第五节　人工肘关节置换术 ……………………………………………… 98
　第六节　人工指关节置换术 ……………………………………………… 99
　第七节　人工跖趾关节置换术 …………………………………………… 100
第五章　四肢手术后康复概要 ……………………………………………… 101
　第一节　概论 ……………………………………………………………… 101
　第二节　基本康复处置 …………………………………………………… 102
　第三节　关节伤病悬吊疗法 ……………………………………………… 115
　第四节　关节持续被动运动 ……………………………………………… 119

第五节　电疗的康复作用…………………………………………………………121

第六节　水中训练…………………………………………………………………122

第七节　神经与运动系统的协调训练……………………………………………126

第八节　矫形器的使用……………………………………………………………131

第九节　移动辅具的使用…………………………………………………………132

第六章　常见骨科疾病的康复…………………………………………………137

第一节　关节损伤的术后康复……………………………………………………137

第二节　膝关节镜手术后的康复…………………………………………………139

第三节　颈肩痛的康复……………………………………………………………143

第四节　周围神经损伤的康复……………………………………………………149

第五节　外伤性瘫痪患者的康复…………………………………………………155

第六节　四肢骨折的康复…………………………………………………………165

第七节　脊柱骨折的康复…………………………………………………………171

第八节　骨盆骨折的康复…………………………………………………………175

第九节　关节脱位康复……………………………………………………………178

第十节　风湿性关节炎……………………………………………………………182

第十一节　类风湿性关节炎………………………………………………………184

参考文献……………………………………………………………………………187

第一章

骨科诊断基础

第一节 骨科体格检查

一、基本原则

（一）全身状况

人体作为一个整体，不能只注意检查局部而忽略了整体及全身情况。尤其是多发创伤患者往往骨折、脱位、伤口出血表现得比较明显。如果只注意局部骨折、脱位情况，而忽略了内出血、胸、腹、颅内等情况，就会造成漏诊。所以一定要注意外伤患者的生命体征，争取时间而不至于延误病情，做到准确及时地诊断和处理。

（二）检查顺序

一般先进行全身检查再重点进行局部检查，但不一定系统进行，也可先检查有关的重要部分。既注意局部症状、体征明显的部位，又不放过全身其他部位的病变或其他有意义的变化，如膝关节的疼痛可能来自腰髋的疾病。膝、髋关节的窦管可能来自腰椎等。检查者对每一部位要建立一套完整的检查程序和顺序，从而避免遗漏一些资料。

一般按视诊、触诊、动诊、量诊顺序进行。

（1）先健侧后患侧：有健侧做对照，可发现患侧的异常。

（2）先健处后患处：否则由于检查引起疼痛，易使患者产生保护性反应，难以准确判定病变的部位及范围。

（3）先主动后被动：先让患者自己活动患肢，以了解其活动范围、受限程度、痛点等，然后再由医生做被动检查。反之，则因被动检查引起的疼痛、不适会影响检查结果的准确性。

（三）充分暴露、两侧对比

检查室温度要适宜，光线充足。充分暴露检查的部位是为了全面了解病变的情况，也便于两侧对比。两侧对比即要有确切的两侧统一的解剖标志，对患者进行比较性检查，如长度、宽度、周径、活动度、步态等。

（四）全面、反复、轻柔、到位、多体位

1. 全面　不可忽视全身检查，不能放过任何异常体征，有助于诊断以防止漏诊。

2. 反复　每一次主动、被动或对抗运动等检查都应重复几次以明确症状有无加重或减轻，及时发现新症状和体征。尤其对于神经系统定位，应反复检查。

3. 轻柔　检查操作时动作要轻柔，尽量不给患者增加痛苦。

4. 到位　检查关节活动范围时，主动或被动活动都应达到最大限度。检查肌力时肌肉收缩应至少5s，以明确有无肌力减弱。

5. 多体位检查　包括站立、行走、坐位、仰卧、俯卧、侧卧、截石位等姿势。特殊检查可采取特

殊体位。

（五）综合分析

物理学检查只是一种诊断方法，必须结合病史、辅助检查及化验等获得的各种信息，综合分析，才能得出正确诊断。任何疾病在发展过程中，其症状和体征也会随之发生变化。同一疾病在不同阶段有不同的症状和体征。同一症状和体征在不同阶段其表现和意义也各不相同。必须综合考虑病史、物理检查、辅助检查综合做出诊断。

二、基本内容

（一）视诊

观察步态有无异常，患部皮肤有无创面、窦管、瘢痕、静脉曲张及色泽异常，脊柱有无侧凸、前后凸，肢体有无畸形，肌肉有无肥大和萎缩，软组织有无肿胀及肿物，与健侧相应部位是否对称等。

（二）触诊

①检查病变的部位、范围，肿物的大小、硬度、活动度、压痛，皮肤感觉及温度等。②检查压痛时，应先让被检查者指明疼痛部位及范围，检查者用手从病变外周向中央逐步触诊。应先轻后重、由浅入深，注意压痛部位、范围、深浅程度、有无放射痛等，并注意患者的表情和反应。③有无异常感觉如骨擦感、骨擦音、皮下捻发感、肌腱弹响等。④各骨性标志有无异常，检查脊柱有无侧凸可用棘突滑动触诊法。

（三）叩诊

叩诊主要检查有无叩击痛。为明确骨折、脊柱病变或做反射检查时常用叩诊，如四肢骨折时常有纵向叩击痛；脊柱病变常有棘突叩痛；神经干叩击征（Tinel 征）即叩击损伤神经的近端时其末端出现疼痛，并逐日向远端推移，表示神经再生现象。

（四）动诊

动诊包括检查主动运动、被动运动和异常活动情况，并注意分析活动与疼痛的关系。注意检查关节的活动范围和肌肉的收缩力。先观察患者的主动活动，再进行被动检查。当神经麻痹或肌腱断裂时，关节均不能主动活动，但可以被动活动。当关节强直、僵硬或有肌痉挛、皮肤瘢痕挛缩时，则主动和被动活动均受限。异常活动包括以下几种情况：①关节强直，运动功能完全丧失；②关节运动范围减小，见于肌肉痉挛或与关节相关联的软组织挛缩；③关节运动范围超常，见于关节囊破坏，关节囊及支持韧带过度松弛和断裂；④假关节活动，见于肢体骨折不愈合或骨缺损。

（五）量诊

根据检查原则测量肢体长度、周径、关节的活动范围、肌力和感觉障碍的范围。

1. 肢体长度测量　测量时患肢和健肢必须放在对称位置，以相同的解剖标志为起止点，双侧对比测量。

（1）上肢长度：肩峰至桡骨茎突或肩峰至中指尖。

（2）上臂长度：肩峰至肱骨外上髁。

（3）前臂长度：肱骨外上髁至桡骨茎突或尺骨鹰嘴至尺骨茎突。

（4）下肢长度：绝对长度测量自髂前上棘至内踝尖；相对长度测量自肚脐至内踝尖。

（5）大腿长度：次转子至膝关节外侧间隙。

（6）小腿长度：膝关节内侧间隙至内踝下缘，或外侧间隙至外踝下缘。

2. 肢体周径测量　如下所述。

（1）上肢周径：通常测两侧肱二头肌肌腹周径。

（2）大腿周径：通常在髌骨上 10cm 或 15cm 处测量。

（3）小腿周径：通常测腓肠肌肌腹周径。

3. 关节活动范围测量 用量角器较准确地测量，采用目前国际通用的中立位作为0°的记录方法。以关节中立位为0°，测量各方向的活动度。记录方法：四肢关节可记为0°（伸）＝150°（屈），数字代表屈伸角度，两数之差代表活动范围，"＝"代表活动方向。脊柱活动范围记录如图1-1。

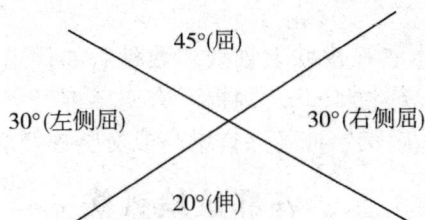

图1-1 脊柱活动范围记录法

（六）神经系统检查

1. 肌张力检查 肌张力指肌肉松弛状态下做被动运动时检查者所遇到的阻力。肌张力降低可见于下运动神经元病变及肌源性病变等。肌张力增高见于锥体束病变和锥体外系病变，前者表现为痉挛性肌张力增高，即上肢的屈肌及下肢的伸肌肌张力增高明显，开始做被动运动时阻力较大，然后迅速减小，称折刀样肌张力增高；后者表现为强直性肌张力增高，即伸肌和屈肌的肌张力均增高，做被动运动时向各个方向的阻力是均匀一致的，亦称铅管样肌张力增高（不伴震颤），如伴有震颤则出现规律而断续的停顿，称齿轮样肌张力增高。

2. 肌力检查 需要结合视诊、触诊和动诊来了解随意运动肌的功能状态。许多疾病使某一肌肉或一条运动神经支配的肌群发生不同程度的肌力减弱。根据抗引力或阻力的程度可将肌力分级（表1-1）。

表1-1 肌力测定的分级（Code 六级分法）

级别	运动
0级	肌力完全消失，无活动
Ⅰ级	肌肉能收缩，但无关节活动
Ⅱ级	肌肉能收缩，关节稍有活动，但不能对抗重力
Ⅲ级	能对抗肢体重力使关节活动，但不能抗外来阻力
Ⅳ级	能对抗外来阻力使关节活动，但肌力较弱
Ⅴ级	肌力正常

3. 感觉检查 一般只检查痛觉及触觉，必要时还要检查温觉、位置觉、两点辨别觉等。常用棉花测触觉；用注射针头测痛觉；用分别盛有冷热水的试管测温度觉。用以了解神经病损的部位和程度，并可观察疾病的发展情况和治疗结果。

4. 反射检查 应在肌肉放松体位下进行，两侧对比，检查特定反射。常用的有以下几种。

（1）深反射：肱二头肌（腱）反射（$C_{5\sim6}$，肌皮神经），肱三头肌（腱）反射（$C_{6\sim7}$，桡神经），桡反射（$C_{5\sim6}$，桡神经），膝（腱）反射（$L_{2\sim4}$，股神经），踝反射或跟腱反射（$S_{1\sim2}$，胫神经）。深反射减弱或消失表示反射弧抑制或中断；深反射亢进通常由上运动神经元病变所致，如锥体束病损，致脊髓反射弧的抑制释放；深反射对称性改变不一定是神经系统病损所致，而不对称性改变则是神经系统病损的重要体征；髌阵挛和踝阵挛是腱反射亢进的表现，在锥体束损害时出现。

（2）浅反射：腹壁反射，上方（$T_{7\sim8}$），中部（$T_{9\sim10}$），下方（$T_{11\sim12}$）；提睾反射（$L_{1\sim2}$）；跖反射（$S_{1\sim2}$）；肛门反射（$S_{4\sim5}$）；球海绵体反射。

（3）病理反射：一般在中枢神经系统受损时出现，主要是锥体束受损，对脊髓的抑制作用丧失而出现的异常反射。常见的有：Hoffmann 征、Babinski 征、Chaddock 征、Oppenheim 征、Gordon 征、Rossolimo 征。

5. 自主神经检查　又称植物神经检查。

（1）皮肤、毛发、指甲营养状态：自主神经损害时，表现为皮肤粗糙、失去正常的光泽、表皮脱落、发凉、无汗；毛发脱落；指/趾甲增厚、失去光泽、易裂。此外，可显示血管舒缩变化：毛细血管充盈迟缓。

（2）皮肤划痕试验：用光滑小木签在皮肤上划线，数秒后如果出现先白后红的条纹，为正常。若划后出现白色线条并持续时间较长，超过5min，则提示有交感神经兴奋性增高。如红色条纹持续时间较长，而且逐渐增宽甚至隆起，提示副交感神经兴奋增高或交感神经麻痹。

三、各部位检查法

（一）脊柱检查

脊柱由7个颈椎、12个胸椎、5个腰椎、5个骶椎、4个尾椎构成。常见的脊柱疾病多发生于颈椎和腰椎。

1. 视诊　脊柱居体轴的中央，并有颈、胸、腰段的生理弯曲。先观察脊柱的生理弧度是否正常，检查棘突连线是否在一条直线上。正常人第7颈椎棘突最突出。如有异常的前凸、后凸和侧凸则应记明其方向和部位。脊柱侧凸如继发于神经纤维瘤病，则皮肤上常可见到咖啡斑，为该病的诊断依据之一。腰骶部如有丛毛或膨出是脊椎裂的表现。常见的脊柱畸形有：角状后凸（结核、肿瘤、骨折等），圆弧状后凸（强直性脊柱炎、青年圆背等），侧凸（特发性脊柱侧凸、先天性脊柱侧凸、椎间盘突出症等）。还应观察患者的姿势和步态。腰扭伤或腰椎结核的患者常以双手扶腰行走；腰椎间盘突出症的患者，行走时身体常向前侧方倾斜。

2. 触诊　颈椎从枕骨结节向下，第一个触及的是第2颈椎棘突。颈前屈时第7颈椎棘突最明显，故又称隆椎。两肩胛下角连线，通过第7胸椎棘突，约平第8胸椎椎体。两髂嵴最高点连线通过第4腰椎棘突或第4、第5腰椎椎体间隙，常依此确定胸腰椎位置。棘突上压痛常见于棘上韧带损伤、棘突骨折；棘间韧带压痛常见于棘间韧带损伤；腰背肌压痛常见于腰肌劳损；腰部肌肉痉挛常是腰椎结核、急性腰扭伤及腰椎滑脱等的保护性现象。

3. 叩诊　脊柱疾患如结核、肿瘤、脊柱炎，以手指（或握拳）、叩诊锤叩打局部时可出现深部疼痛，而压痛不明显或较轻。这可与浅部韧带损伤进行区别。

4. 动诊和量诊　脊柱中立位是身体直立，目视前方。颈段活动范围：前屈后伸均45°，侧屈45°。腰段活动：前屈45°，后伸20°，侧屈30°。腰椎间盘突出症患者，脊柱侧屈及前屈受限；脊椎结核或强直性脊柱炎的患者脊柱的各个方向活动均受限制，失去正常的运动曲线。腰椎管狭窄症的患者主观症状多而客观体征较少，脊柱后伸多受限。

5. 特殊检查　如下所述。

（1）Eaton试验：患者坐位，检查者一手将患者头部推向健侧，另一手握住患者腕部向外下牵引，如出现患肢疼痛、麻木感为阳性。见于颈椎病。

（2）Spurling试验：患者端坐，头后仰并偏向患侧，术者用手掌在其头顶加压，出现颈痛并向患手放射为阳性，颈椎病时，可出现此征。

（3）幼儿脊柱活动检查法：患儿俯卧，检查者双手抓住患儿双踝上提，如有椎旁肌痉挛，则脊柱生理前凸消失，呈板样强直为阳性，常见于脊柱结核患儿。

（4）拾物试验：在地上放一物品，嘱患儿去拾，如骶棘肌有痉挛，患儿拾物时只能屈曲两侧膝、髋关节而不能弯腰，多见于下胸椎及腰椎病变。

（5）髋关节过伸试验（yedman sign）：患者俯卧，检查者一手压在患者骶部，一手将患侧膝关节屈至90°，握住踝部，向上提起，使髋过伸，此时必扭动骶髂关节，如有疼痛即为阳性。此试验可同时检查髋关节及骶髂关节的病变。

（6）骶髂关节扭转试验（gaenslen sign）：患者仰卧，屈健侧髋、膝，让患者抱住；病侧大腿垂于床缘外。检查者一手按健侧膝，一手压病侧膝，出现骶髂关节痛者为阳性，说明腰骶关节有病变。

（7）腰骶关节过伸试验（naoholos sign）：患者俯卧，检查者的前臂插在患者两大腿的前侧，另一手压住腰部，将患者大腿向上抬，若骶髂关节有病，即有疼痛。

（8）Addison 征：患者坐位，昂首转向患侧，深吸气后屏气，检查者一手抵患侧下颌，给以阻力，一手摸患侧桡动脉。动脉搏动减弱或消失，则为阳性，表示血管受挤压，常见于前斜角肌综合征等。

（9）直腿抬高试验：患者仰卧，检查者一手托患者足跟，另一手保持膝关节伸直，缓慢抬高患肢，如在 60°范围之内即出现坐骨神经的放射痛，称为直腿抬高试验阳性。在直腿抬高试验阳性时，缓慢放低患肢高度，待放射痛消失后，再将踝关节被动背屈，如再度出现放射痛，则称为直腿抬高加强试验（Bragard 征）阳性。

（10）股神经牵拉试验：患者俯卧、屈膝，检查者将其小腿上提或尽力屈膝，出现大腿前侧放射性疼痛者为阳性，见于股神经受压，多为腰 3~4 椎间盘突出症。

（二）肩部检查

肩关节也称盂肱关节，是全身最灵活的关节。它由肩胛骨的关节盂和肱骨头构成。由于肱骨头大而关节盂浅，因而其既灵活又缺乏稳定性，是肩关节易脱位的原因之一。肩部的运动很少是由肩关节单独进行的，常常是肩关节、肩锁关节、胸锁关节及肩胛骨 – 胸壁连接均参与的复合运动，因此检查肩部活动时需兼顾各方面。

1. 视诊　肩的正常外形呈圆弧形，两侧对称。三角肌萎缩或肩关节脱位后弧度变平，称为"方肩"。先天性高肩胛患者患侧明显高于健侧。斜方肌瘫痪表现为垂肩，肩胛骨内上角稍升高。前锯肌瘫痪向前平举上肢时表现为翼状肩胛。

2. 触诊　锁骨位置表浅，全长均可触到。喙突尖在锁骨下方肱骨头内侧，与肩峰和肱骨大结节形成肩等边三角称为肩三角。骨折、脱位时此三角有异常改变。

3. 动诊和量诊　检查肩关节活动范围时，须先将肩胛骨下角固定，以鉴别是盂肱关节的单独活动还是包括其他两个关节的广义的肩关节活动。肩关节的运动包括内收、外展、前屈、后伸、内旋和外旋。肩关节中立位为上臂下垂屈肘 90°，前臂指向前。正常活动范围：外展 80°~90°，内收 20°~40°，前屈 70°~90°，后伸 40°，内旋 45°~70°，外旋 45°~60°。

肩外展超过 90°时称为上举（160°~180°），须有肱骨和肩胛骨共同参与才能完成。如为肩周炎仅外展、外旋明显受限；关节炎则各个方向运动均受限。

4. 特殊检查　如下所述。

（1）Dugas 征：正常人将手搭在对侧肩上，肘部能贴近胸壁。肩关节前脱位时肘部内收受限，伤侧的手搭在对侧肩上，肘部则不能贴近胸壁，或肘部贴近胸部时，则手搭不到对侧肩，此为 Dugas 征阳性。

（2）痛弧：冈上肌腱有病损时，在肩外展 60°~120°有疼痛，因为在此范围内肌腱与肩峰下面摩擦、撞击，此范围以外则无疼痛。常用于肩周炎的检查判定。

（三）肘部检查

肘关节包括肱尺关节、肱桡关节、上尺桡关节 3 个关节。除具有屈伸活动功能外，还有前臂的旋转功能。

1. 视诊　正常肘关节完全伸直时，肱骨内、外上髁和尺骨鹰嘴在一直线上；肘关节完全屈曲时，这 3 个骨突构成一等腰三角形（称肘后三角）。肘关节脱位时，三点关系发生改变；肱骨髁上骨折时，此三点关系不变。前臂充分旋后时，上臂与前臂之间有 10°~15°外翻角，又称提携角。该角度减小时称为肘内翻，增大时称为肘外翻。肘关节伸直时，鹰嘴的桡侧有一小凹陷，为肱桡关节的部位。桡骨头骨折或肘关节肿胀时此凹陷消失，并有压痛。桡骨头脱位在此部位可见到异常骨突，旋转前臂时可触到突出的桡骨头转动。肘关节积液或积血时，患者屈肘从后面观察，可见鹰嘴之上肱三头肌腱的两侧胀满。肿胀严重者，如化脓性或结核性关节炎时，肘关节成梭形。

2. 触诊　肱骨干可在肱二头肌与肱三头肌之间触知。肱骨内、外上髁和尺骨鹰嘴位置表浅容易触知。肘部慢性劳损常见的部位在肱骨内、外上髁处。外上髁处为伸肌总腱的起点，肱骨外上髁炎时，局部明显压痛。

3. 动诊和量诊 肘关节屈伸运动通常以完全伸直为中立位0°。活动范围：屈曲135°~150°，伸0°，可有5°~10°过伸。肘关节的屈伸活动幅度，取决于关节面的角度和周围软组织的制约。在肘关节完全伸直位时，因侧副韧带被拉紧，不可能有侧方运动，如果出现异常的侧方运动，则提示侧副韧带断裂或内、外上髁骨折。

4. 特殊检查 Mills征：患者肘部伸直，腕部屈曲，将前臂旋前时，肱骨外上髁处疼痛为阳性，常见于肱骨外上髁炎，或称网球肘。

（四）腕部检查

腕关节是前臂与手之间的移行区，包括桡尺骨远端、腕骨掌骨基底、桡腕关节、腕中关节、腕掌关节及有关的软组织。前臂的肌腱及腱鞘均经过腕部。这些结构被坚实的深筋膜包被，与腕骨保持密切的联系，使腕部保持有力并容许广泛运动以适应手的多种复杂功能。

1. 视诊 微屈腕时，腕前区有2~3条腕前皮肤横纹。用力屈腕时，由于肌腱收缩，掌侧有3条明显的纵行皮肤隆起，中央为掌长肌腱，桡侧为桡侧腕屈肌腱，尺侧为尺侧腕屈肌腱。桡侧腕屈肌腱的外侧是扪桡动脉的常用位置，皮下脂肪少的人可见桡动脉搏动。解剖学"鼻烟窝"是腕背侧的明显标志，它由拇长展肌和拇短伸肌腱、拇长伸肌腱围成，其底由舟骨、大多角骨、桡骨茎突和桡侧腕长、短伸肌组成。其深部是舟骨，舟骨骨折时该窝肿胀。腕关节结核和类风湿关节炎表现为全关节肿胀。腕背皮下半球形肿物多为腱鞘囊肿。月骨脱位后腕背或掌侧肿胀，握拳时可见第3掌骨头向近侧回缩（正常时较突出）。

2. 触诊 舟骨骨折时"鼻烟窝"有压痛。正常时桡骨茎突比尺骨茎突低1cm，当桡骨远端骨折时这种关系有改变。腱鞘囊肿常发生于手腕背部，为圆形、质韧、囊性感明显的肿物。疑有舟骨或月骨病变时，让患者半握拳尺偏，叩击第3掌骨头时腕部近中线处疼痛。

3. 动诊和量诊 通常以第3掌骨与前臂纵轴成一直线为腕关节中立位0°。正常活动范围：背屈35°~60°，掌屈50°~60°，桡偏25°~30°，尺偏30°~40°。腕关节的正常运动对手的活动有重要意义，因而其功能障碍有可能影响到手的功能，利用合掌法容易查出其轻微异常。

4. 特殊检查 如下所述。

（1）Finkelsein试验：患者拇指握于掌心，使腕关节被动尺偏，桡骨茎突处疼痛为阳性。为桡骨茎突狭窄性腱鞘炎的典型体征。

（2）腕关节尺侧挤压试验：腕关节中立位，使之被动向尺侧偏并挤压，下尺桡关节疼痛为阳性。多见于腕三角软骨损伤或尺骨茎突骨折。

（五）手部检查

手是人类劳动的器官，它具有复杂而重要的功能，由5个掌骨和14个指骨组成。人类的拇指具有对掌功能是区别于其他哺乳动物的重要特征。

1. 视诊 常见的畸形有并指、多指、巨指（多由脂肪瘤、淋巴瘤、血管瘤引起）等。钮孔畸形见于手指近侧指间关节背面中央腱束断裂；鹅颈畸形是因手内在肌萎缩或作用过强所致；爪形手是前臂肌群缺血性挛缩的结果；梭形指多为结核、内生软骨瘤或指间关节损伤。类风湿关节炎呈双侧多发性掌指、指间和腕关节肿大，晚期掌指关节尺偏。

2. 触诊 指骨、掌骨均可触到。手部瘢痕检查需配合动诊，观察是否与肌腱、神经粘连。

3. 动诊和量诊 手指各关节完全伸直为中立位0°。活动范围掌指关节屈60°~90°，伸0°，过伸20°；近侧指间关节屈90°，伸0°，远侧指间关节屈60°~90°，伸0°。手的休息位：是手休息时所处的自然静止的姿势，即腕关节背屈10°~15°，示指至小指呈半握拳状，拇指部分外展，拇指尖接近示指远侧指间关节。手的功能位：腕背屈20°~35°，拇指外展、对掌，其他手指略分开，掌指关节及近侧指间关节半屈曲，而远侧指间关节微屈曲，相当于握小球的体位。该体位使手能根据不同需要迅速做出不同的动作，发挥其功能，外伤后的功能位固定即以此为标准。

手指常发生屈肌腱鞘炎，屈伸患指可听到弹响，称为弹响指或扳机指。

（六）骨盆和髋部检查

髋关节是人体最大、最稳定的关节之一，属典型的球窝关节。它由股骨头、髋臼和股骨颈形成关节，下方与股骨相连。其结构与人体直立所需的负重与行走功能相适应。髋关节远较肩关节稳定，没有强大暴力一般脱位机会很少。负重和行走是髋关节的主要功能，其中负重功能更重要，保持一个稳定的髋关节是各种矫形手术的原则。由于人类直立行走，髋关节是下肢最易受累的关节。

1. 视诊　应首先注意髋部疾病所致的病理步态，常需行走、站立和卧位结合检查。特殊的步态，骨科医生应明了其机制，对诊断疾病十分重要。髋关节患慢性感染时，常呈屈曲内收畸形；髋关节后脱位时，常呈屈曲内收内旋畸形；股骨颈及转子间骨折时，伤肢呈外旋畸形。

2. 触诊　先天性髋关节脱位和股骨头缺血性坏死的患者，多有内收肌挛缩，可触及紧张的内收肌。骨折的患者有局部肿胀压痛；髋关节感染性疾病局部多有红肿、发热且有压痛。外伤性脱位的患者可有明显的局部不对称性突出。挤压分离试验对骨盆骨折的诊断具有重要意义。

3. 叩诊　髋部有骨折或炎症，握拳轻叩大粗隆或在下肢伸直位叩击足跟部时，可引起髋关节疼痛。

4. 动诊　髋关节中立位 0° 为髋膝伸直，髌骨向上。正常活动范围：屈 130°~140°，伸 0°，过伸可达 15°；内收 20°~30°，外展 30°~45°；内旋 40°~50°，外旋 30°~40°。除检查活动范围外，还应注意在双腿并拢时能否下蹲，有无弹响。臀肌挛缩症的患者，双膝并拢不能下蹲，活动髋关节时会出现弹响，常称为弹响髋（snapping hip）。

5. 量诊　发生股骨颈骨折、髋脱位、髋关节结核或化脓性关节炎股骨头破坏时，大转子向上移位。测定方法有：①Shoemaker 线：正常时，大转子尖与髂前上棘的连线延伸，在脐上与腹中线相交；大转子上移后，该延线与腹中线相交在脐下。②Nelaton 线：患者侧卧并半屈髋，在髂前上棘和坐骨结节之间画线。正常时此线通过大转子尖。③Bryant 三角：患者仰卧，从髂前上棘垂直向下和向大转子尖各画一线，再从大转子尖向近侧画一水平线，该三线构成一三角形。大转子上移时底边比健侧缩短。

6. 特殊检查　如下所述。

（1）滚动试验：患者仰卧位，检查者将一手掌放患者大腿上轻轻使其反复滚动，急性关节炎时可引起疼痛或滚动受限。

（2）"4" 字试验（Patrick sign）：患者仰卧位，健肢伸直，患侧髋与膝屈曲，大腿外展、外旋将小腿置于健侧大腿上，形成一个 "4" 字，一手固定骨盆，另一手下压患肢，出现疼痛为阳性。见于骶髂关节及髋关节内有病变或内收肌有痉挛的患者。

（3）Thomas 征：患者仰卧位，充分屈曲健侧髋膝，并使腰部贴于床面，若患肢自动抬高离开床面或迫使患肢与床面接触则腰部前凸时，称 Thomas 征阳性。见于髋部病变和腰肌挛缩。

（4）骨盆挤压分离试验：患者仰卧位，从双侧髂前上棘处对向挤压或向后外分离骨盆，引起骨盆疼痛为阳性。见于骨盆骨折。须注意检查时手法要轻柔以免加重骨折端出血。

（5）Trendelenburg 试验：患者背向检查者，健肢屈髋、屈膝上提，用患肢站立，如健侧骨盆及臀褶下降为阳性。多见于臀中、小肌麻痹，髋关节脱位及陈旧性股骨颈骨折等。

（6）Allis 征：患者仰卧位，屈髋、屈膝，两足平行放于床面，足跟对齐，观察双膝的高度，如一侧膝比另一侧高时，即为阳性。见于髋关节脱位、股骨或胫骨短缩。

（7）望远镜试验：患者仰卧位，下肢伸直，检查者一手握住患侧小腿，沿身体纵轴上下推拉，另一手触摸同侧大转子，如出现活塞样滑动感为阳性，多见于儿童先天性髋关节脱位。

（七）膝部检查

膝关节是人体最复杂的关节，解剖学上被列为屈戌关节。主要功能为屈伸活动，膝部内外侧韧带、关节囊、半月板和周围的软组织保持其稳定。

1. 视诊　检查时患者首先呈立正姿势站立。正常时，两膝和两踝应能同时并拢互相接触，若两踝能并拢而两膝不能互相接触则为膝内翻（genu varum），又称"O 形腿"。若两膝并拢而两踝不能接触则为膝外翻（genu valgum），又称"X 形腿"。膝内、外翻是指远侧肢体的指向。在伸膝位，髌韧带两侧稍凹陷。有关节积液或滑膜增厚时，凹陷消失。比较两侧股四头肌有无萎缩，早期萎缩可见内侧头稍平坦，用软尺测量更为准确。

2. 触诊　触诊的顺序为先检查前侧，如股四头肌、髌骨、髌腱和胫骨结节之间的关系等，然后再俯卧位检查膝后侧，在屈曲位检查腘窝、外侧的股二头肌、内侧的半腱肌半膜肌有无压痛或挛缩。

髌骨前方出现囊性肿物，多为髌前滑囊炎。膝前外侧有囊性肿物，多为半月板囊肿；膝后部的肿物，多为腘窝囊肿。考虑膝关节积血或积液，可行浮髌试验。膝关节表面软组织较少，压痛点的位置往往就是病灶的位置，所以，检查压痛点对定位诊断有很大的帮助。髌骨下缘的平面正是关节间隙，关节间隙的压痛点可以考虑是半月板的损伤处或有骨赘之处。

内侧副韧带的压痛点往往不在关节间隙，而在股骨内髁结节处；外侧副韧带的压痛点在腓骨小头上方。髌骨上方的压痛点代表髌上囊的病灶。另外，膝关节的疼痛，要注意检查髋关节，因为髋关节疾病可刺激闭孔神经，引起膝关节牵涉痛。如果膝关节持续性疼痛、进行性加重，可考虑股骨下端和胫骨上端肿瘤的可能性。

3. 动诊和量诊　膝伸直为中立位 0°。正常活动范围：屈 120°～150°，伸 0°，过伸 5°～10°。膝关节伸直时产生疼痛的原因是由于肌肉和韧带紧张，导致关节面的压力加大所致。可考虑为关节面负重部位的病变。如果最大屈曲时有胀痛，可推测是由于股四头肌的紧张，髌上滑囊内的压力增高和肿胀的滑膜被挤压而引起，这是关节内有积液的表现。总之，一般情况下伸直痛是关节面的病变，屈曲痛是膝关节水肿或滑膜炎的表现。

当膝关节处于向外翻的压力下，并做膝关节屈曲动作时，若产生外侧疼痛，则说明股骨外髁和外侧半月板有病变。反之，内翻同时有屈曲疼痛者，病变在股骨内髁或内侧半月板。

4. 特殊检查　如下所述。

（1）侧方应力试验：患者仰卧位，将膝关节置于完全伸直位，分别做膝关节的被动外翻和内翻检查，与健侧对比。若超出正常外翻或内翻范围，则为阳性。说明有内侧或外侧副韧带损伤。

（2）抽屉试验：患者仰卧屈膝 90°，检查者轻坐在患侧足背上（固定），双手握住小腿上段，向后推，再向前拉。前交叉韧带断裂时，可向前拉 0.5cm 以上；后交叉韧带断裂者可向后推 0.5cm 以上。将膝置于屈曲 10°～15°进行试验（Lachman 试验），则可增加本试验的阳性率，有利于判断前交叉韧带的前内束或后外束损伤。

（3）McMurray 试验：患者仰卧位，检查者一手按住患膝，另一手握住踝部，将膝完全屈曲，足踝抵住臀部，然后将小腿极度外展外旋，或内收内旋，在保持这种应力的情况下，逐渐伸直，在伸直过程中若能听到或感到响声，或出现疼痛为阳性。说明半月板有病变。

（4）浮髌试验：患者仰卧位，伸膝，放松股四头肌，检查者的一手放在髌骨近侧，将髌上囊的液体挤向关节腔，同时另一手示指、中指急速下压。若感到髌骨碰击股骨髁部时，为浮髌试验阳性。一般中等量积液时（50ml），浮髌试验才呈阳性。

（八）踝和足部检查

踝关节属于屈戌关节，其主要功能是负重，运动功能主要限于屈伸，可有部分内外翻运动。与其他负重关节相比，踝关节活动范围小，但更为稳定。其周围多为韧带附着，有数条较强壮肌腱。由于其承担较大负重功能，故扭伤发病率较高。足由骨和关节形成内纵弓、外纵弓及前部的横弓，是维持身体平衡的重要结构。足弓还具有吸收震荡，负重，完成行走、跑跳动作等功能。

1. 视诊　观察双足大小和外形是否正常一致。足先天性、后天性畸形很多，常见的有：马蹄内翻足、高弓足、平足、踇外翻等。脚印对检查足弓、足的负重点及足的宽度均有重要意义。外伤时踝及足均有明显肿胀。

2. 触诊　主要注意疼痛的部位、性质，肿物的大小、质地。注意检查足背动脉，以了解足和下肢的血循环状态。一般可在足背第 1、2 跖骨之间触及其搏动。足背的软组织较薄，根据压痛点的位置，可估计疼痛位于某一骨骼、关节、肌腱和韧带。然后再根据主动和被动运动所引起的疼痛，就可以推测病变的部位。例如：跟痛症多在足跟跟骨前下方偏内侧，相当于跖腱膜附着于跟骨结节部。踝内翻时踝疼痛，而外翻时没有疼痛，压痛点在外踝，则推断病变在外踝的韧带上。

3. 动诊和量诊　踝关节中立位为小腿与足外缘垂直，正常活动范围：背屈 20°～30°，跖屈 40°～50°。足内、外翻活动主要在胫距关节；内收、外展在跗跖和跖间关节，范围很小。跖趾关节的中立位为足与地面平行。正常活动范围：背屈 30°～40°，跖屈 30°～40°。

（九）上肢神经检查

上肢的神经支配主要来自臂丛神经，它由 $C_5 \sim T_1$ 神经根组成。主要有桡神经、正中神经、尺神经和腋神经。通过对神经支配区感觉运动的检查可明确病变部位。

1. 桡神经　发自臂丛后束，为臂丛神经最大的一支，在肘关节水平分为深、浅二支。根据损伤水平及深、浅支受累不同，其表现亦不同，是上肢手术中最易损伤的神经之一。在肘关节以上损伤，出现垂腕畸形（drop - wrist deformity），手背"虎口"区皮肤麻木，掌指关节不能伸直。在肘关节以下，桡神经深支损伤时，因桡侧腕长伸肌功能存在，所以无垂腕畸形。单纯浅支损伤可发生于前臂下 1/3，仅有拇指背侧及手桡侧感觉障碍。

2. 正中神经　由臂丛内侧束和外侧束组成。损伤多发生于肘部和腕部，在腕关节水平损伤时，大鱼际瘫痪，桡侧三个半手指掌侧皮肤感觉消失，不能用拇指和示指捡起一根细针；损伤水平高于肘关节时，还表现为前臂旋前和拇指示指的指间关节不能屈曲。陈旧损伤还有大鱼际萎缩，拇指伸直与其他手指在同一水平面上，且不能对掌，称为"平手"或"猿手"畸形。

3. 尺神经　发自臂丛内侧束，在肘关节以下发出分支支配尺侧腕屈肌和指深屈肌尺侧半；在腕以下分支支配骨间肌、小鱼际、拇收肌、第 3、4 蚓状肌。尺神经在腕部损伤后，上述肌麻痹。查 Froment 征可知有无拇收肌瘫痪。肘部尺神经损伤，尺侧腕屈肌瘫痪（患者抗阻力屈腕时，在腕部掌尺侧摸不到）。陈旧损伤出现典型的"爪形手"（claw fingers）：小鱼际和骨间肌萎缩（其中第 1 骨间背侧肌萎缩出现最早且最明显），小指和环指指间关节屈曲，掌指关节过伸。

4. 腋神经　发自臂丛后束，肌支支配三角肌和小圆肌，皮支分布于肩部和上臂后部的皮肤。肱骨外科颈骨折、肩关节脱位或使用腋杖不当时，都可损伤腋神经，导致三角肌瘫痪、臂不能外展、肩部感觉丧失。如三角肌萎缩，则可出现方肩畸形。

5. 腱反射　肱二头肌腱反射（$C_{5\sim6}$）：患者屈肘 90°，检查者手握其肘部，拇指置于肱二头肌腱上，用叩诊锤轻叩该指，可感到该肌收缩和肘关节屈曲。肱三头肌反射（$C_{6\sim7}$）：患者屈肘 60°，用叩诊锤轻叩肱三头肌腱，可见到肱三头肌收缩及伸肘。

（十）下肢神经检查

1. 坐骨神经　损伤后，下肢后侧、小腿前外侧、足底和足背外侧皮肤感觉障碍，不能屈伸足踝各关节。损伤平面高者尚不能主动屈膝。

2. 胫神经　损伤后，出现仰趾畸形，不能主动跖屈踝关节，足底皮肤感觉障碍。

3. 腓总神经　损伤后，足下垂内翻，不能主动背屈和外翻，小腿外侧及足背皮肤感觉障碍。

4. 腱反射　如下所述。

（1）膝（腱）反射（$L_{2\sim4}$）：患者仰卧位，下肢肌肉放松。检查者一手托腘窝部使膝半屈，另一手以叩诊锤轻叩髌腱，可见股四头肌收缩并有小腿上弹。

（2）踝反射或跟腱反射（$S_{1\sim2}$）：患者仰卧位，肌肉放松，两髋膝屈曲，两大腿外展。检查者一手掌抵足底使足轻度背屈，另一手以叩诊锤轻叩跟腱，可见小腿屈肌收缩及足跖屈。

（十一）脊髓损伤检查

脊柱骨折、脱位及脊髓损伤的发病率在逐年升高，神经系统检查对脊髓损伤的部位、程度的初步判断及进一步检查和治疗具有重要意义。其检查包括感觉、运动、反射、交感神经和括约肌功能等。

1. 视诊　检查时应尽量不搬动患者，去除衣服，注意观察：①呼吸，若胸腹式主动呼吸均消失，仅有腹部反常活动者为颈髓损伤。仅有胸部呼吸而无主动腹式呼吸者，为胸髓中段以下的损伤。②伤肢姿势，上肢完全瘫痪显示上颈髓损伤；屈肘位瘫为第 7 颈髓损伤。③阴茎可勃起者，反映脊髓休克已解除，尚保持骶神经功能。

2. 触诊和动诊　一般检查躯干、肢体的痛觉、触觉，根据脊髓节段分布判断感觉障碍平面所反映的损伤部位，做好记录；可反复检查几次，前后对比，以增强准确性并为观察疗效作为依据。麻痹平面的上升或下降表示病情的加重或好转。不能忽视会阴部及肛周感觉检查。检查膀胱有无尿潴留。肛门指诊以检查肛门括约肌功能。触诊脊柱棘突及棘突旁有无压痛及后凸畸形，判断是否与脊髓损伤平面相符。

详细检查肌力、腱反射和其他反射。①腹壁反射：用钝针在上、中、下腹皮肤上轻划。正常者可见同侧腹肌收缩，上、中、下各段分别相当于胸髓$_{7\sim8,9\sim10,11\sim12}$。②提睾反射：用钝针划大腿内侧上 1/3 皮肤，正常时同侧睾丸上提。③肛门反射：针刺肛门周围皮肤，肛门皮肤出现皱缩或肛诊时感到肛门括约肌收缩。④球海绵体反射：用拇、示指两指挤压龟头或阴蒂，或牵拉插在膀胱内的蕈状导尿管，球海绵体和肛门外括约肌收缩。肛门反射、肛周感觉、球海绵体反射和屈趾肌自主运动的消失，合称为脊髓损伤四征。

（王立江）

第二节　骨科相关实验室检查

与其他疾病一样，除了临床检查和影像学检查外，实验室检查也是骨科疾病诊疗过程中必不可少的工具。以下所讨论的是骨科有关实验室检查的参考值及其意义。

一、红细胞沉降率（ESR）

1. 参考值　男性 0~15mm/h，女性 0~20mm/h（魏氏法）。
2. 意义　增快：①风湿性疾病活动期；②活动性肺结核；③恶性肿瘤；④结缔组织病；⑤高球蛋白症，如多发性骨髓瘤；⑥妇女绝经期、妊娠期等。

二、出、凝血功能检查

1. 血浆凝血因子时间（PT）和国际标准化比值（INR）　参考值：PT 11~13s，INR 0.82~1.15。

PT 比参考值延长 3s 以上有意义。凝血因子时间延长见于：①先天性凝血因子缺乏，如凝血因子（因子Ⅱ）、因子Ⅴ、因子Ⅶ、因子Ⅹ及纤维蛋白原缺乏；②获得性凝血因子缺乏：如继发性/原发性纤维蛋白溶解功能亢进、严重肝病等；③抗凝治疗；④维生素 K 缺乏。

PT 缩短或 INR 减小见于：先天性凝血因子Ⅴ增多症、妇女口服避孕药、血栓栓塞性疾病及高凝状态等。

2. 部分活化的凝血活酶时间（APTT）和比值（APTT-R）　参考值：32~43s，APTT-R 0.8~1.2。

APTT 延长 10s 以上有意义，见于凝血因子Ⅷ、Ⅸ和Ⅺ显著减少，血友病甲、乙、丙；凝血因子Ⅱ、Ⅴ、Ⅹ和纤维蛋白原显著减少，如先天性凝血因子缺乏症、重症肝病等；纤溶系统活性亢进，如 DIC、抗凝治疗、SLE。

APTT 缩短见于血栓前状态和血栓性疾病。

3. 血浆纤维蛋白原（fibrinogen，FIB）　参考值：2.0~4.0g/L。

升高见于肺炎、胆囊炎、肾炎、风湿性关节炎、脑血栓、心肌梗死、糖尿病、恶性肿瘤等。

降低见于严重肝病、大量出血、DIC 等。

三、血液生化

1. 血清钾（K）　参考值：3.5~5.5mmol/L。

2. 血清钠（Na）　参考值：135～145mmol/L。

3. 血清氯化物（Cl）　参考值：95～110mmol/L。

4. 血清钙（Ca）　参考值：成人2.12～2.69mmol/L，儿童2.25～2.69mmol/L。意义：①增高，甲状旁腺功能亢进、骨肿瘤、维生素D摄入过多、肾上腺皮质功能减退、结节病；②降低，甲状旁腺功能降低、维生素D缺乏、骨质软化症、佝偻病、引起血清蛋白减少的疾病（如恶性肿瘤）。

5. 血清离子钙　参考值：1.10～1.34mmol/L。

意义：增高见于甲状旁腺功能亢进、代谢性酸中毒、肿瘤、维生素D摄入过多；降低见于甲状旁腺功能降低、维生素D缺乏、慢性肾功能衰竭。

6. 血清无机磷（P）　参考值：成人0.80～1.60mmol/L，儿童1.50～2.08mmol/L。

意义：①增高，甲状旁腺功能降低、急慢性肾功能不全、多发性骨髓瘤、维生素D摄入过多、骨折愈合期；②降低，甲状旁腺功能亢进、骨质软化症、佝偻病、长期腹泻及吸收不良。

7. 血清硒（Se）　参考值：1.02～2.29μmol/L。

降低：克山病、大骨节病、肝硬化、糖尿病等。

8. 尿酸（UA）　参考值：男性149～416μmol/L，女性89～357μmol/L。

增高：痛风、肾脏疾病、慢性白血病、红细胞增多症、多发骨髓瘤。

9. 血清碱性磷酸酶（ALP）　参考值：40～160IU/L。

增高：①肝内外阻塞性黄疸明显增高；②肝脏疾病；③佝偻病、骨质软化症、成骨肉瘤、肿瘤的骨转移等；④甲状旁腺功能亢进、妊娠后期；⑤骨折恢复期；⑥生长发育期的儿童。

10. C反应蛋白（CRP）　参考值：420～5 200μg/L。

阳性：急性化脓性感染、菌血症、组织坏死、恶性肿瘤、类风湿关节炎、结缔组织病、创伤及手术后。

11. 血清蛋白电泳　参考值：清蛋白：60%～70%；α_1球蛋白：1.7%～5.0%；α_2球蛋白：6.7%～12.5%；β球蛋白：8.3%～16.3%；γ球蛋白：10.7%～20.0%。

α_1球蛋白升高：肝癌、肝硬化、肾病综合征、营养不良。

α_2球蛋白升高：肾病综合征、胆汁性肝硬化、肝脓肿、营养不良。

β球蛋白升高：高脂血症、阻塞性黄疸、胆汁性肝硬化。

γ球蛋白升高：慢性感染、肝硬化、多发性骨髓瘤、肿瘤。

γ球蛋白降低：肾病综合征、慢性肝炎。

四、血清免疫学检查

1. 单克隆丙种球蛋白（M蛋白）　参考值：阴性。

阳性见于多发性骨髓瘤、巨球蛋白血症、恶性淋巴瘤、冷球蛋白血症等。

2. 抗链球菌溶血素"O"（ASO）　参考值：250kU/L。

增高：风湿性关节炎、风湿性心肌炎、扁桃体炎、猩红热等。

3. 类风湿因子（RF）　参考值：阴性。

RF有IgA、IgG、IgM、IgD和IgE五类。

IgM类RF与类风湿关节炎（RA）活动性无关。

IgG类RF与RA患者的滑膜炎、血管炎、关节外症状密切相关。

IgA类RF见于RA、硬皮病、Felty综合征、系统性红斑狼疮，是RA的活动性指标。

4. 人类白细胞抗原B27（HLA-B27）　参考值：阴性。

意义：大约90%的强直性脊柱炎患者HLA-B27阳性，故HLA-B27阳性对强直性脊柱炎的诊断有参考价值，尤其对临床高度疑似病例。但仍有10%强直性脊柱炎患者HLA-B27阴性，因此HLA-B27阴性也不能除外强直性脊柱炎。

五、脑脊液检查

（一）常规检查

1. 压力　成人在侧卧位时脑脊液正常压力为 0.785～1.766kPa（80～180mmH$_2$O），椎管阻塞时脑脊液压力增高。

2. 外观　为无色透明水样液体。蛋白含量高时则呈黄色。如为血色者，应考虑蛛网膜下隙出血或穿刺损伤。

3. 潘氏（Pandy's）试验　又名石炭酸试验，为脑脊液中蛋白含量的定性试验，极为灵敏。根据白色浑浊或沉淀物的多少用"＋"号的多少表示，正常为阴性，用"－"号；如遇有椎管梗阻则由于蛋白含量增高而出现阳性反应，最高为"＋＋＋＋"，表示强度白色浑浊和沉淀。

4. 正常脑脊液　白细胞数为（0～5）×10^5/L（0～5个/mm），多为单个核的白细胞（小淋巴细胞和单核细胞）。6～10个为界限状态，10个以上即为异常。白细胞的增大见于脑脊髓膜或其实质的炎症。

（二）生物化学检查

1. 蛋白质定量　正常脑脊液中含有相当于0.5%的血浆蛋白，即45g/L。蛋白质增高多见于中枢神经系统感染、脑肿瘤、脑出血、脊髓压迫症、吉兰－巴雷综合征等。

2. 糖　正常脑脊液含有相当于60%～70%的血糖，即2.5～4.2mmol/L（45～75mg/dl）。各种椎管炎症时减少，糖量增高见于糖尿病。

3. 氯化物　正常脑脊液含有的氯化物为120～130mmol/L，较血氯为高，细菌性和真菌性脑膜炎时含量减少，结核性脑膜炎时尤其明显。

（三）特殊检查

1. 细菌学检查　为查明致病菌的种类及其抗药性与药敏试验，必要时行涂片、细菌培养或动物接种。

2. 脑脊液蛋白电泳　主要判定 γ 蛋白是否增高，有助于对恶性肿瘤的诊断。

3. 酶　观察其活性以判定脑组织受损程度及提高与预后之关系。

4. 免疫学方法测定　主要用于神经内科疾患的诊断和鉴别诊断。

六、尿液检查

1. 尿蛋白　参考值：0～0.15g/24h。
中度尿蛋白（0.5～4.0g/24h）见于多发性骨髓瘤、肾炎。

2. 尿钙　参考值：2.5～7.5mmol/24h。
增高：甲状旁腺功能亢进、维生素 D 中毒、多发性骨髓瘤等。
降低：甲状旁腺功能降低、恶性肿瘤骨转移、维生素 D 缺乏、肾病综合征等。

3. 尿磷　参考值：9.7～42.0mmol/l。
增高：肾小管佝偻病、甲状旁腺功能降低、代谢性酸中毒等；降低：急慢性肾功能不全、维生素 D 中毒等。

七、肺功能检查与血气分析

（一）肺功能的测定及分级

肺功能测定包括肺容量及通气功能的测定项目，包括肺活量、功能残气量、肺总量、每分通气量、最大通气量、第一秒用力呼出量、用力呼气肺活量及用力呼气中期流速等。还需根据肺活量，最大通气量的预计值公式，按年龄、性别、身高、体重等，算出相应的值，然后以实测值与预计值相比，算出所占百分比，根据比值，来评定肺功能的损害程度并分级。肺功能评定参考标准见表1－2。

表 1 - 2　肺功能评定参考标准

肺功能评定	最大通气量/%	残气/肺总量/%	第1秒最大呼气流量/%
正常	>75	<35	>70
轻度损害	60~74	36~50	55~69
中度损害	45~59	51~65	40~54
重度损害	30~44	66~80	25~39
极重度损害	<29	>81	<24

注：总评定重度：3 项中，至少有 2 项达重度以上损害。中度：①3 项中，至少有 2 项为中度损害；②3 项中，轻、中、重度损害各 1 项。轻度：不足中度者。

（二）血气分析参考值

血液 pH 值为 7.40（7.35~7.45）；P（CO_2）5.32kPa（35~45）　（1mmHg = 0.133kPa）；P（O_2）11.97kPa（80~110）；Sa（O_2）96% ±1%。

八、关节液检查

关节液检查是关节炎鉴别诊断中最重要的方法之一。所有滑膜关节内部都有滑液（关节液），是由滑膜毛细血管内的血浆滤过液加上滑膜衬里细胞产生分泌的透明质酸而形成。正常关节腔内滑液量较少，其功能是帮助关节润滑和营养关节软骨。正常滑液清亮、透明、无色、黏稠度高。正常滑液细胞数低于 $2×10^8$/L（200/mm³），且以单核细胞为主。滑液检查有助于鉴别诊断，尤其是对感染性或晶体性关节炎，滑液检查有助于确定诊断。

由于滑膜的炎症或其他的病理变化可以改变滑液的成分、细胞内容和滑液的物理生化特点，因此不同疾病的滑液表现各不相同，为此滑液检查应包括：①滑液物理性质的分析如颜色、清亮度、黏性、自发黏集试验及黏蛋白凝集试验等；②滑液的细胞计数及分类；③滑液内晶体的检查；④滑液病原体的培养、分离；⑤生化项目的测定：葡萄糖、免疫球蛋白、总蛋白定量等；⑥特殊检查：滑液类风湿因子、抗核抗体、补体等。

临床上常将滑液分为四类：Ⅰ类非炎症性；Ⅱ类炎症性；Ⅲ类感染性；Ⅳ类出血性，各类滑液的物理生化性质特点见表 1 - 3。

表 1 - 3　滑液的分类及特点

	正常	Ⅰ类非炎症性	Ⅱ类炎症性	Ⅲ类化脓性
肉眼观察	清亮透明	透明黄色	透明或浑浊黄色	浑浊黄-白色
黏性	很高	高	低	很低，凝固酶阳性
白细胞数（/L）	$<1.5×10^8$	$<3×10^9$	$<（3~5）×10^9$	$5×10^{10}~3×10^{11}$
中性粒细胞	<25%	<25%	>50%	>75%
黏蛋白凝集试验	很好	很好-好	好-较差	很差
葡萄糖浓度	接近血糖水平	接近血糖水平	低于血糖水平差别 >1.4mmol/L	低于血糖水平差别 >2.8mmol/L
细菌涂片	-	-	-	有时可找到
细菌培养	-	-	-	可为 +

Ⅰ类非炎症性滑液常见于骨关节炎和创伤性关节炎；Ⅱ类炎症性滑液最常见于以下三组疾病：①类风湿关节炎或其他结缔组织病；②血清阴性脊柱关节病，如强直性脊柱炎、赖特综合征；③晶体性关节炎，如痛风、假痛风；Ⅲ类化脓性滑液最常见的疾病为细菌感染性关节炎及结核性关节炎；Ⅳ类滑液为出血性，可由全身疾病或局部原因所致。最常见的原因是血友病、出凝血机制障碍或抗凝过度、创伤、绒毛结节性滑膜炎和神经病性关节病等。

（王立江）

第三节　骨科相关影像学检查

一、骨科 X 线检查

骨组织是人体的硬组织，含钙量多，密度高，X 线不易穿透，与周围软组织形成良好的对比条件，使 X 线检查时能显示清晰的影像。不仅可以了解骨与关节疾病的部位、范围、性质、程度和周围软组织的关系，为治疗提供可靠的参考，还可在治疗过程中指导骨折脱位的手法整复、牵引、固定和观察治疗效果、病变的发展以及预后的判断等。此外，还可利用 X 线检查观察骨骼生长发育的情况，观察有无先天性畸形，以及观察某些营养和代谢性疾病对骨骼的影响。但 X 线检查只能从影像的变化来判断，而不完全是伤病的实质变化情况，有不少病变的 X 线征象往往比临床症状出现的迟，如急性化脓性骨髓炎，早期破坏的是骨内软组织而不是骨小梁结构，所以早期 X 线检查可无明确的骨质变化；另外，当 X 线投照未对准病变部位或 X 线投照的影像质量不好，会影响对病变的判断。因此，对 X 线检查不可单纯依赖，它仅是辅助诊断手段之一而已。

（一）X 线检查的位置选择

拍摄 X 线片位置的正确，能够及时获得正确的诊断，避免误诊和漏诊，临床医生在填写申请 X 线检查单时，应包括检查部位和 X 线投照体位。

1. X 线检查常规位置　正、侧位：正位又分为前后正位和后前正位，X 线球管在患者前方、照相底片在体后是前后位；反之则为后前位。常规是采用前后位，特殊申请方用后前位。侧位是 X 线球管置侧方，X 线底片置另一侧，投照后获得侧位照片，与正位结合后即可获得被检查部位的完整的影像。

2. X 线检查特殊位置　如下所述。

（1）斜位：因侧位片上重叠阴影太多，某些部位需要申请斜位片，如为显示椎间孔或椎板病变，需要拍摄脊柱的斜位片。骶髂关节解剖上是偏斜的，也只有在斜位片上才能看清骶髂关节间隙。除常规斜位外，有些骨质需要特殊的斜位投照，如肩胛骨关节盂、腕舟状骨、腕大多角骨、胫腓骨上关节等。

（2）轴位：常规正侧位 X 线片上，不能观察到该部位的全貌，可加照轴位片，如髌骨、跟骨、肩胛骨喙突、尺骨鹰嘴等部位常需要轴位片来协助诊断。

（3）双侧对比 X 线片：为诊断骨损害的程度和性质，有时需要健侧对比，如儿童股骨头骨骺疾患，一定要对比才能看得出来。肩锁关节半脱位、踝关节韧带松弛，有时需要对比才能做出诊断。

（4）开口位：颈$_{1-2}$被门齿和下颌重叠，无法看清，开口位 X 线片可以看到寰枢椎脱位、齿状突骨折、齿状突发育畸形等病变。

（5）脊柱动力位 X 线片检查：对于颈椎或腰椎的疾患，可令患者过度伸展和屈曲颈椎或腰椎，拍摄 X 线侧位片，了解有无脊柱不稳定，对诊断和治疗有很大帮助。

（6）负重位 X 线片：常用于膝关节，可精确地显示骨关节炎患者的软骨破坏和力线异常。

（二）阅读 X 线片

1. X 线片的质量评价　读 X 线片一开始，先要评价此 X 线片的质量如何，质量不好的 X 线片常常会使有病变显示不出来，或无病变区看似有病变，会引起误差。好的 X 线片，黑白对比清晰，骨小梁、软组织的纹理清楚。

2. 骨结构　如下所述。

（1）骨膜：在 X 线下不显影，只有骨过度生长时出现骨膜阴影，恶性肿瘤可先有骨膜阴影，青枝骨折或疲劳骨折也会出现阴影。若在骨皮质外有骨膜阴影，应考虑上述病变。

（2）骨皮质：是致密骨，呈透亮白色，骨干中部厚两端较薄，表面光滑，但肌肉韧带附着处可有局限性隆起或凹陷，是解剖上的骨沟或骨嵴，不要误认为是骨膜反应。

（3）骨松质：长管状骨的内层或两端、扁平骨如髂骨、椎体、跟骨均是骨松质。良好 X 线片上可以看到按力线排列的骨小梁；若排列紊乱可能有炎症或新生物。若骨小梁透明皮质变薄，可能是骨质疏松。有时在骨松质内看到有局限的疏松区或致密区，可能是无临床意义的软骨岛或骨岛，但要注意随访，以免遗漏了新生物。还有，在干骺端看到有一条或数条横行的白色骨致密阴影，这是发育期发生疾病或营养不良等原因产生的发育障碍线，也无临床意义。

（4）关节及关节周围软组织：关节面透明软骨不显影，故 X 线片上可以看到关节间隙，此有一定厚度，过宽可能有积液，关节间隙变窄，表示关节软骨有退变或破坏。

骨关节周围软组织如肌腱、肌肉、脂肪虽显影不明显，但它们的密度不一样，若 X 线片质量好，可以看到关节周围脂肪阴影，并可判断关节囊是否肿胀，淋巴结是否肿大，对诊断关节内疾患有帮助。

（5）儿童骨骺 X 线片：在长管状骨两端为骨骺，幼儿未骨化时为软骨，X 线不显影；出现骨化后，骨化核逐渐长大，此时 X 线片上只看到关节间隙较大，在骨化核和干骺端也有透明的骺板，但幼儿发生软骨病或维生素 A 中毒时，骺板会出现增宽或杯状等形态异常。

（三）X 线片临床应用

1. 创伤　X 线片是创伤骨科的主要影像学检查方法。通过 X 线片，可快速得出骨折和脱位的精确诊断，同时可根据骨折的部位、程度、类型或力线了解骨折的特征。临床上，系列的 X 线片可用来了解骨折的愈合情况和并发症。有选择地应用非标准位置 X 线片、体层摄影和 CT 扫描有助于解剖结构复杂部位骨折的评估。MRI 和核素扫描则有助于了解不明显的应力性骨折和急性无移位骨折。

2. 感染　急性骨髓炎的表现包括骨破坏、骨膜反应、软组织肿胀。软组织肿胀可能是疾病早期的唯一表现，X 线片上的骨溶解表现通常在起病后 7~10d 才出现。亚急性和慢性骨髓炎的 X 线表现为骨的修复反应。受累骨可增粗、硬化并伴有皮质增厚，并可有死骨形成。关节感染患者，早期 X 线片仅表现为非特异的关节渗出。关节穿刺对关节感染的早期诊断非常重要。因关节软骨的丢失和软骨下骨的破坏，晚期 X 线表现为关节间隙狭窄。脊柱感染常起源于椎体终板，椎间盘和终板的破坏是脊柱感染的特征，X 线片上可见椎间隙狭窄、终板破坏和椎旁脓肿。

3. 肿瘤　普通 X 线片是诊断骨肿瘤最有价值的方法。良性病变的典型表现是骨破坏伴有窄的移行带、骨膜反应均匀。侵袭性或恶性病变的特征是边界不清伴有较宽的移行带、虫蚀样或浸润性骨破坏，骨膜反应不连续和软组织包块。一些肿瘤在受累骨内具有特征性，如长骨内边界清晰的偏心性由骺端侵犯到软骨下的病变是骨巨细胞瘤的特征。X 线片上看到的肿瘤基质对确定肿瘤性质有一定帮助。如弧形和漩涡形钙化是软骨肿瘤（如内生软骨瘤或软骨肉瘤）的特征性表现，而云雾状钙化则是产生骨样组织肿瘤（如骨肉瘤）的表现。

4. 代谢性和内分泌性骨病　正常情况下骨形成和破坏处于平衡状态。发生各种内分泌和代谢性骨病时，平衡被打破，造成骨形成增加、骨吸收增加或骨矿化不全等表现，在 X 线片上表现为骨密度的减低或增加。骨软化患者可见透亮区或假性骨折。典型的不全骨折发生于耻骨支、股骨近端和尺骨近端，多为双侧对称。甲状旁腺功能亢进症的特征性表现为骨膜下、皮质内、内骨膜及韧带下骨吸收。

5. 先天性和发育性畸形　X 线片对诊断先天性和发育性畸形非常重要。骨骼畸形包括形成不良，以及骨骼生长、发育、成熟和塑形的异常。通过 X 线片可诊断骨形成异常如骶骨发育不良、先天性假关节、腕骨间融合等。X 线片可用于各种发育不良性疾病的诊断和观察（如胫内翻、髋关节发育不良等）。

6. 关节炎　包括各种因退行性病变、炎症和代谢因素而累及关节的疾病。X 线片是诊断关节炎前最有用的影像学手段，大多数采用常规投照方法，负重位片可精确地了解负重关节（如膝关节）的软骨损害程度。X 线片可显示受累关节的形态学畸形以及受累的骨骼范围。骨关节的 X 线特征是关节间隙狭窄、骨赘形成、软骨下囊性变及硬化。类风湿关节炎以关节边缘侵蚀、关节间隙均匀性狭窄、滑膜囊肿形成和呈现半脱位为特征，双侧关节对称受累。痛风是一种结晶体关节病，X 线的特征表现为边缘侵蚀而出现悬垂样变化、软组织肿块（痛风石）及关节的不对称受累。

（四）其他 X 线检查技术

1. 体层摄影检查　是利用 X 线焦距的不同，使病变分层显示影像减少组织重叠，可以观察到病变

— 15 —

中心的情况，如肿瘤、椎体爆裂骨折有时采用。目前，常规体层摄影已基本由 CT 替代。临床上最常用的情况是用于检查骨科内固定患者的骨愈合情况，CT 扫描时会因为金属产生伪影，而常规体层摄影不会出现伪影。

2. 关节造影　是为了进一步观察关节囊、关节软骨和关节内软组织的损伤情况和病理变化，将造影对比剂注入关节腔并摄片的一种检查，常用于肩关节、腕关节、髋关节和膝关节等。由于应用造影剂的不同，显影征象也不一样。应用气体造影称之为阴性对比造影法，碘剂造影称之为阳性对比造影法，如果两者同时兼用则为双重对比关节造影，多用于膝关节。随着 MRI 的出现，关节造影检查的数量已明显减少。关节造影只是有选择地应用，常与 MRI 或 CT 扫描同时应用。

肩、腕关节是最常使用关节造影的部位。肩关节造影常用于了解有无肩袖撕裂。盂肱关节内注入造影剂后，出现肩峰下一三角肌下滑囊的渗漏表明有肩袖的全层撕裂，而渗漏仅见于肌腱部位则提示部分撕裂。关节造影时关节容量明显减少则支持粘连性关节囊炎的诊断。腕关节造影用于了解三角软骨和骨间韧带的撕裂。造影剂从一个关节间隔向另一个关节间隔流动表示有穿孔或撕裂。

3. 脊髓造影　是指将符合要求的阳性或阴性对比剂注入蛛网膜下隙，通过 X 线、CT 或其他影像检查显示脊髓本身及其周围组织的状态及有无异常的临床技术。

随着 CT 和 MRI 的出现，近年来单纯脊髓造影的使用已逐渐减少。现在脊髓造影多与 CT 一起应用。CT 的轴位影像可更全面地显示中央椎管、椎间孔、椎间盘、关节面和骨的形态。CT 脊髓造影有时用于怀疑椎管狭窄患者的诊断，可进一步了解骨和增生性改变的作用。通过脊髓造影显示狭窄节段的梗阻情况对了解脊髓压迫的严重性有一定帮助。对脊柱手术后因存在金属伪影或不能行 MRI 检查时，可采用脊髓造影。在脊柱畸形的患者中（如严重脊柱侧凸），有时很难获得椎管很好的断面，因而难以评估椎管内情况，此时脊髓造影检查就非常有用。例如严重的脊柱侧后凸畸形伴有脊髓压迫和成人严重的退行性侧弯，通过脊髓造影和 CT 扫描可以清楚地显示脊髓和神经根的压迫情况。

4. 椎间盘造影　是指在透视引导下通过套管针技术将造影剂注入髓核内。穿刺注射期间密切监测患者的症状。如果患者出现类似于平时的症状，则考虑椎间盘的病理变化与患者的症状相关。椎间盘造影是一种有目的的激发检查技术，主要用于伴或不伴有根性症状的慢性椎间盘源性疼痛的评估。

对保守治疗无效及既往诊断检查正常、模糊或与症状不一致的患者，可考虑椎间盘造影检查。椎间盘造影一般仅用于拟行手术的患者，检查有助于决定是否需要手术，并决定手术的范围。对多节段椎间盘病变患者，椎间盘造影对明确致病节段比较有价值。

二、CT 检查

CT（computerized tomography）是由 Hounsfield 研制设计，20 世纪 60 年代才发展起来的诊断工具。高分辨力 CT 功能够从躯干横断面图像观察脊柱、骨盆及四肢关节较复杂的解剖部位和病变，还有一定的分辨软组织的能力，且不受骨骼重叠及内脏器官遮盖的影响，对骨科疾病诊断、定位、区分性质范围等提供了非侵入性辅助检查手段。

随着临床经验的积累，检查方法的不断完善，CT 对骨科疾病诊断的准确性获得了不断的提高。特别是近 10 年来，随着螺旋 CT、超高速 CT、多排及 16 排探测器 CT 机等新一代 CT 机的引入和广泛使用，CT 三维重建技术得到了长足的进步。通过多平面重建（multiplanar reconstruction，MPR）、曲面重建（curved planar reconstruction，CPR）、表面遮蔽显示（surface shade display，SSD）等图像处理技术，可更清晰显示解剖结构复杂部位的病变情况，大大提高了 CT 扫描的诊断水平。

（一）CT 扫描在脊柱疾病的应用

对 CT 图像进行分析时应熟悉脊柱的大体解剖和断面解剖，识别不同平面在 CT 图像上的切面，常用的有经椎弓根椎体平面、经椎间孔平面、经椎间盘及经上关节突基底平面，通过断面来了解每一个节段平面本身的结构特点及其与周围器官的关系。同时它也和其他检查一样，CT 检查可以造成假象和误诊，临床上要加以注意。另外，窗口技术是 CT 显示中非常重要的功能，一张完善的脊柱 CT 片必须同时具有脊髓窗和骨窗两种不同窗技术的图像。

1. 颈椎、胸椎后纵韧带骨化　CT扫描能测出骨化灶的横径、矢状径和脊髓受压程度。

2. 腰椎管狭窄症　CT扫描可区分中央型或侧隐窝狭窄，可看到硬膜囊及神经根受压的程度。

3. 腰椎间盘突出症　CT扫描能清楚显示突出物压迫硬膜囊及神经根，并可了解是否伴有椎管狭窄。对神经孔外及侧方型椎间盘突出，CT有独到之处。

4. 先天性脊柱畸形　CT扫描对于复杂的先天性脊柱畸形非常有用，脊髓造影后CT扫描可以清楚地显示脊髓及神经根有无压迫改变，是否并发有脊髓的异常如脊髓纵裂。复杂的先天性侧凸由于椎体旋转明显，且可能有相互的重叠，X线片上的椎体畸形常常显示不清。脊柱的CT三维重建可以清楚地显示椎体的先天畸形，如半椎体、分节不良、脊柱裂和肋骨的畸形如并肋、肋骨缺如等，有助于正确地诊断和制订治疗计划。

（二）CT扫描在关节疾病的应用

1. 髋关节　主要用于诊断先天性髋脱位，股骨头缺血性坏死、全髋关节置换术后出现的并发症，髋关节骨关节病及游离体，髋关节结核骨破坏与死骨情况。

2. 膝关节　膝关节屈曲30°、60°位髌骨横断扫描，诊断髌骨半脱位、髌骨软骨软化症。

3. 肩关节　主要用于观察关节盂唇疾病。结合肩关节双对比造影后再行CT扫描，能清楚显示肩关节盂唇损伤、撕脱骨折等病变，如Bankart病变。

（三）CT扫描在外伤骨折中的应用

CT对于胸腰椎爆裂性骨折，能够显示碎骨块凸入椎管，压迫脊髓。这对设计减压与摘除碎骨块手术，有一定指导意义。此外，还可了解脊柱骨折后稳定情况，决定脊柱内固定方式。骨盆骨折，尤其是严重粉碎骨折，CT能显示骨折移位的程度，是否需要复位与内固定，并可指导手术入路与固定方法。尤其是螺旋CT可显示复杂的髋臼骨折，便于医生考虑如何达到满意的复位。

（四）CT扫描在肿瘤中的应用

骨与软组织良、恶性肿瘤，都可进行CT扫描，了解骨破坏程度、肿瘤周围软组织改变、判断与周围大血管与神经的关系，考虑能否保留肢体。

CT判断病变的基础是正常组织的解剖结构形态和密度发生了变化，通常所指的高、低、等密度病变是根据其与所在器官的密度相比较而言的。综合分析病变的部位、大小、形状、数目、边缘、相邻器官侵犯情况及病变的密度特点，就可以对病变做出定位及定性诊断。尽管CT对骨科疾病的临床诊断价值较高，但要记住在临床上仍应按一般检查、X线片、CT或CTM这一先后顺序检查，当CT与临床检查结果相矛盾时，仍应以临床为主，若盲目依靠CT则可能导致患者的误诊和误治，临床医生应对此加以注意。在读片时，必须以常规X线片为基础，不应在没有X线片的情况下直接阅读CT片子，更不可仅有CT片而无常规X线片。

三、MRI检查

磁共振成像（magnetic resonance imaging，MRI）是20世纪80年代初开始应用于临床的影像诊断技术，是一种无创伤性的安全检查方法。磁共振是磁场内核能量吸收和发射产生的一种现象。磁共振成像依赖于能影响组织化学特性的内在组织参数，尤其是人体组织内的氢原子，这是磁共振成像的基础。每一组织具有特定的信号强度，此取决于组织内的氢原子数和两个物理参数，即 T_1（纵向弛豫时间或自旋－晶格弛豫时间）和 T_2（横向弛豫时间或自旋－自旋弛豫时间）。常规应用自旋－回波技术，主要的是 T_1、T_2 加权像，它影响组织的对比。肌肉骨骼组织成分特别适合做MRI检查，如骨髓组织于 T_1 加权像呈高信号强度，T_2 加权像呈中信号强度；骨皮质于 T_1、T_2 加权像都呈低信号强度。

（一）磁共振成像的优点

（1）MRI成像能从多方位、多层面提供解剖学信息和生物化学信息，可在分子水平提供诊断信息，如水肿、炎症、关节积液及早期肿瘤，以不同于正常的信号将上述病变显示出来。

（2）MRI成像具有较CT更强的软组织分辨率，能反映炎症灶、肿瘤周围被侵犯情况，一般认为

MRI 在脑、脊髓和关节内病变的显示上优于 CT 扫描。

（3）通过不同序列，可获得脂肪抑制技术，不需要造影即可获得类似于脊髓造影的磁共振液体（水）成像技术。MRI 还可以应用钆增强剂（Gadolinium，Gd DTPA）做对比显影，进一步提高对病变组织的分辨能力。

（4）MRI 检查无放射线辐射，并具有高度对比分辨力，且能提高病理过程的敏感度（包括信号特点和形态学改变），因此 MRI 特别适宜于判断软骨、韧带和骨髓组织，这是普通 X 线片和 CT 不及之处。对人体没有放射性损害。

（二）磁共振成像在骨科中的应用

1. 脊柱疾病 　MRI 可准确评价脊柱的各种病理情况，T_1 加权成像适用于评价髓内病变、脊髓囊肿和骨破坏病变，而 T_2 加权成像则用于评价骨唇增生、椎间盘退行性病变与脊髓损伤。

（1）脊髓病变：可清楚显示脊髓空洞、脊髓栓系、脊髓纵裂、硬膜内脂肪、脊髓脊膜膨出等脊髓病变。

（2）脊柱感染性疾患：如化脓性骨髓炎、脊柱结核与椎间盘炎。脊柱化脓性感染在 T_1 加权像上为低信号，T_2 加权像上为高信号。MRI 对于诊断脊柱结核很有用，除椎体破坏外，还可见脓肿形成，有助于制订手术计划。

（3）椎间盘病变：正常椎间盘在 T_1 加权像上呈低信号、T_2 加权像上呈高信号。随着年龄增加，椎间盘的水分逐渐减少，因此在 T_2 加权像上中央高信号区范围逐渐减小。目前认为椎间盘退行性病变首先是前方、侧方或后方的外层纤维环撕裂，但大多数患者的 MRI 上看不见上述纤维环的撕裂。少数情况下，在 T_2 加权像上，因继发水肿及肉眼可见的组织形成，纤维环撕裂呈现比较明显的高信号带。上述 T_2 高信号带可能与腰背痛有关。

椎间盘手术后患者，用 Gd – DTPA 增强剂行 MRI 可以区别是瘢痕还是又有新的椎间盘突出。在 T_1 加权像上瘢痕为低信号，如应用钆增强剂，则瘢痕成为高信号，而椎间盘组织不被增强，在 T_1 加权像和增强成像上均为低信号。

（4）椎管病变：MRI 可以清楚地显示椎管狭窄的部位、范围和程度。MRI 可以显示神经根管狭窄，硬膜外脂肪和侧隐窝脂肪减少是诊断神经根受压的重要征象。不过 CT 在判断骨组织、椎间盘组织在椎管狭窄中的作用仍要优于 MRI，尤其是 CT 脊髓造影，具有更好的对比度。

（5）脊柱、脊髓外伤：MRI 是脊柱与脊髓损伤重要检查手段，可提供较多信息，尤其是显示有关脊髓本身的创伤、椎管与椎旁软组织的改变，能够判断后方韧带复合结构的损伤情况，利于制订治疗方案。

MRI 对于脊椎压缩性骨折，除了可以显示骨折程度和脊柱序列情况，还可由椎体内骨髓信号的变化得知骨折的急慢性及愈合程度。如压缩性骨折非常严重而且扁平，在 T_1 加权像上呈高信号，T_2 加权像呈低信号，表示为慢性压缩性骨折，椎体内已被脂肪组织所替代。如果在 T_1 加权像上椎体呈低信号，在 T_2 加权像上呈高信号，则表示骨折后仍有骨髓水肿的现象，可能为亚急性骨折，其骨髓水肿可以引起患者背部疼痛。上述改变有助于临床上选择责任椎体进行椎体成形术或后凸成形术。

2. 关节疾病　如下所述。

（1）髋关节疾病：MRI 对软组织分辨率高，又有各种不同的序列技术，能早期发现股骨头缺血坏死、关节唇的撕裂、骨关节病与肿瘤。MRI 诊断股骨头坏死的敏感性要优于 CT。股骨头坏死早期一般局限于股骨头前上方，与负重部位一致。坏死组织的 MRI 特征：T_1、T_2 加权像均呈低信号，间质肉芽组织在 T_1 加权像呈低信号，T_2 加权像呈高信号，坏死边缘骨硬化在 T_1、T_2 加权像均呈低信号。

（2）膝关节疾病：MRI 现在常规用于半月板撕裂（半月板可见延伸到表面的线型异常信号）、交叉韧带损伤（特别是前交叉韧带，表现为韧带外形的变化和继发的信号变化）、侧副韧带损伤（水肿或连续性中断）的诊断。

（3）肩关节：多平面成像可较好地显示肩袖和盂唇。肩袖损伤（主要是冈上肌腱）可有肌腱的退行性病变（T_1 加权像和质子密度扫描上信号异常）、部分撕裂（T_1 加权像信号异常伴 T_2 加权像上的水肿）及完全撕裂，可见横过肌腱的液体信号（常为肌腱前缘，T_2 加权像高信号）并与关节腔和肩峰下滑囊相通。

3. 骨与软组织肿瘤　恶性骨及软组织肿瘤，破坏骨髓腔或软组织，其 MRI 表现较 X 线平片为早。骨巨细胞瘤、骨肉瘤等破坏骨髓腔，常有缺血坏死，在 MRI 上呈低信号。

4. 骨与关节感染　急性骨髓炎髓腔发生炎性改变及骨皮质外软组织改变，MRI 的敏感性较 X 线平片高，可以早期发现，尤其是深部组织。对急性骨髓炎，T_1 加权像见骨髓腔呈一致低信号至中等信号，骨皮质受累者呈中等信号；在 T_2 加权像上髓腔炎症区为高信号，高于正常髓腔。

四、放射性核素检查

骨的放射性核素骨显像是将亲骨性核素及其标记化合物引入体内，以使骨骼显影。尽管核素图像的分析解释与传统的 X 线检查有类似之处，但二者之间存在显著差异。

放射性核素显像通过在患者体内注入的放射性物质发射光子，通过光能转换产生图像，它既能显示骨的形态，又能反映骨的活性，定出病损部位。传统的 X 线检查、CT、MRI 及超声检查是通过外部能量产生的射线（或声波）穿过人身而产生图像。核医学的图像是功能显像而不是解剖显像。通过一次注射放射性物质可以观察全身情况，是解剖显像的补充。X 线检查只能在骨质结构和密度发生变化后才能发现病变，但放射性核素骨扫描在骨的结构或外形尚未发生改变时，即可显示病变，所以具有早期发现病变的优点，特别是对骨肿瘤、骨转移病灶有早期诊断的价值。

放射性核素骨扫描在发现骨病变上具有很高的敏感性，能在 X 线检查或酶试验出现异常前更早地显示骨病变的存在。骨显像分为静态显像（局部显像和全身显像）和动态显像（三时相和四时相显像）

骨骼的无机成分羟基磷灰石结晶，能与组织液中可交换的离子进行交换。如这些被交换的离子为放射性核素，则骨内呈现放射性，使骨组织显影，其分布与羟基磷灰石结晶的分布相一致。目前临床上常用的骨显像剂，主要有亚甲基二磷酸盐（MDP），其次是焦磷酸盐（PYP）。

临床应用：

（1）搜索早期骨肿瘤：恶性肿瘤容易发生骨转移，脊柱是继发性骨肿瘤的最常见部位。放射性骨扫描可较早发现病灶，甚至可发现多发性病灶。对病情的发展及预后的判断有重要意义。

检查发现：①核素高度浓集，常见于骨肉瘤、尤因肉瘤、转移癌、嗜酸性肉芽肿、骨囊肿；②核素轻度浓集，多见于软骨肉瘤、内生软骨肉瘤；③核素无浓集现象，见于软骨瘤、纤维瘤。

（2）骨髓炎早期，此时 X 线检查往往呈阴性结果，而核素扫描在骨髓炎症状出现 24h 后，即可在病灶区内发现浓集现象，较一般 X 线检查至少提早 2 周。而且随病程发展，浓集密度逐渐增高。

（3）核素显像能直接反映脊柱移植骨成骨活性的程度。

（4）骨梗死在核素图像中表现为"冷区"，且持续时间达数周以上。

（王立江）

第二章

骨科常用手术器械及使用方法

骨科手术器械比较复杂，种类繁多，骨科医师必须对每种器械都熟悉，这样在手术时才会充分发挥其作用。在本节中，由于篇幅有限，只介绍骨科中较常用的器械。过去，我国对骨科器械的称谓不统一，因此在本节中我们标注了该器械的英文，以利于骨科器械名称的标准化。

第一节 止血带

在四肢手术时，使用止血带（tourniquets）可以给手术带来诸多便利。但是，止血带是一种存在潜在危险的器械，因此每个骨科医生和手术室护士必须了解如何正确使用止血带。

一、止血带的种类

止血带用于肢体的手术（如矫形、截肢、烧伤的切痂等手术）和外伤。其作用是暂时阻断血流，创造"无血"的手术野，可减少手术中失血量并有利于精细的解剖，有时作为外伤患者的紧急止血。目前广泛使用的止血带有充气式气压止血带和橡皮管止血带两大类，充气式气压止血带较 Esmarch 止血带或 Martin 橡皮片绷带安全。

（一）充气式气压止血带

充气式气压止血带由一个气囊、压力表和打气泵组成（图 2-1）。几种充气式气压止血带用于上肢和下肢。充气式气压止血带止血法所需的器械包括：①气压止血带：气压止血带类似血压计袖袋，可分成人气压止血带及儿童气压止血带、上肢气压止血带及下肢气压止血带。气压止血带还可分成手动充气与电动充气式气压止血带。②驱血带：驱血带由乳胶制成，厚 1mm、宽 10~12cm、长 150cm。具体操作步骤如下。

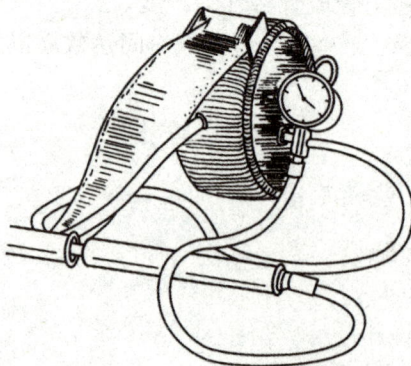

图 2-1　气囊止血带

（1）先用棉衬垫缠绕于上臂和大腿，绑扎气压止血带，为防止松动，可外加绷带绑紧一周固定；

（2）气压止血带绑扎妥当后抬高肢体；

（3）用驱血带由远端向近端拉紧、加压缠绕；

（4）缠绕驱血带后，向气压止血带充气并保持所需压力；

（5）松开驱血带。

Krackow 介绍了如何对肥胖患者上止血带，方法如下：助手用手抓住止血带水平的软组织，并持续牵向肢体远端，然后缠绕衬垫和止血带，这样可以维持止血带的位置。在上止血带前，排净气囊中的残余气体。缠绕止血带后，用纱布绷带在其表面缠绕固定，防止其在充气过程中松脱。在止血带充气前，应将肢体抬高 2min，或者用无菌橡皮片绷带或弹力绷带驱血。驱血须从指尖或趾尖开始，至止血带近侧 2.5 ~ 5.0cm 为止。如果橡皮片绷带或弹力绷带超过止血带平面，那么止血带在充气时会向下滑移。止血带充气时应迅速，防止在动脉血流阻断前静脉血灌注。

目前，关于止血带充气压力的确切数字尚存在争议，但是多年来，临床上采用的压力通常高于实际需要的压力。充气通常所需压力如表 2-1。

表 2-1 气压止血法所需充气压力

	上肢	下肢
成人	300mmHg	500 ~ 600mmHg
儿童	200 ~ 250mmHg	300mmHg

注：1mmHg = 0.133kPa

在某种程度上，止血带压力取决于患者的年龄、血压和肢体的粗细。Reid、Camp 和 Jacob 应用 Doppler 听诊器测量能够消除周围动脉搏动的压力，然后在此基础上增加 50 ~ 75mmHg，维持上肢止血的压力为 135 ~ 255mmHg，维持下肢止血的压力为 175 ~ 305mmHg。Estersohn 和 Sourifman 推荐下肢的止血带压力为高于术前患者收缩压 90 ~ 100mmHg，平均压力为 210mmHg。有学者推荐上肢止血带压力高于收缩压 50 ~ 75mmHg，下肢止血带压力高于术前患者收缩压 100 ~ 150mmHg。

根据 Crenshaw 等的研究，宽止血带所需要的止血压力低于窄止血带。Pedowitz 等证实弧形止血带适于锥形肢体（图 2-2），应避免在锥形肢体上使用等宽的止血带，尤其是肌肉发达或肥胖的患者。

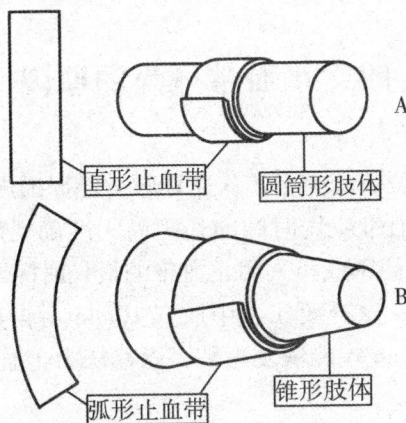

图 2-2 弧形止血带适于锥形肢体

（二）Esmarch 止血带

Esmarch 止血带目前各地仍在应用，是最安全、最实用的弹性止血带，它仅用于大腿的中段和上 1/3，虽然在应用上受限，但是其止血平面高于气囊止血带。

Esmarch 止血带不能在麻醉前使用，否则会导致内收肌持续痉挛，麻醉后肌肉松弛使止血带变松。以手巾折成 4 层，平整地缠绕大腿上段，将止血带置于其上。方法如下：一手将链端置于大腿外侧，另一只手从患者大腿下面将靠近链端的橡皮带抓住并拉紧，当止血带环绕大腿后重叠止血带，保证止血带之间无皮肤和手巾，持续拉紧皮带，最后扣紧皮带钩。

（三）Martin 橡胶片绷带

Martin 橡胶片绷带可以在足部小手术中做止血带。抬高小腿，通过缠绕橡胶片绷带驱血，直至踝关节上方，用夹子固定，松开绷带远端，暴露手术区。

二、止血带的适应证和禁忌证

（1）止血带仅用于四肢手术。

（2）使用止血带时必须有充分的麻醉。

（3）患肢有血栓闭塞性脉管炎、静脉栓塞、严重动脉硬化及其他血管疾病者禁用。

（4）橡皮管止血带仅用于成年患者的大腿上部，儿童患者或上肢不宜使用。

三、使用止血带的注意事项

（1）上止血带的部位要准确，缠在伤口的近端：上肢在上臂上 1/3，下肢在大腿中上段，手指在指根部。与皮肤之间应加衬垫，在绑扎止血带的部位必须先用数层小单或其他衬垫缠绕肢体，然后将止血带缠绕其上。衬垫必须平整、无皱褶。

（2）止血带的松紧要合适，以远端出血停止、不能摸到动脉搏动为宜。过松动脉供血未压住，静脉回流受阻，反使出血加重；过紧容易发生组织坏死。

（3）为了尽量减少止血带的时间，充气式气压止血带必须在手术前开始充气。灭菌的橡皮管止血带也应在手术开始前绑扎。

（4）在消毒时不要将消毒液流入止血带下，以免引起皮肤化学烧伤。

（5）使用止血带前通常需要驱血，但在恶性肿瘤或炎症性疾病时禁止驱血。

（6）止血带的时间达到 1h 后，应通知手术医生，一般连续使用止血带的时间不宜超过 1.5h。否则应于 1~1.5h 放松一次，使血液流通 5~10min。充气式气压止血带应予以妥善保存，所有的气阀及压力表应常规定期检查。非液压压力表应定期校准，如果校准时止血带压力表与测试压力表的差值大于 2.66kPa，该止血带应予以检修。止血带压力不准确，通常是造成止血带损伤的重要原因。压力表上应悬挂说明卡片。

四、止血带瘫痪的原因

（1）止血带压力过高。

（2）压力不足导致止血带的部位被动充血，从而导致神经周围出血压迫。

（3）止血带应用时间过长，止血带应用时间的长短尚无准确规定，随患者年龄和肢体血液供应情况而定，原则上，对于 50 岁以下的健康成年人用止血带的最长时间不应超过 2h。如果下肢手术时间超过 2h，那么应尽可能快地结束手术，这样要比术中放气 10min 后再充气的手术效果好。研究表明，延长止血带使用时间后，组织需要 40min 才能恢复正常，以往认为止血带放气 10min 后组织恢复正常的看法是错误的。

（4）未考虑局部解剖。

（王立江）

第二节　骨科基本手术器械

一、牵开器

牵开器的作用是更好地显露手术视野，使手术易于进行，并保护组织，避免意外伤害。常用的有自动牵开器（self retaining retractor）、Hohmann 牵开器（Hohmann retractors）、Voikman 牵开器（Voikman's retractor）、Legenback 牵开器（Legenback retractor），Bristow 牵开器（Bristow retractor）、直角牵开器（right angle retractor）、皮肤拉钩（skin hook）、尖拉钩（sharp hook）等（图 2-3）。

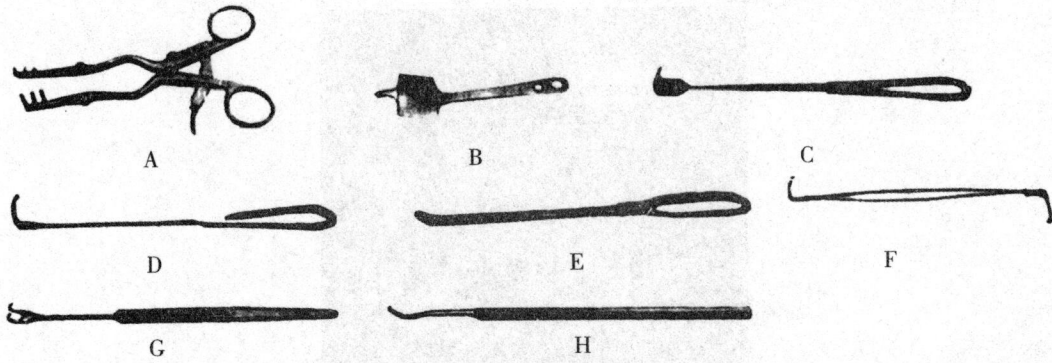

图 2 – 3　各种牵开器

A. 自动撑开器；B. Hohmann 牵开器；C. Voikman 牵开器；D. Legenback 牵开器；E. Bristow 牵开器；F. 直角牵开器；G. 皮肤拉钩；H. 尖拉钩

二、持骨钳

持骨钳用以夹住骨折端，使之复位并保持复位后的位置，以便于进行内固定。种类较多，有速度锁定型锯齿状复位钳（reduction forceps serrated jaw speed lock）、复位钳（reduction forceps）、速度锁定型点式复位钳（reduction forceps pointed – speed Lock）、Lowman 骨夹（Lowman bone clamp）等（图 2 – 4）。

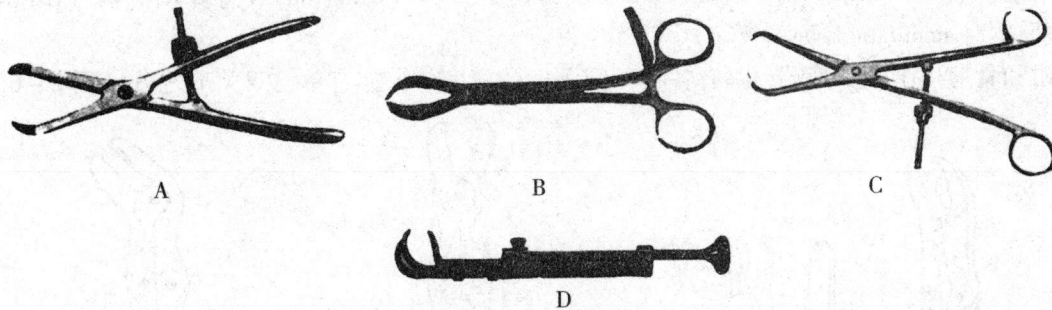

图 2 – 4　各种持骨钳

A. 速度锁定型锯齿状复位钳；B. 复位钳；C. 速度锁定型点式复位钳；D. Lowman 骨夹

三、骨钻与钻头

骨钻分手动钻、电动钻和气动钻三种（图 2 – 5）。手动钻只能用于在骨上钻孔。电动钻和气动钻除可用于钻孔外，还可以连接锯片等附件，成为电动锯或气动锯，可用于采取植骨片和截骨等。

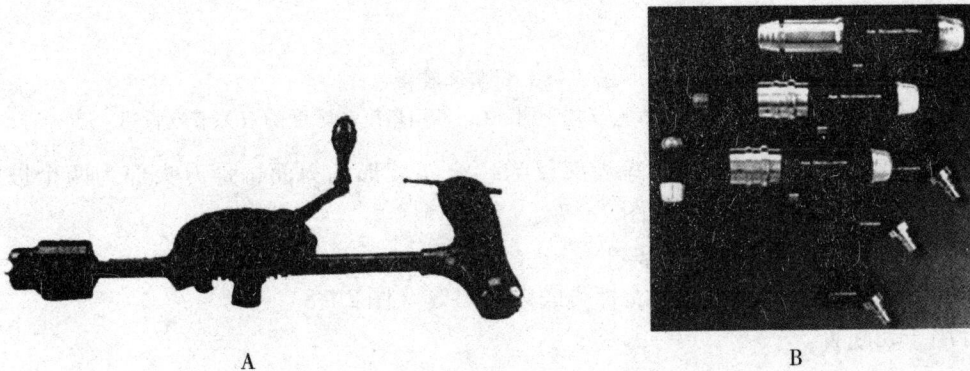

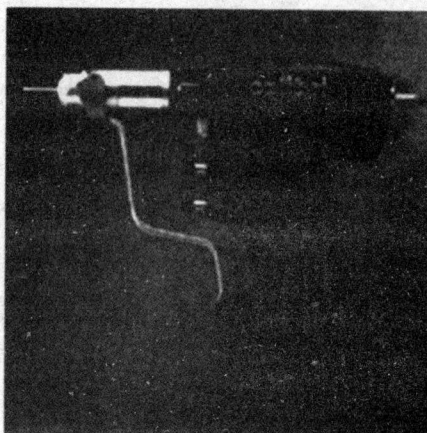

C

图 2 - 5 骨钻

A. 手动钻；B. 电动钻；C. 气动钻

四、骨切割工具

骨切割工具包括咬骨钳（rongeur forceps）、骨剪（bone cutting forceps）、骨凿（chisel）、骨刀（osteotome）、刮匙（bone curettes）、骨锤（bone hammer）、骨锉（bone file）、骨膜剥离器（periosteal elevator）、截肢锯（amputation saw）等。

咬骨钳和骨剪用于修剪骨端，除有各种不同角度的宽度外，亦有单、双关节之分（图 2-6）。

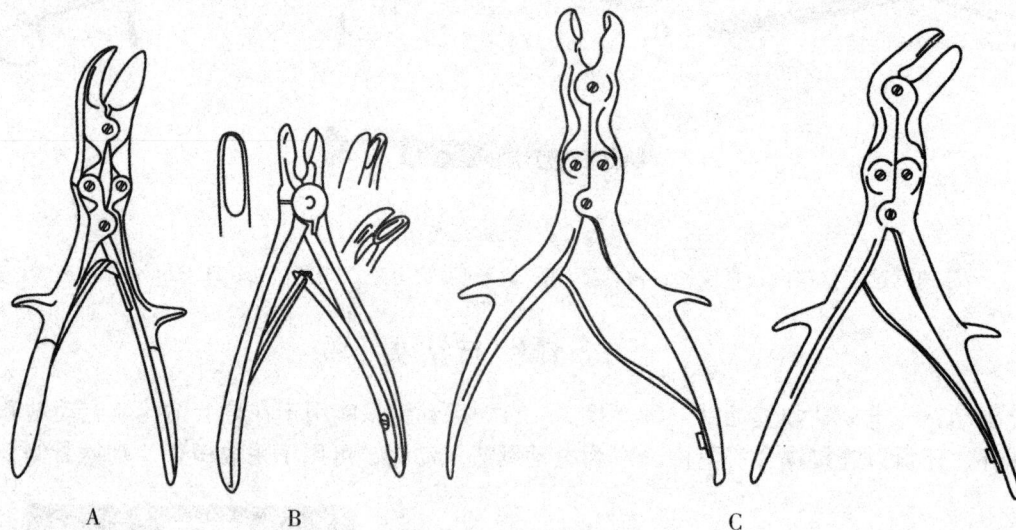

A   B   C

图 2 - 6 骨剪和咬骨钳

A. 双关节骨剪；B. 单关节咬骨钳；C. 不同角度和宽度的双关节咬骨钳

骨凿与骨刀用于截骨与切割骨。骨凿头部仅为一个斜坡形的刃面，骨刀头部为两个坡度相等的刃面。有各种形状和宽度的骨凿与骨刀（图 2-7）。

刮匙用于刮除骨组织、肉芽组织等。

骨膜剥离器可用于剥离骨组织表面的骨膜或软组织等（图 2-8）。

截肢锯可用于切断骨。

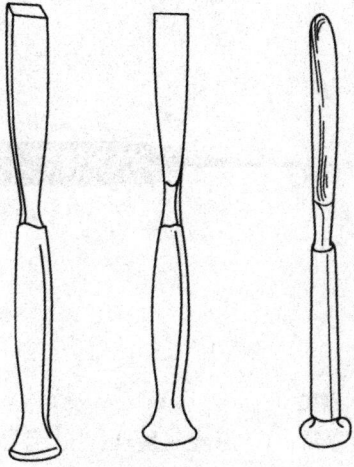

图 2 - 7　骨凿与骨刀

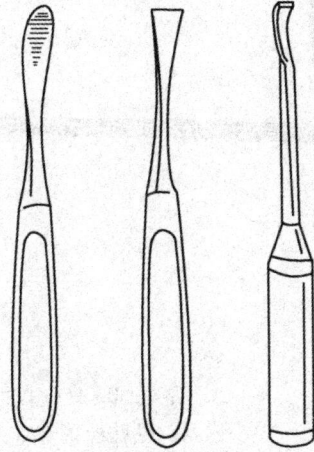

图 2 - 8　各种形式的骨膜剥离器

（金　锋）

第三节　创伤骨科手术器械

创伤骨科的常用手术器械（图 2 - 9）：钻头（drill）、骨丝攻（bone tapes）、螺丝改锥（screwdriver）、钢板折弯器（plate bender）、深度测量器（depth gauge）、钻孔套管（drill sleeve）、钻孔与丝攻联合套管（drill & tap sleeve combined）、空心钻（hollow mill）、钢丝引导器（wire passer）等。

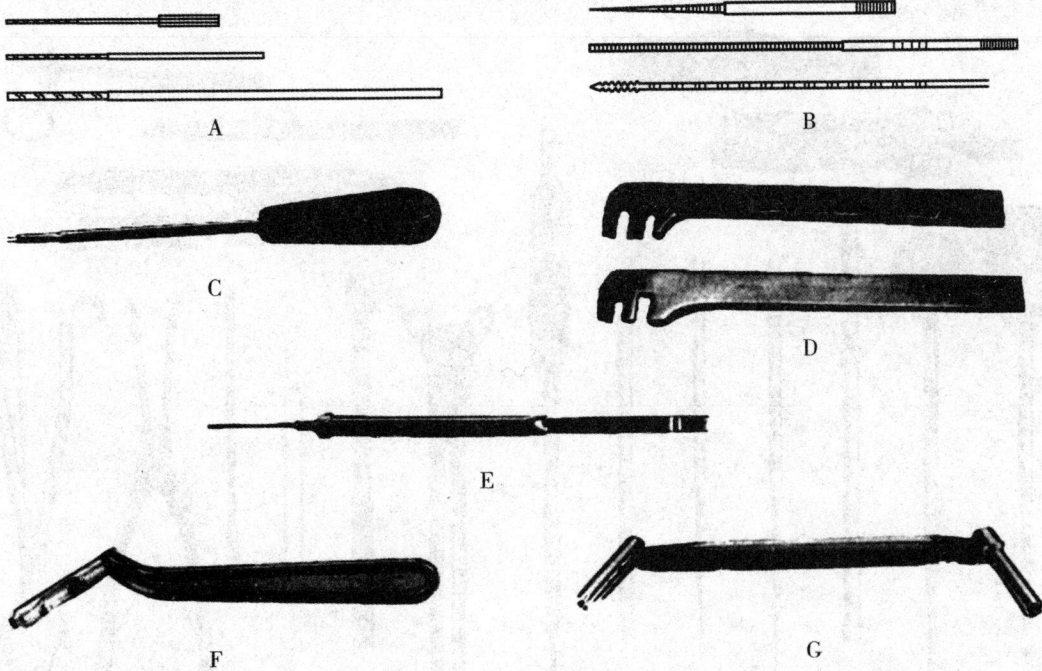

A

B

C

D

E

F

G

新编骨科疾病诊治与康复

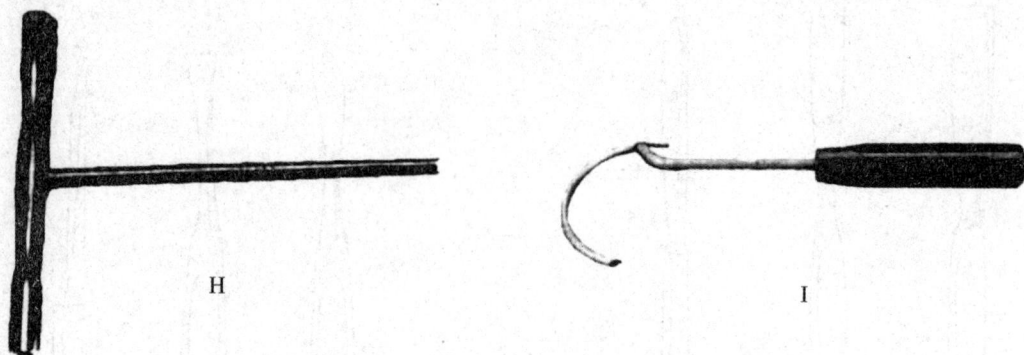

图 2-9 创伤骨科的常用手术器械
A. 钻头；B. 骨丝攻；C. 螺丝改锥；D. 钢板折弯器；E. 深度测量器；
F、G. 钻孔保护套管；H. 空心钻；I. 钢丝引导器

（金　锋）

第四节　脊柱内固定的基本手术器械

脊柱内固定手术分为前路手术及后路手术，按部位又可分为颈段、胸段、胸腰段、腰段及腰骶段等，因此脊柱内固定涉及的手术相对复杂繁多，在此我们只介绍其中比较常用的手术器械，如加压钳（compression Forceps）、撑开钳（spreader Forceps）、持棒钳（holding Forceps for rods）、断棒器（rodcutting device）、弯棒钳（bending pliers for rods）、椎弓根开路器（pedicle probe）、椎弓根开路锥（pedicle awl）以及球形头探针（probe with ball tip），等等（图 2-10）。

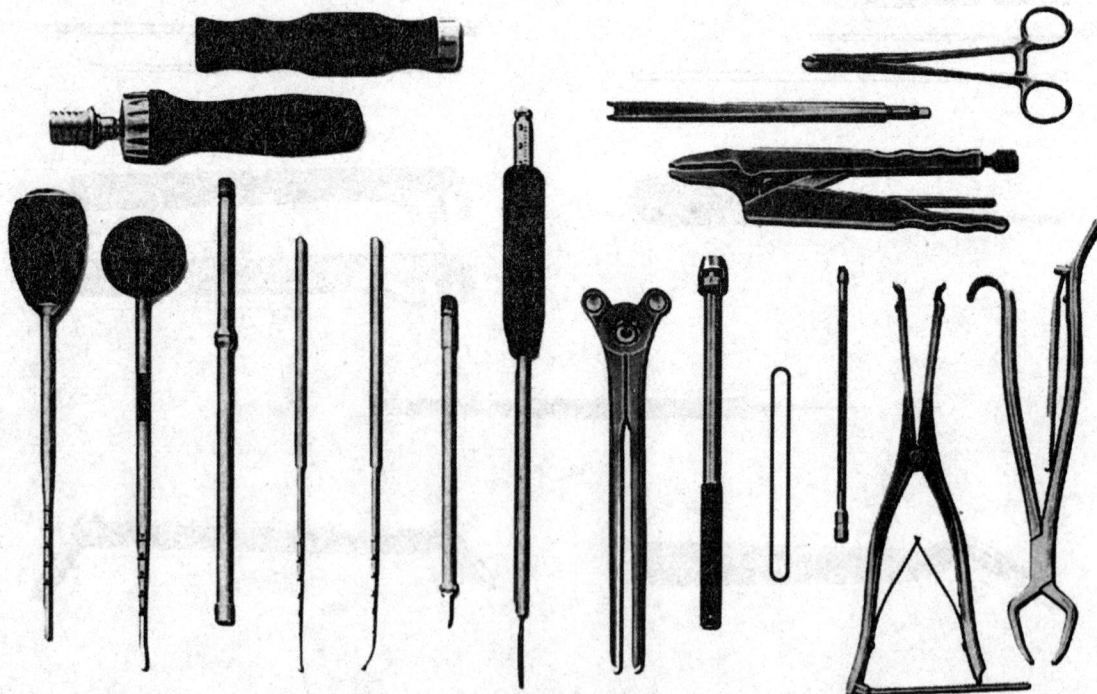

图 2-10 常见脊柱内固定手术器械

（金　锋）

第五节　骨科一般用具

目前骨科牵引床（图2-11）具有以下特点：床头与床尾防滑；可调节床头与床尾高度；附带牵引架、引流袋固定架、静脉输液固定架、秋千吊架等，以便于施行各种牵引，同时便于护理等。

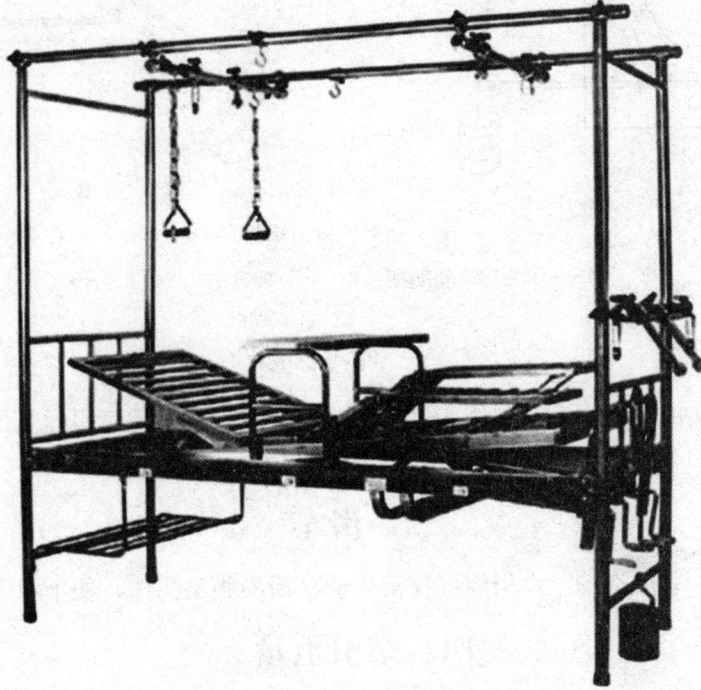

图2-11　骨科牵引床

（金　锋）

第六节　牵引用具

牵引用具主要包括牵引架、牵引绳、牵引重量、牵引扩张板、床脚垫、牵引弓、牵引针和进针器具等。

一、牵引架

临床应用的牵引架有很多种类型，尽管它们的形状各一，但目的都是使患肢的关节置于功能位和在肌肉松弛状态下进行牵引，如勃朗架（Braun Frame）、托马斯架（Thomas Frame）等，可根据患者的病情选择应用。

1. 勃朗架　勃朗架可用铁制，可附加多个滑车，可使下肢患侧各关节处于功能位，并可防止患者向牵引侧下滑。其缺点是滑车不能多方向调节（图2-12）。

2. 托马斯架　托马斯架可使患肢下面悬空，便于下面创面换药及伤口愈合；使患肢各关节置于功能位，利用腹股沟处的对抗牵引圈可防止患者向牵引侧下滑（图2-12）。

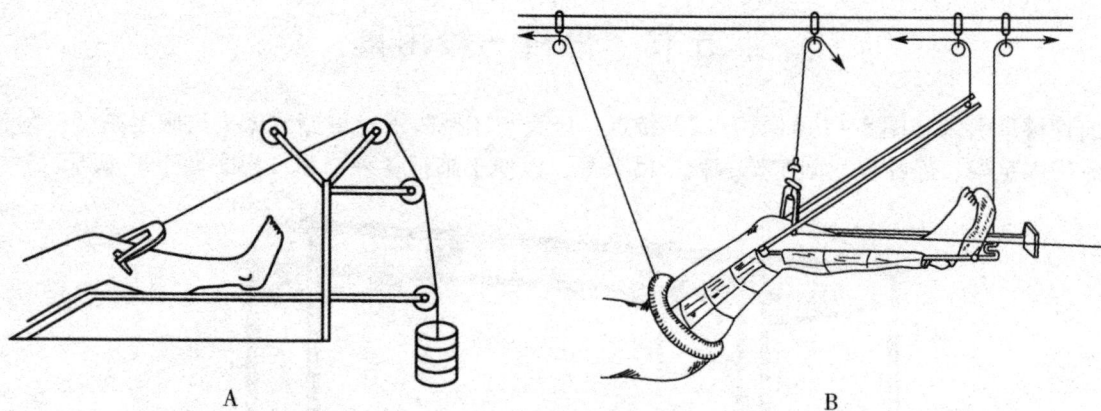

图 2 - 12　牵引架

A. 勃朗架；B. 托马斯架

二、牵引绳

牵引绳以光滑、结实的尼龙绳和塑料绳为宜。长短应合适，过短使牵引锤悬吊过高，容易脱落砸伤人，过长易造成牵引锤触及地面，影响牵引效果。

三、滑车

滑车要求转动灵活，有深沟槽，牵引绳可在槽内滑动而不脱出沟槽，便于牵引。

四、牵引重量

牵引重量可选用0.5kg、1.0kg、2.0kg和5.0kg重的牵引锤或砂袋，根据患者的病情变化进行牵引重量的增减。牵引锤必须有重量标记，以利于计算牵引总重量（图 2 - 13）。

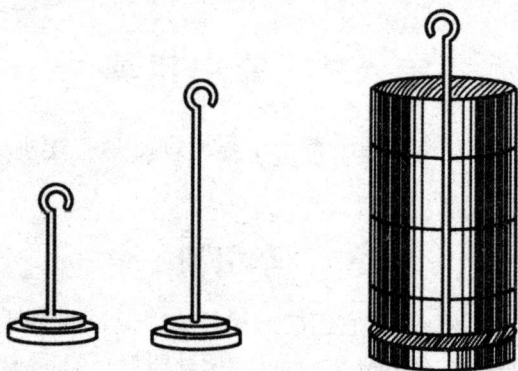

图 2 - 13　作牵引力用的铁质重锤及三种长度的吊钩

五、牵引弓

牵引弓有斯氏针牵引弓、克氏针张力牵引弓、冰钳式牵引弓和颅骨牵引弓，可根据病情的需要进行选择。一般马蹄铁式张力牵引弓用于克氏针骨牵引，普通牵引弓多用于斯氏针骨牵引（图 2 - 14）。

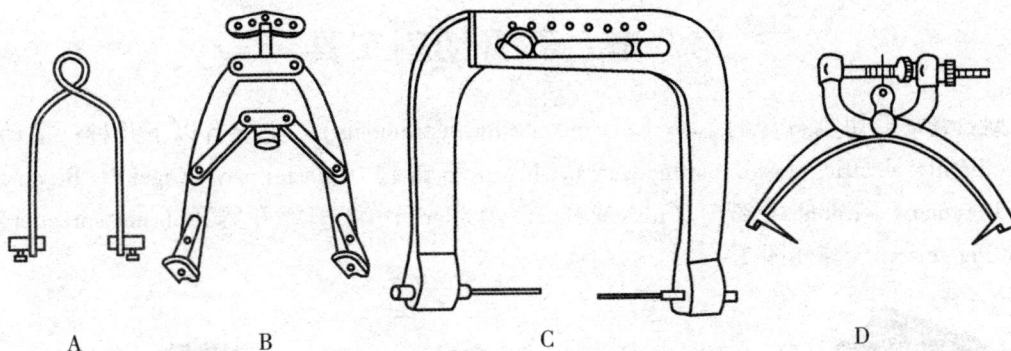

图 2 – 14　牵引弓
A. 斯氏针牵引弓；B. 张力牵引弓；C. 冰钳式牵引弓；D. 颅骨牵引弓

六、牵引针

牵引针有斯氏针（或称骨圆针）和克氏针 2 种。

1. 斯氏针　为较粗的不锈钢针，直径 3 ~ 6mm，不易折弯，不易滑动，可承受较重的牵引重量。适用于成人和较粗大骨骼的牵引。

2. 克氏针　为较细的不锈钢针，直径 3mm 以下，易折弯，长时间牵引易拉伤骨骼，产生滑动。适用于儿童和较细小骨骼的牵引。

七、进针器具

有手摇钻、电钻和骨锤等。一般锤子仅用于斯氏针在松质骨部位的进针，皮质骨部位严禁用锤击进针。克氏针较细，一般只能用手摇钻或电钻钻入。

八、床脚垫和靠背架

如无特制的骨科牵引床，可将普通病床床脚垫高，利用身体重量作为对抗牵引。床脚垫的高度可分为 10cm、15cm、20cm 和 30cm 等多种规格。其顶部有圆形窝槽，垫高时将床脚放入窝槽内，以免床脚滑脱。为了便于患者变换卧位和半卧位，可在头侧褥垫下放置靠背架。根据患者的需要调节靠背架的支撑角度，直到患者感到舒适为宜。还可使髋关节肌肉松弛，有利于骨折复位。

（李　军）

第七节　石膏

医用石膏［（CaSO$_4$）2H$_2$O］是由天然石膏（CaSO$_4$ · 2H$_2$O）加热锻至 100℃ 以上，使之脱去结晶水而成为不透明的白色粉末，即熟石膏。当其遇到水分时可重新结晶而硬化，其反应如下：CaSO$_4$ · 2H$_2$O + 3H$_2$O ⟷ 2（CaSO$_4$ + 2H$_2$O）＋ 热量。热量产生的多少与石膏用量和水温有关。石膏分子之间的交锁形成决定了石膏固定的强度和硬度，在石膏聚合过程中如果活动将影响交锁的过程，可使石膏固定力量减少 77%。石膏聚合过程发生在石膏乳脂状期，开始变得有点弹性，逐渐变干、变亮。石膏干化的过程和环境的温度、湿度及通风程度有关。厚的石膏干化过程更长些，随着干化过程的进行，石膏逐渐变得强硬起来。利用石膏的上述特性可制作各种石膏模型，从而达到骨折固定和制动肢体的目的。

石膏绷带是常用的外固定材料，含脱水硫酸钙粉末，吸水后具有很强的塑形性，能在短时间内逐渐结晶、变硬，维持住原塑型形状，起到固定作用。

（李　军）

第八节　石膏切割工具

拆开管型石膏需要切割石膏的工具（plaster cutting instruments），主要有以下几种：摆动电动石膏切割锯（oscillating electric plaster cutting saw）、Engel 石膏锯（plaster saw Engel）、Bergman 石膏锯（plaster saw Bergman）、Bohler 石膏剪（plaster shear – Bohler's）、石膏撑开器（plaster spreader）、绷带剪（bandage cutting scissor）等（图 2 – 15）。

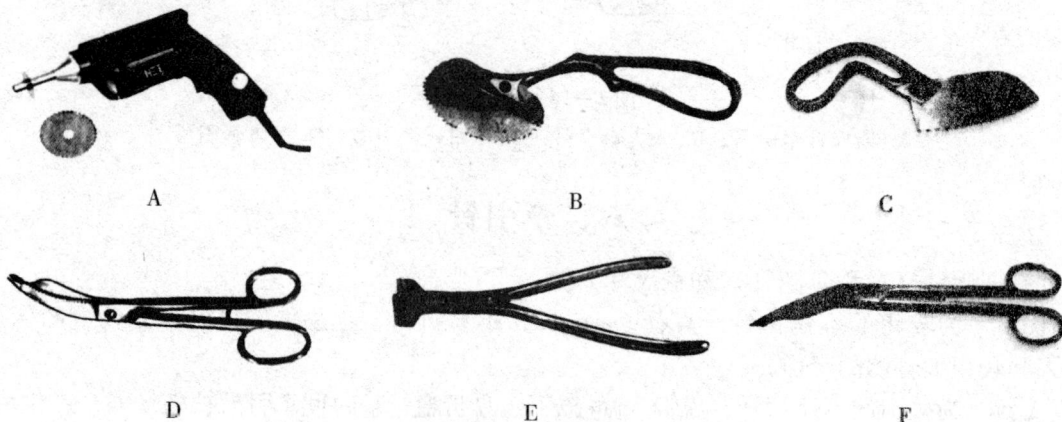

图 2 – 15　石膏切割工具

A. 摆动电动石膏切割锯；B. Engel 石膏锯；C. Bergman 石膏锯；D. Bohler 石膏剪；E. 石膏撑开器；F. 绷带剪

（李 军）

第九节　骨科影像设备

一、移动式 C 型臂 X 线机

移动式 C 形臂 X 线机（以下各章均简称 C 形臂）（图 2 – 16）是供手术中透视和拍片的 X 线机，常用于骨科手术。医生可以通过控制台上的监视器看到 X 线透视部位的图像，可以将感兴趣的图像冻结在荧光屏上，也可以拍 X 线片，帮助医生在手术中定位。移动 C 形臂 X 线机外设多种接口，可以连接图像打印机、光盘机等。由于移动式 C 形臂 X 线机可移动性好，方便手术室之间共用。

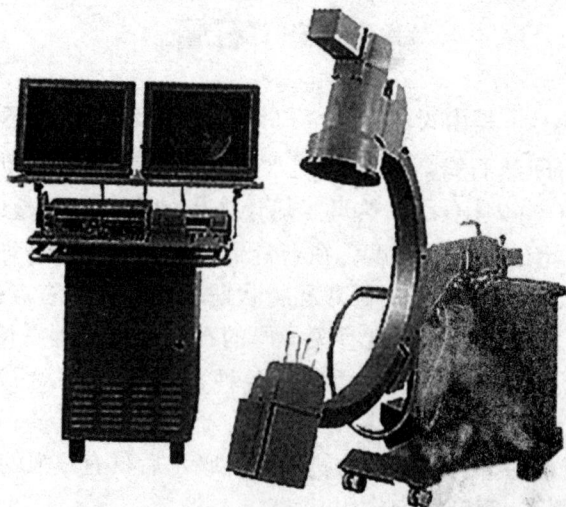

图 2 – 16　移动 C 形臂 X 光机

骨科适用范围包括：骨折复位与固定；椎间盘造影与治疗；脊柱手术术中定位，椎体定位，观察椎弓根的螺钉位置，等等。

X射线扫描系统虽有广泛用途，然而其本身固有的缺点却不容忽视，最显著的缺点是职业性辐射，特别是骨科医生双手的X射线暴露量。此外，术中应用X线透视系统辅助定位还存在其他限制。例如，只能同时观察到单平面视图，当需要在多平面视图上观察手术器械的位置时，手术过程中需不断重复调节C形臂的位置进行扫描定位，造成手术中断，且费时费力。

二、移动式 G 形臂 X 线机

微创手术是21世纪手术的发展方向，移动式G形臂X线机是完成骨科微创手术必不可少的设备。双向透视可大大缩短手术时间。

双向定位数字化荧光影像电视系统，将创伤骨科、脊柱外科的实时手术定位与监控变为现实。通过"G形臂"，整个系统可在不同区域随时提供两平面的图像信息，使得骨科定位更加准确，并为螺钉提供一个绝佳的方位。在手术中使用G形臂术中透视机，不仅降低了操作难度，省去了不时旋转C形臂的问题，而且提高了手术精确度，可节约手术时间30%以上。其主要优点如下：最小的手术风险；缩短手术时间，减少手术麻醉风险；减少患者恢复时间；手术一次到位；使医生和患者接受最小的放射线量。

三、计算机辅助骨科手术系统

计算机技术、虚拟现实技术（virtual reality，VR）、医学成像技术、图像处理技术及机器人技术与外科手术相结合，产生了计算机辅助外科手术（computer assisted surgery，CAS）。CAS是基于计算机对大量数据信息的高速处理及控制能力，通过虚拟手术环境为外科医生从技术上提供支援，使手术更安全、更准确的一门新技术。CAS在骨科手术中的具体应用称为计算机辅助骨科手术（computer assisted orthopedic surgery，CAOS），它综合了当今医学领域的先进设备：计算机断层扫描（CT）、磁共振成像（MRI）、正电子发射断层扫描（positron emission tomography，PET）、数字血管减影（DSA）、超声成像（US）以及医用机器人（medical robot，MR）。它旨在利用CT、MRI、PET、DSA等的图像信息，并结合立体定位系统对人体肌肉骨骼解剖结构进行显示和定位，在骨科手术中利用计算机和医用机器人进行手术干预。CAOS为骨科医生提供了强有力的工具和方法，在提高手术定位精度、减少手术损伤、实施复杂骨科手术、提高手术成功率方面有卓越的表现，虽应用时间较短，但应用日益广泛。CAOS具有如下优点：简化手术操作，缩短手术和麻醉时间，极大地减轻患者肉体上的痛苦；缩短患者的住院时间，使患者早日回归社会（避免了高龄患者长期卧床，缩短了术后康复时间，降低医疗费用等）；比传统骨科手术更安全、准确、方便；使以往不能治疗或治疗困难的患者得以治愈，减少术后并发症；扩大了无须输血手术的应用对象，减少了输血感染事故；减轻了医护人员身体、精神以及时间上的负担，极大幅度地减少了患者和医护人员的X射线辐射；防止肝炎、艾滋病等对医护人员的感染。

（李　军）

第三章

骨科基本手术技术

第一节　石膏固定技术

医用石膏（脱水硫酸钙）是由天然石膏石，即结晶石膏（含水硫酸钙）煅制而成。将天然石膏石捣碎，加热到 100~200℃，使其失掉部分结晶水即成。大规模制备可用窑烧，小规模制备可用铁锅炒。用铁锅炒时一面加热，一面搅拌，粒状石膏粉先变成粥状，再变为白色粉状，即可使用。用时石膏粉吸水又变成结晶石膏而硬固，此过程一般需要 10~20min。水中加少量食盐或提高水温可使硬固时间缩短，加糖或甘油可使硬固时间延长。石膏硬固后体积膨胀 1/500，故石膏管形不宜过紧。加盐后石膏坚固性降低，故应尽量不加食盐。石膏完全干燥（北方 5~8 月份天气）一般需 24~72h。

一、石膏绷带的制作和使用

（一）石膏制作

用每厘米有 12 根的浆性纱布剪成宽 15cm，长 5m；宽 10cm，长 5m；宽 7cm，长 3m 三种规格的长条，去掉边缘纬线 2~3 根，卷成卷备用。做石膏卷时把绷带卷拉出一段，平放在桌面，撒上 1~2mm厚石膏粉，用宽绷带卷或木板抹匀，边抹边卷；石膏卷不宜卷过紧，否则水分不易渗透；也不宜过松，否则石膏粉丢失太多。

为了使用方便，还可做成宽 15cm，长 60cm；宽 10cm，长 45cm 两种规格的石膏片。每种石膏片的厚度都是 6 层。石膏片应从两头向中间卷好备用。

石膏卷和石膏片做好后，应放在密闭的铁桶或其他防潮容器内，以免受潮吸水而不能使用。以上为传统的石膏绷带制作方法，已不多用，现有成品石膏绷带可购。近年来，又有新型的高分子外固定材料，它不同于传统石膏绷带，但应用方法类似，且更薄、更轻，透气性好，便于护理，但是费用较高，拆换困难。不同固定绷带对比见表 3-1。

表 3-1　传统石膏绷带与高分子固定绷带比较

效果/类别	石膏绷带	树脂绷带	玻璃纤维绷带
强度	一般	良好	良好
弹性	一般	良好	良好
适用水温	20℃左右	70℃左右	20℃左右
浸水时间	5~8s	1min	6~7s
固化时间	12~15min	5min	3~5min
使用操作	不方便	不方便	方便
透气性	差	良好	好
X 线透射性	差	良好	良好

效果/类别	石膏绷带	树脂绷带	玻璃纤维绷带
皮肤、呼吸器官危害	可能	无	无
颜色	白色	白色	多种
重量/厚度	重/厚	轻/薄	轻/薄

（二）石膏绷带用法

使用时，将石膏卷或石膏片平放在 30~40℃ 的温水桶内，根据桶的大小，每次可放 1~3 个。待气泡出净后，以手握其两端，挤去多余的水分，即可使用。石膏卷或石膏片不可浸水过久，以免影响使用。

（三）石膏衬垫

为了保护骨突出部位的皮肤和其他软组织不被压伤，在石膏壳里面都必须放衬垫或棉纸。常用的衬垫有衬里（即制作背心的罗纹筒子纱、毡子、棉花、棉纸等）。衬垫多少可根据患者胖瘦，预计肿胀的程度和固定的需要而定。根据具体情况也可采用软垫石膏和无垫石膏。前者衬垫较多，较舒适，但固定效果较差；后者只在骨突出部（图3-1）放些衬垫，其他部分只涂凡士林，不放任何衬垫，因而固定效果较好，但易影响血运或皮肤压伤。

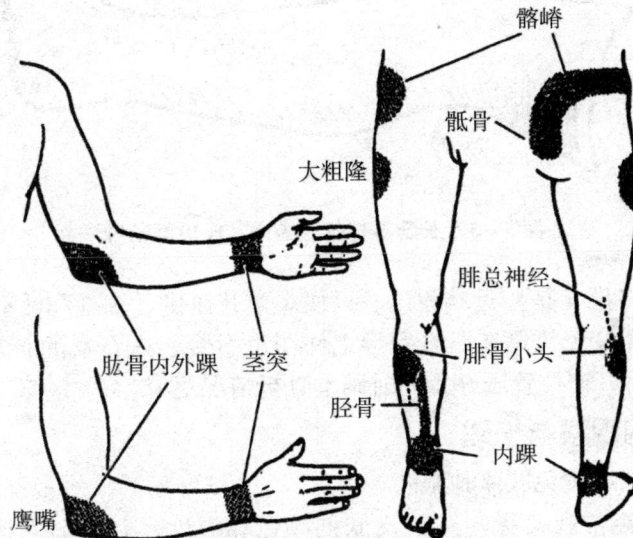

图 3-1　需要放衬垫的部位

（四）石膏固定注意事项

（1）清洗干净皮肤：若有开放伤口，应更换敷料。纱布、纱布垫和黏膏条尽可能纵行放置，禁用环行绷带包扎，以免影响肢体血运。

（2）肢体或关节必须固定在功能位，或所需要的特殊位置。在上石膏绷带过程中，尽量将肢体悬吊在支架上，以始终保持所要求的位置。如无悬吊设备，也可专人扶持。肢体位置摆好后，中途就不要变动，以免初步硬固的石膏裂开，影响其坚固性；尤其是应避免在关节屈侧出现向内的皱褶（图3-2，图3-3）而引起皮肤压伤，甚至肢体缺血、坏死。

（3）扶持肢体时应尽量用手掌，因为用手指扶持可使石膏出现向内凸的隆起而压迫皮肤（图3-4）。

（4）石膏绷带不宜包扎过紧，以免引起呼吸困难、呕吐（石膏型综合征）、缺血性挛缩、神经麻痹，甚至组织坏死。但也不可过松，过松则固定作用欠佳。

（5）石膏绷带之间不可留有空隙，以免石膏分层散开，影响其坚固性，因此上石膏时应边上边用手涂抹，务使各层紧密接触，凝成一体。但在肢体凹陷处，石膏绷带应特别放松，必要时剪开，务使绷带与体表附贴，切不可架空而过。

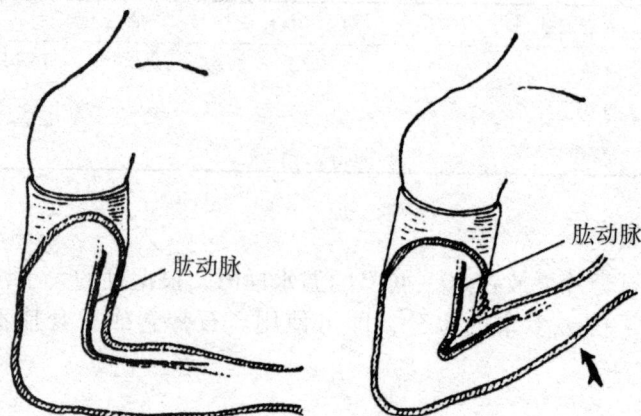

图 3 - 2　上石膏中途强行屈肘，容易发生肢体缺血或坏死

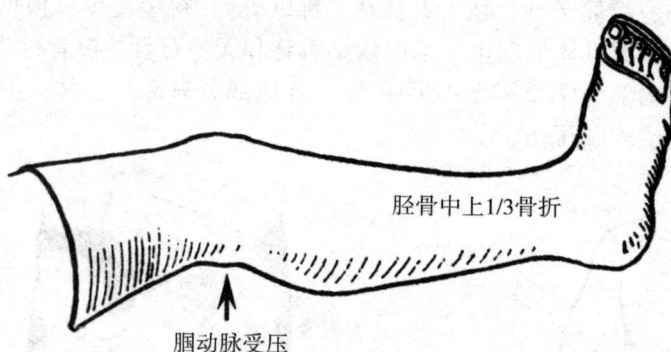

图 3 - 3　长腿石膏管形皱增，压迫腘动脉

（6）四肢石膏固定应将指（趾）远端露出，以便观察其血供、知觉和活动功能。

（7）固定完毕后，可用变色铅笔在石膏管形上注明上石膏、去石膏的日期及其他注意事项。有伤口的应标明伤口位置，或将开窗位置画好，同时画上骨折情况更好。

（五）石膏固定后的观察与护理

（1）抬高患肢，以减少或避免肢体肿胀。

（2）注意患肢血供，经常观察指（趾）皮肤的颜色和温度，并与健侧比较。如发现指（趾）发绀、苍白、温度降低，应立即剪开石膏。

（3）经常检查指（趾）的运动功能、皮肤感觉。如指（趾）不能主动运动，皮肤感觉减退或消失，但血供尚好，表明神经受压，应立即在受压部位开窗减压，或更换石膏管形。如同时有血供障碍，则应考虑缺血性挛缩，必须立即拆除石膏，寻找引起缺血性挛缩的原因，并给予必要的处理。

（4）注意局部压迫症状，如持续性疼痛时间稍久，应及时在压迫处开窗减压或更换石膏绷带，否则可能引起皮肤坏死和溃疡。

（5）气候寒冷时，应注意外露肢体的保暖，以防冻伤；气候炎热时，应预防中暑。

（6）石膏硬固后，必须促其快干。温度低、湿度大时，可用灯泡加温烘烤，并注意保持空气流通，或用电风扇吹干。

（7）注意保持固定石膏清洁，避免尿、粪或饮食物砧污；翻身或改变体位时，注意保护，避免折裂。

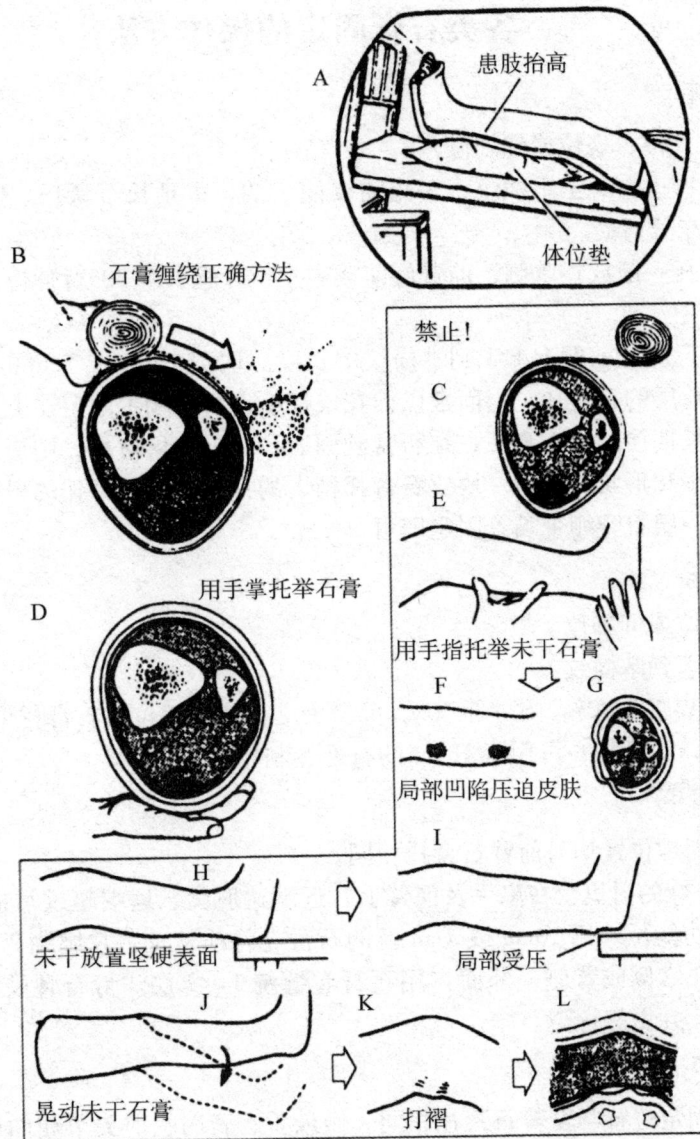

A 患肢抬高 体位垫

B 石膏缠绕正确方法

禁止！

C

E

用手掌托举石膏

D

用手指托举未干石膏

F G

局部凹陷压迫皮肤

I

H

未干放置坚硬表面 局部受压

J K L

晃动未干石膏 打褶

图3-4 石膏操作需要注意的手法

（六）固定石膏的开窗、切开和拆除

常用的切割石膏工具有长柄石膏剪、短柄石膏剪、石膏刀、石膏锯、撑开器、电锯等。为了解除局部压迫或进行换药，可在石膏型上开窗。首先根据压迫部位或伤口位置在石膏上准确画出开窗范围。再用石膏刀、锯或电锯沿画线切割，到达衬垫时即行停止，注意勿伤及皮肤。有衬里的，应将衬里自中心向开窗边缘剪开，并将衬里向外翻转，再用石膏浆及石膏绷带把剪开的衬里黏合、固定在石膏窗的边缘，以防石膏渣落入伤口内。

管形石膏一般采取纵行切开，可在背面、掌面或两侧进行。切开必须完全，并可根据衬里是否紧张，决定是否同时切开衬里。

拆除固定石膏的操作和切开方式相似，即沿管形石膏薄弱部切开后，再撑大切口，必要时切开对侧，直到肢体移出为止。石膏拆除后，皮肤上附着的痂皮或角质层可涂上凡士林油，并包扎1~2d，待软化后再用温肥皂水洗净。

二、各类石膏固定的操作方法

（一）前臂石膏托

1. 体位　患者可取立位、坐位或仰卧位。

2. 固定范围　自前臂上 1/3 至掌横纹，手指需要固定的，可延长石膏托。拇指不需要固定的应将大鱼际露出，以便拇指充分活动。

3. 固定位置　石膏托一般放在掌侧，前臂旋前或中立位，腕关节 30° 背伸位，拇指对掌位，掌指关节功能位。

4. 操作方法　用卷尺测量前臂上 1/3 到掌横纹的长度。取宽 10cm 或 7cm 的石膏卷一个，浸水后，按测得长度做成厚 8～10 层的石膏片，上面敷以棉花或棉纸，再用绷带固定在上述部位，注意保持腕关节及掌指关节功能位。长期使用的石膏托，在石膏硬固后，可上一层衬里，则更为舒适、美观。上衬里的方法：根据石膏托大小和形状，裁剪一块比石膏托稍大的衬里放在石膏托的里面，再将衬里的边缘向外翻转，并用石膏浆和一层石膏绷带黏着固定即可。

（二）全臂石膏托

1. 体位　坐位、立位或仰卧位。

2. 固定范围　自腋下到掌横纹。

3. 固定位置　肘关节屈曲 90°，腕背伸 30°，前臂中立位或旋后位。石膏托可放在伸侧或屈侧。

4. 操作方法　同前臂石膏托，可用宽 10cm 的石膏卷制作。

（三）前臂石膏管形

体位、固定范围和固定位置均与前臂石膏托相同。

【操作方法】　将备好的衬里套在患手及前臂上，近端达肘窝，远端超过掌横纹。腕关节用棉花或棉纸垫好，各关节保持功能位。用 10cm 或 7cm 宽的石膏卷将前臂及手掌缠绕 2～3 层使成雏形，再将一适当长度的石膏片放在掌侧或背侧，外面再用石膏卷缠绕 1～2 层。待石膏硬固后，修剪管形两端，将衬里向外翻转、固定，并做好标记。

（四）全臂石膏管形

体位、固定范围和固定位置与全臂石膏托相同。做悬垂石膏时，肘关节屈曲应小于 90°，使重力通过肘关节，达到向下牵引的作用。

【操作方法】　腕关节和肘关节均用棉花或棉纸做衬垫，其余操作同前臂石膏管形。

（五）肩"人"字石膏固定

1. 体位　清醒患者采用立位；全麻术后可采用仰卧位。站立位：患侧上臂用支架悬吊，患手扶在立柱上。仰卧位：头部放在石膏台的台面上。台面与骶托之间放一宽约 10cm，长约 40cm 的薄木板。背部和腰部在此薄木板上，骶部放在骶托上。患侧上肢用吊带吊起。

2. 固定范围　患侧全臂、息肩、胸背部及患侧髂嵴。

3. 固定位置　常用位置：后外展 75°，前屈 30°，前臂旋后位并与身体的横切面成 25°，肘关节屈曲 90°，腕背伸 30°。

4. 操作方法　躯干及患侧上肢均垫好衬里。用剪好的大片毡子覆盖患肩、胸背部和患侧髂嵴。患侧腋下、肘、腕部均用棉花或棉纸垫好。用宽 15cm 浸好的石膏卷将患侧上臂、患肩及躯干缠绕 3～4 层，使成雏形。将 6 层石膏片放置在肩关节周围，用以连接上臂和躯干。躯干下缘、胸背部周围、患侧髂嵴部必须用石膏片加强。外面再用石膏卷缠绕 2～3 层。石膏硬固后。继续完成上臂以下部分的石膏管形。注意加强后部和肘部的连接，以免日后肩、肘部石膏折裂。

为了加强肩部的连接，可在肘部与躯干部之间加一木棍。石膏全部硬固后，修剪边缘，将衬里向外翻转固定，并记好标记。

（六）"8"字石膏固定

适用于固定锁骨骨折。

1. **体位** 坐位，两手叉腰，两肩后伸。

2. **操作方法** 两肩、两腋及上背部均垫以棉垫、棉花或棉纸。骨折整复后助手用膝部顶住患者后背，两手拉患者两肩向后伸。术者用10cm宽的石膏卷沿"8"字走行，通过两肩的前方交叉于后背。一般缠绕8～10层即可。对稳定性较好的锁骨骨折，如小儿锁骨骨折，可用简易的"8"字绷带固定。任何石膏固定锁骨骨折都有压迫皮肤的可能，特别是腋下，因此现多倾向于采用锁骨固定带固定锁骨。

（七）短腿石膏托

1. **体位** 仰卧位：助手扶持患侧小腿；俯卧位：足部伸出台外；坐位：膝关节屈曲，小腿下垂在台外，足部放在术者膝上。

2. **固定范围** 自小腿上部至超过足尖1～2cm，一般放在小腿后方。

3. **固定位置** 踝关节90°，足中立位，趾伸直位。

4. **操作方法** 用卷尺测量好长度。用10cm或15cm宽的石膏卷，浸水后按上述长度制成厚10～12层的石膏片，并放棉花或棉纸做衬里。跟骨和两踝部的衬垫应厚些。然后将石膏托和衬垫用绷带固定在小腿后方。

（八）长腿石膏托

1. **体位** 仰卧位：由助手扶持患侧下肢；俯卧位：足伸到台外。

2. **固定范围** 自大腿上部到超过足尖1～2cm，一般均放在下肢的后方。

3. **固定位置** 膝关节165°微屈位，其他位置同短腿石膏托。

4. **操作方法** 先用卷尺测量好长度。将15cm宽的石膏卷浸水后制成适当长度，厚12～14层的石膏托。腓骨头、跟骨、两踝部应多放些衬垫。然后将石膏托用绷带固定在下肢的后方。

（九）短腿石膏管形（石膏靴）

1. **体位** 仰卧：小腿由助手扶持；坐位：小腿下垂，足放在术者膝上。

2. **固定范围** 固定位置同短腿石膏托，但足趾背侧必须完全露出。

3. **操作方法** 如下所述。

（1）用卷尺测量小腿上1/3后方到超过足趾和小腿上1/3前方到距骨头前方的距离，按此距离制作6层石膏片2条。

（2）穿好衬里，在胫骨前缘、两踝、足跟及管形上、下开口处放些棉花衬垫。浸泡10cm宽的石膏卷2卷，预制石膏片2条。先用石膏卷在患肢缠绕2～3层，使成雏形。再放上前、后石膏片。外面再用石膏卷缠绕2～3层。石膏缠好后，注意塑造足弓。待石膏管形硬固后，再修剪边缘，将衬里外翻、固定，并记好标记。需要带石膏靴走路的，待管形硬固后可上走铁。

（十）长腿石膏管形

1. **体位** 仰卧位，患腿由助手扶持或用支架悬吊。

2. **固定范围** 后方自大腿上1/3到超过足趾1～2cm；前方自大腿上1/3到距骨头。足趾背侧全部露出。

3. **固定位置** 与长腿石膏托相同。为了避免患肢在管形内旋转，也可使膝关节多屈曲一些（150°）。

4. **操作方法** 基本上与短腿石膏管形相同，注意在腓骨头处多放些衬垫物。胫腓骨骨折用长腿石膏管形固定后，如发现成角畸形，可在成角的凹面及两侧将石膏周径的3/4横行切开，不必切开衬里。以成角凸侧（未切开部分）为支点把石膏管形掰开，至成角畸形完全纠正为止，再将石膏管形的缺口补好。注意避免石膏过多地压迫凸侧软组织，而引起压迫性组织坏死。

（十一）髋"人"字石膏（石膏裤）

1. **体位** 仰卧位。先穿好腰部和下肢的衬里。将患者放在专用石膏台上。头部和上背部放在台面上，腰部悬空，骶部放在骶托上，两下肢用吊带悬挂。没有专用石膏台时，可将一个方凳放在手术台或长桌上，以支持头部和上背部，骶部放在铁制骶托上。两下肢可由助手或术者扶持。

2. 固定范围　如下所述。

（1）单腿石膏裤：裤腰部分的前方由肋缘到耻骨联合，后方由 L_{1-2} 棘突到骶骨下方。会阴部充分外露，以便护理大小便。裤腿部分与长腿石膏管形相同，上端与裤腰部分相接。

（2）双腿石膏裤：患腿与裤腰部分与单腿石膏裤相同，健侧大腿（膝上5cm）也包括在石膏型内。

3. 固定位置　腰椎平放，两髋各外展 15°～20°，屈曲 15°～30°（根据需要），膝关节在 165° 微屈位，其他位置同长腿石膏管形。

4. 操作方法　如下所述。

（1）穿好衬里后，患者仰卧石膏台或方凳和骶托上。腰部用毡围绕，两侧髂嵴、骶部、大粗隆、髌骨、腓骨头、胫骨前缘，两踝和足跟都放些棉花衬垫。在衬里与腹壁之间放一薄枕，待石膏型硬固后将其取出，这样裤腰与腹壁之间便留有较大的空隙，给患者留有饮食和呼吸的余地。

（2）用15cm宽浸泡好的石膏卷把腰部和大腿中、上部缠绕3～4层，使成锥形。在髋前方放交叉的石膏片2条，侧方放1条，后方放1条。再用长石膏片把裤腰的上、下线各缠1圈。以后再缠石膏卷2～3层。石膏硬固后，继续完成石膏裤的裤腿部分，其方法与上长腿石膏管形相同。为了坚固，可在石膏裤的两腿之间放一木棍。最后修剪边缘，翻转衬里，并记好标记。

（十二）躯干石膏背心

1. 体位　立位：能站立的患者，尽可能采取此体位；患者两手扶吊环。仰卧位：腰部用宽约10cm的坚固布带悬吊在石膏台上，待石膏背心上好后，再将布带撤出。仰卧位：两壳法可用于既不能直立，又不便吊起的患者，即患者仰卧石膏台上，腰部以薄枕垫起。先做好前部石膏壳，待其硬固，取下后烘干，数日后患者俯卧在前方石膏壳里，再制作背部石膏壳。最后将两个石膏壳用石膏卷连接在一起。

2. 固定范围　前方上起胸骨柄，下达耻骨联合；后方上起胸椎中部，下到骶骨中部。

3. 固定位置　使胸腰部脊柱在后伸位。

4. 操作方法　穿好衬里，摆好体位，按预计固定范围垫好毡子。按测量长度预制6层石膏片8条：①由胸骨柄至耻骨联合，左右各1条；②由胸椎中部到骶骨中部，左右各1条；③由胸骨柄绕到骶骨中部，左右各1条；④由胸椎中部绕到耻骨联合，左右各1条。用宽15cm的石膏卷缠绕2～3层，使成锥形。循序放好上述8条石膏片，再用石膏卷缠绕2～3层。硬固后修剪边缘，外翻衬里，记好标记。

（十三）石膏围领

用于颈椎固定。

1. 体位　坐位。

2. 固定范围　上缘前方托住下颌，上缘后方托住枕骨结节。下缘前方到胸骨柄，后方到胸 $_{2-3}$ 棘突，左右两侧到锁骨内 1/2。

3. 操作方法　颈部先穿衬里，围以毡垫。用宽10cm或7cm的石膏卷缠绕2～3层，使成锥形。在围领的前、后、左、右各放一短的6层石膏片。再用石膏卷缠绕1～2层。石膏硬固后修剪边缘，翻转衬里，并记好标记。

（十四）石膏床

1. 体位　仰卧式石膏床取俯卧位，俯卧式石膏床取仰卧位。

2. 固定范围　胸腰椎患者用仰卧式或俯卧式均可，仰卧式上方起于胸 $_{1-2}$ 棘突，下方到小腿中部；俯卧式上方起于胸骨柄，下方到小腿中部。颈椎或上胸椎患者只能用仰卧式，而且必须包括头、颈部。

3. 固定位置　脊柱尽量按正常生理曲线，两髋稍屈曲并适当外展，膝关节稍屈曲。

4. 操作方法　以仰卧式石膏床为例。患者俯卧，腰背部包括两下肢后方垫以衬里和毡子。骶骨下方至两大腿下方内侧开窗，以利排便。按下列部位预制6层石膏片：①由肩部到膝下2条；②横贯两后部1条；③横贯腰部1条；④横贯两小腿之间1条；⑤沿开窗四周4条。用宽15cm的石膏卷平铺4～5

层，制成石膏床的雏形。将上述石膏片循序放好。上面再平铺石膏绷带 4～5 层。硬固后修剪边缘，翻转衬里并写好标志。干燥后再让患者仰卧其上。

（李　军）

第二节　牵引技术

一、概述

（一）作用原理

牵引是利用力学作用与反作用的原理，缓解软组织的紧张和回缩，使骨折或脱位整复，预防和矫正畸形。牵引多施用于肢体或脊柱。分为固定牵引、平衡牵引和固定与平衡联合牵引。

1. 固定牵引　固定牵引是以支架（托马斯架）上端的铁圈抵触于骨盆的坐骨结节，作为牵引时反作用的支撑力。另一端用骨骼或皮肤牵引与上端的固定点呈拮抗作用，向下牵引患肢（图 3 - 5）。

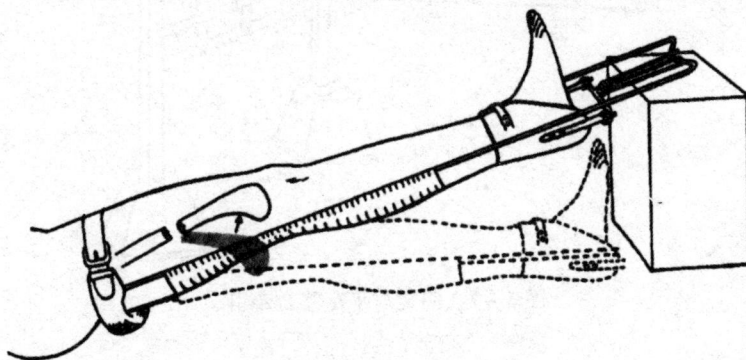

图 3 - 5　固定牵引

2. 平衡牵引　平衡牵引是以身体的重量与牵引的重量保持平衡，肢体的一端通过皮肤或骨骼牵引，悬于床脚的滑轮上；另一端系在抬高的床脚下，用患者体重作为对抗牵引，借以延展患肢，使骨折或关节脱位整复，牵引重量一般 5.0～7.5kg 即可平衡患者体重（图 3 - 6）。

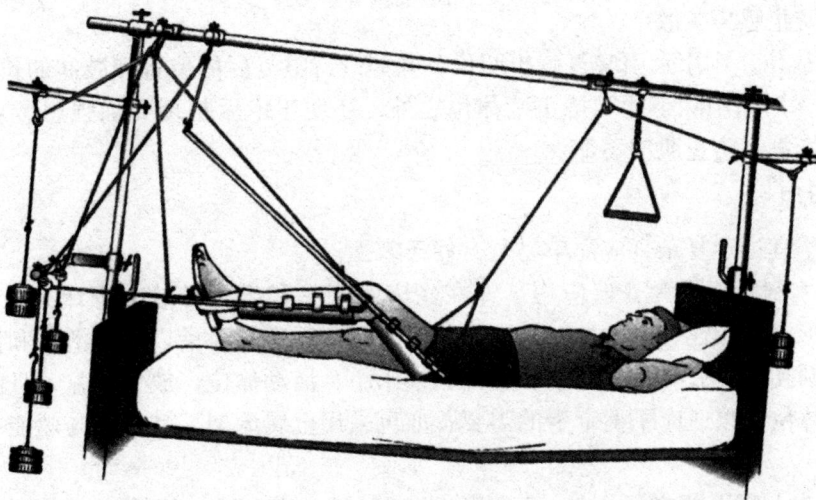

图 3 - 6　平衡牵引、抬高床脚，保持体重与牵引力量平衡

3. 固定与平衡联合牵引　固定与平衡联合牵引是联合以上两种方法，将患肢在皮肤或骨骼牵引下，应用支架（托马斯架或其他类型支架）固定，同时将床脚抬高，使肢体延长。此法既可免除牵引绳索

松弛和经常调整支架的缺点，又可以防止支架铁圈压迫皮肤引起并发症（图3-7）。

任何牵引方法，只能矫正骨折重叠移位，而不能纠正骨折侧方移位或成角畸形。故必须同时加用小夹板和纸垫，矫正侧方移位和成角畸形，并能加强骨折固定。以便在牵引下练习肢体活动，充分发挥肢体活动时所产生的内在动力，不但可以保持骨折对位，对原来骨折对位稍差的骨折，还可以自动地得到矫正。

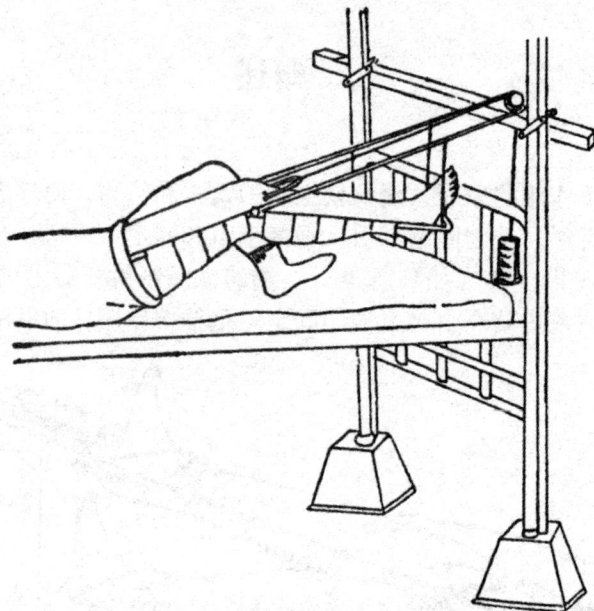

图3-7　固定与平衡联合牵引

（二）适应证

1. 急救搬运　应用牵引固定伤肢，可减少疼痛，防止休克，便于搬运转送。

2. 矫正挛缩畸形　利用牵引可以纠正因肌肉或关节囊挛缩所造成的非骨性屈曲畸形。

3. 术前准备　由于关节脱位或骨折后肢体短缩，应用牵引缓解肌肉回缩，为手术整复准备条件。

4. 防止感染扩散，减轻患肢疼痛　应用牵引固定感染、发炎的骨骼或关节。可以减轻疼痛、预防畸形，避免骨折，防止感染扩散。

5. 整复骨折和脱位　利用牵引整复骨折脱位，并能维持整复后的位置和肢体的长度。

6. 术后护理　术后牵引除了能维持正确体位之外，还便于术后护理和加强患肢功能锻炼，利于骨折愈合、关节功能恢复和防止肌肉萎缩。

（三）牵引用具

常用牵引工具不宜过于复杂，应简单易行，便于掌握。

1. 牵引床架　木制床架最为普遍应用。即在病床的床头和床脚各放木框床架，并以金属夹固定。两架之顶部有长方形木棍相连，架上悬以横木。患者可用双手牵拉，借以练习活动和使用便器。床上放以木板，中心带有圆孔，并放有分节褥垫，以便更换床单，活动体位，放置便盆，且能把患者放于头高足低或头低足高的体位，以适应平衡牵引的需要；亦可采用金属床架，其作用与效能和木制床架完全一致（图3-8）。

2. 床脚木垫　为上窄下宽方形木垫，高度分为10、15、20、30cm不等，底部为15cm×15cm，顶部为12cm×12cm。顶部中心挖以半圆形窝，可稳定床脚，以免滑脱。按不同情况适当选用。此木垫可垫高床脚，借身体的重量发挥平衡牵引的作用。

3. 牵引支架　应备有大小不等各种支架，如托马斯架（图3-9）和小腿附架，琼斯架（图3-10），勃郎-毕洛架（图3-11）。使用前先用外科带装备支架，用大别针或书夹固定，除非在不得已情况下方采用绷带代替外科带；亦可用小敷料巾代替外科带。

4. 牵引工具　包括滑轮、牵引线绳、绷带（弹性绷带和一般绷带）、分开板、大别针、书夹、胶布、头部牵引带、头颅牵引钳，大小型号四肢牵引弓、骨盆吊带、脊柱吊带、牵引重量（铁制砝码或铁沙袋分为 0.5 ~ 2.0kg）固定床架的金属夹、钉锤、老虎钳、钉子等。

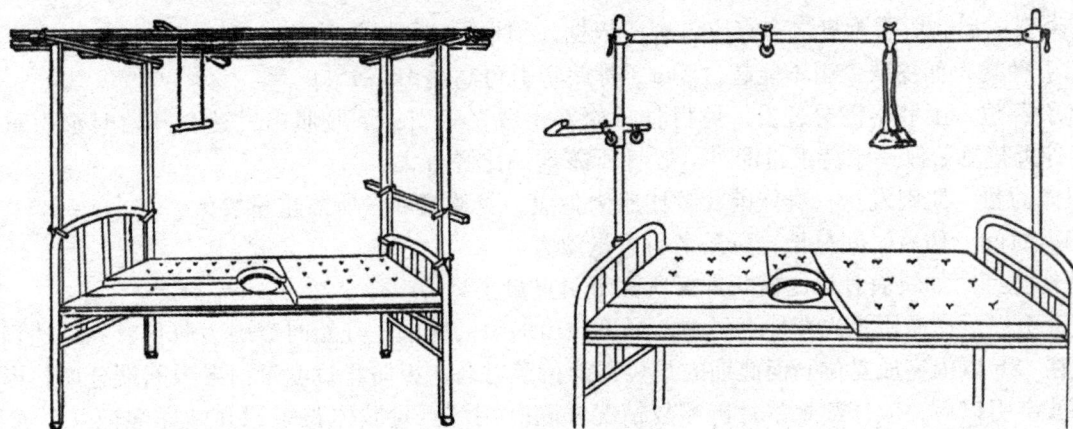

图 3 - 8　简易牵引床架

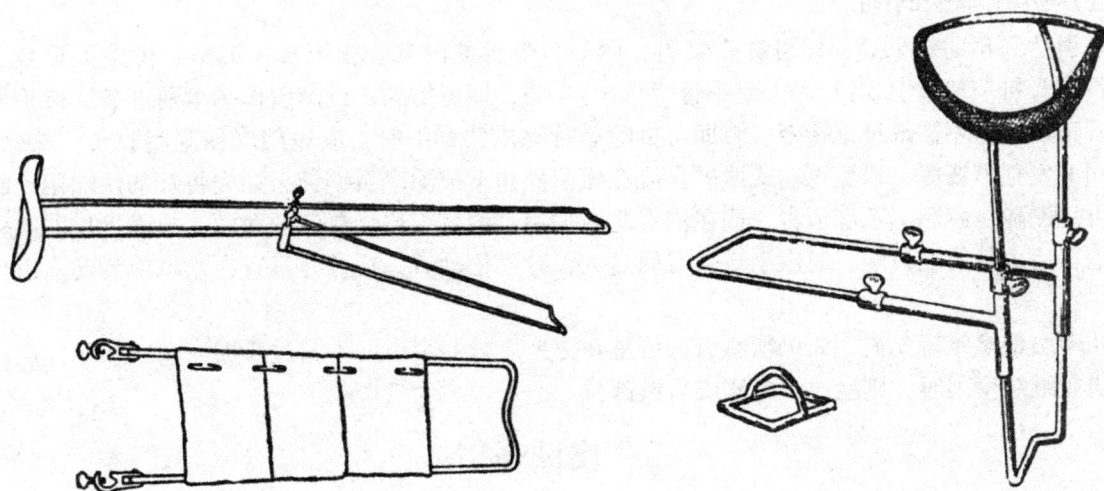

图 3 - 9　托马斯架和小腿附架

图 3 - 10　琼斯支架

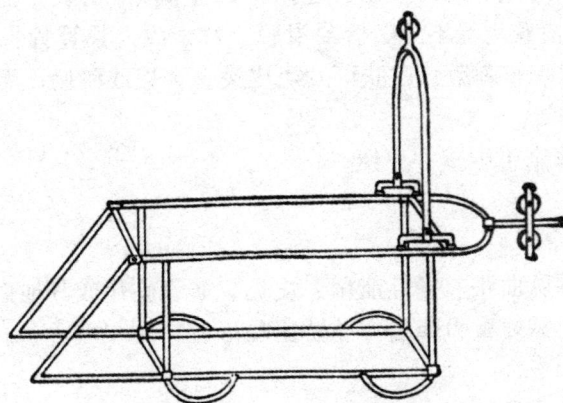

图 3 - 11　勃郎 - 毕洛支架

5. 固定用具　各种型号的小夹板（详见夹板制作及规格）、铁丝夹板、T 形夹板（木制和铝制）、三角形木制夹板、飞机架、腕背伸托等。

6. 石膏床　附牵引零件、石膏用具、各种类型的石膏卷带和各种衬垫。

上述各种器材，除应放手术室和石膏房备用外，大部分应集中有专人管理，并配一牵引器材车，将所有不需消毒的器材放入车内，以便随时推至病房使用。

（四）牵引重量

施行牵引以后，所需重量之多寡应该有所依据，须根据以下情况决定。

1. 牵引种类　如皮肤牵引不能超过 5kg，骨骼牵引可高达 10～15kg。

2. 牵引部位　上肢不需要过重，免得骨折处发生过度牵引；下肢肌肉发达，开始时牵引重量必须较大，待骨折整复后保持维持重量即可。股骨所需重量比胫骨大。

3. 肌肉力量　肌肉发达，身体健壮者比肌肉弛缓、身体衰弱者所需重量要大。

4. 伤后时间　伤后时间愈长，所需牵引重量愈大。

5. 创伤类型　如斜面骨折比横断骨折所需牵引重量小。

加放牵引以后，需用手先牵拉牵引弓，尽量拉出缩短的范围，开始时牵引力应足够大，达到骨折早期整复应在 48h 以内完成复位。但此期的重量不能持续过久，以防止过度牵引导致断端分离，影响骨折愈合。置放牵引以后，应仔细观察骨折整复情况，随时用尺测量肢体长短，并做详细记录，或用 X 线透视、拍片检查，骨折一旦整复应立即改用维持重量。

（五）拆除牵引时间

当牵引达到预期效果后，即可拆除牵引。例如，骨折部已有骨痂形成，不担心再发生重叠、移位时，股骨干骨折一般牵引 3～6 周，胫腓骨骨折 3～4 周，即可拆除；或牵引作为术前准备，待手术完成或畸形矫正后，对不需继续维持牵引者即可拆除。拆除皮肤牵引时，应先用汽油湿润胶布，徐徐撕下，切勿连同毛发猛烈撕脱，以免疼痛或溃破。应在无菌操作下拔除牵引钢针，如先将针的两端用乙醇清洗擦净，再用乙醇、碘酒、乙醇消毒，或在消毒之前加用乙醇灯火焰烧热针的两端，或靠近皮肤剪去外露钢针，消毒后再从另端拔除。对由于牵引时间过久，针已松动者，拔针时不宜在伤口内滑动，以免感染扩散。

皮肤牵引最多维持 3 周，如仍须牵引，可重新更换。骨骼牵引以不超过 8 周为宜。如穿针点已发生感染，仍须继续牵引时，则应改换方法或另换部位。

二、皮肤牵引

皮肤牵引是利用胶布贴于皮肤，牵引力直接着力于皮肤，间接牵开肌肉紧张，骨折重叠移位和关节脱位。因此，肢体损伤较小，痛苦不大，且无引起骨骼、关节因穿针发生感染、化脓的危险。但牵引重力量最多不超过 5kg，过重则皮肤承受不了，容易滑脱。对于成人长管骨骨折重叠移位较多，需重力牵引方能矫正者则不适用，且因胶布刺激，皮肤可发生皮炎、水疱或溃疡。牵引后肢体被胶布包裹，不便做关节功能锻炼、按摩或检查等。

1. 适应证　将在下面具体牵引中逐一介绍。

2. 禁忌证　如下所述。

（1）皮肤擦伤、裂伤者。

（2）血液循环受累，如静脉曲张、慢性溃疡、皮炎、血管硬化或其他血管病者。

（3）骨折严重移位重叠，需要重力牵引方能矫正畸形者。

3. 操作方法　如下所述。

（1）检查患者：检查患肢皮肤，如有破溃、皮炎等，禁忌皮肤牵引，以免发生化脓感染或皮肤坏死，甚至影响骨折愈合。

（2）患者准备：患肢必须用肥皂和清水冲洗擦干，用乙醚或乙醇擦去油泥；不需刮除毛发，它们可帮助粘紧牢固，不易滑脱。

（3）准备胶布：取质量较好的胶布，按肢体宽度和长度撕成胶布条。如骨折牵引，其长度应自骨折端至肢体远侧端平面下 10cm；关节牵引，则自关节平面下计算。对成人先撕成 5~7cm 宽的长条，然后将胶布的远端约全长 1/3 处向胶面折叠变窄，使折叠远端的宽度与分开板上的卡孔宽窄一致，以便穿入卡销，牵引胶布条粘面经过骨骼隆起处，如内外踝、桡、尺骨茎突。应以胶布内侧的衬布或纱布垫衬保护，以免压破皮肤，形成溃疡。以上做法比用胶布条直接贴于分开板上有利，因为牵引时间较久，胶布必自行滑脱，则会两侧长短不一，失去平衡。如采用卡销、别扣则可随时调整，使牵引力在两侧始终保持平衡。

（4）分开木板：此木板有分开胶布与肢体凸处，保持一定距离，以免压破皮肤，发生溃烂，并使肢体两侧胶布力量相等，发挥良好的牵引作用。分开板由厚 0.5~1.0cm 木板制成，宽度因肢体大小不同而异，板外面钉以两端带有卡销的皮带，并于板中心经过皮带钻圆孔，牵引绳可穿过此孔近端打结，以免滑脱，待胶布贴好后，将其窄端穿入分开板的皮带卡销上扣紧，使两侧力量均等，然后再行牵引。日后胶布如有滑脱，两侧力量失去平衡时，可松开一侧卡扣，调整两侧胶布长短适宜，继续牵引。

（5）贴放胶布：先在皮肤上涂抹安息香酸酊（亦有主张不用者，以免妨碍皮肤汗腺与皮脂腺管分泌物而发生皮炎），立刻将备好的胶布条粘贴于皮肤。如为骨折，其上端不应超过骨折平面，即胶布上端分叉处在粘贴时不可互相交叉或重叠，粘贴后用手指或绷带卷摩擦压匀，使无皱褶。其外侧禁用胶布条螺旋缠绕，以防止发生循环障碍或皮肤压迫性坏死、破裂等并发症。

（6）缠绕绷带：贴放胶布后立即用弹性绷带缠绕，如无此种绷带亦可用一般绷带适当均匀加压包裹。胶布近端应保留部分外露，以备观察有无滑脱。绷带下端不得超过关节，以免影响关节活动。如在下肢应保持在踝平面以上，如在前臂应保持在桡尺茎突平面以上，如在上臂应在肘窝平面以上。胶布经过骨凸处必须用纱布保护，以免压破皮肤。现有用成品牵引套牵引者，效果较好，并发症少。

（7）牵引加重：将贴好胶布的肢体放于用外科带装好的托马斯或勃郎 - 毕格架上，把牵引绳放于固定床架的滑轮上，1~2h 后逐渐加重牵引，以不超过 5kg 为宜。皮肤牵引一般可维持 3~4 周，如胶布失去牵引作用，可更换胶布继续牵引。

三、上肢肘伸位皮肤牵引

1. 适应证　肩胛骨关节盂或肩胛骨颈骨折，远端骨折块向内下方移位；肱骨外科颈骨折或肱骨干上、中 1/3 骨折，有移位者；肩关节周围纤维化，外展活动受限者；肩关节外科术后需要牵引固定者。

2. 牵引用具　上肢托马斯架、胶布、床旁牵引架，牵引棉线绳、分开板、带螺钉的金属滑轮、牵引重量（砝码或铁沙袋 2~5kg）、外科带、大别针或书夹、弹性绷带或一般绷带。

3. 操作方法　如下所述。

（1）常规备皮：用肥皂水洗刷，并用清水冲洗擦干，再用乙醚去其油泥，不剃毛发。

（2）仰卧，伤肢放于 90°外展位，前臂和手部完全放于旋后位。将备好的胶布条自骨折平面下沿上臂及前臂纵轴粘贴，但不能前后交叉或环绕肢体；骨骼隆起部，如桡骨或尺骨茎突需用纱布保护，以免受压。

（3）用弹性绷带或一般绷带沿肢体做螺旋形缠绕，使胶布固定稳固。

（4）用牵引绳自分开板中心圆孔（或支架）穿过，并在近端打结，防止滑脱。然后把贴好的胶布两端固定于分开板皮带的卡销上，使两侧长短一致，力量相等，并使分开板与手指尖端保持一定距离，不影响手指伸屈活动。

（5）将患肢放于有外科带装置的上肢托马斯架上，架上圈的后侧及相当于腋部受力点应用棉垫保护，与腋部皮肤隔离，以免引起压疮。支架远端固定于床旁支架上，将牵引绳的外端穿过滑轮，牵引重力 2kg。

四、上肢肘屈位皮肤牵引

1. 适应证　肩胛骨关节盂骨折，折块向内下方移位；肱骨外科颈骨折或肱骨干上、中 1/3 部骨折。

2. 操作方法　如下所述。

（1）备皮方法同上肢肘伸位牵引。

（2）仰卧位，伤肢外展90°，肘关节屈曲90°，前臂旋后位。将备好两份胶布条，一份自骨折平面下沿上臂纵轴的内及外侧粘贴，另一份沿前臂纵轴之掌及背侧粘贴。均用弹性绷带或一般绷带缠绕固定。

（3）将牵引绳两根分别穿入两个分开板的中央孔，在绳的近端打结，防止滑脱。然后把粘好的胶布分别固定于分开板皮带的卡销上，使两侧长短相等，力量一致，前臂牵引板应以不影响手指屈伸为宜。

（4）患肢放在配装外科带的上肢托马斯架内，并用棉垫垫好支架铁圈，防止压破皮肤。远端固定于床旁支架上，将牵引绳放于滑轮上，牵引重力2kg。同时，肘关节屈曲90°位悬吊于床架的滑轮上，牵引重力1kg。

五、下肢皮肤牵引

1. 适应证　髋关节中心性脱位；股骨颈骨折术前或术后牵引，以减轻肌肉紧张、痉挛和疼痛；股骨粗隆间骨折牵引整复固定或术后牵引固定；股骨干骨折牵引整复固定或术后牵引固定；纠正肌肉痉挛、坐骨神经痛或因其他病理改变所致的疼痛。

2. 操作方法　如下所述。

（1）常规备皮，不剃毛发。

（2）仰卧位。助手牵引患肢，将备好的胶布自骨折平面下沿下肢纵轴粘贴，但不能交叉或环绕肢体。在贴胶布之前用纱布或棉垫在骨凸部，如腓骨头、髌骨和内外踝加以保护，以免压迫坏死。

（3）用弹性绷带或一般绷带自踝上开始缠绕，绝不能自足背开始，以免牵引胶布向下滑动引起压疮。绷带要有适当压力，但不能太紧，缠绕至胶布近端平面以下为止。

（4）将牵引绳自分开板中心圆孔穿出，并在近端打结，防止滑脱。然后把胶布远端固定于分开板的卡销上，使两侧长短一致，力量均等，分开板放于足底部，准备牵引。

（5）患肢放于具有外科带的托马斯架上，并用棉垫垫好铁圈，防止压破皮肤。支架的远端固定于牵引床架上或实施平衡牵引，以牵引绳绕过滑轮，牵引重力4~5kg。

六、小儿下肢悬吊式皮肤牵引

1. 适应证　4岁以下小儿股骨干骨折。

2. 牵引用具　小儿下肢悬吊牵引架、胶布、弹性绷带或一般绷带、滑轮、牵引绳、砝码或小沙袋。

3. 操作方法　如下所述。

（1）常规备皮，准备两侧下肢。

（2）仰卧位，助手将患肢持稳，先在下肢皮肤上涂抹安息香酸酊，然后将备好的胶布条自骨折平面下沿纵轴粘贴，同样用纱布保护骨凸部，防止压疮。

（3）用弹性绷带或一般绷带自踝上开始适当加压缠绕，缠至胶布近端平面下为止。

（4）在胶布远端放分开板和牵引绳，准备牵引。

（5）同样胶布放于健侧下肢。

（6）患儿放于牵引架平板上，两髋屈曲90°，两下肢垂直，牵引绳经过床架上的滑车，加重悬吊两下肢，以臀部恰好离开床面最为适宜。向家属说明注意事项，携带牵引架回家继续牵引。

4. 注意事项　双下肢悬吊式牵引法，治疗4岁以下小儿股骨干骨折，是为最理想而有效的措施。牵引重量以保持臀部刚离开床垫为宜，只留肩与背部与床垫接触，重力过大，患儿不适，重量不足则牵引无效。悬吊双侧下肢可控制患儿于仰卧位，以免翻身时使骨折扭转移位。

牵引后应仔细观察患肢血供，绷带下端应始终保持在踝平面以上，以免压迫足背或跟腱处引起皮肤坏死。每天应按需要调整牵引及绷带的松紧度。经过度牵引后骨折端往往仍有重叠移位，但因患儿自身对骨折端畸形有重新塑形功能，6～9个月后其断端可自行修整，甚至在X线片上看不出骨折的痕迹。为了加大骨折牵引重量，有的主张用宽带固定腹部及骨盆，但能引起患儿消化不良及其他不适，现已不用。

须注意采用长绳将牵引重量引至足下端，以免脱落砸伤患儿。牵引一般保持21～25d，骨折即可坚强愈合。

七、Russel 牵引

1. 适应证　髋关节中心型脱位、股骨颈骨折、股骨粗隆间骨折、股骨干骨折、髋关节脱位手术前准备、骨盆骨折。

2. 操作方法　采用胶布牵引，同时用布带悬吊肢体，牵引绳经过两个滑轮，使牵引合力与股骨纵轴必须一致。不用托马斯架装置，简单易行。牵引重力如为5kg，其合力则10kg；小孩2kg，14岁以下儿童3kg，成人4kg。

八、骨牵引

骨牵引又名称直接牵引，应用范围较广。由于牵引力直接加于骨骼，阻力较小，收效较大，可缓解肌肉紧张，纠正骨折重叠或关节脱位等畸形。牵引后便于检查患肢。牵引力可适当加大，不致引起皮肤水疱、压疮等，且便于护理患者。在保持骨折不移位的情况下，配合小夹板固定，可以加强肢体功能锻炼，充分发挥运动与固定相结合，能有效防止关节强直、肌肉萎缩、促进骨折愈合的功能。

1. 适应证　肌力强大的青壮年不稳定性骨折、穿破性骨折，肢体明显肿胀、下肢静脉曲张等周围血管疾病、颈椎骨折脱位等患者。

2. 牵引用具　除上述各项之外，尚需准备局部麻醉和切开手术用具，穿针用具，如手摇钻附套克氏针支架、手钻、钉锤。下面重点介绍牵引针和牵引弓。

（1）骨圆针：为较粗不锈钢针，直径6～8mm，长12～18mm，针体为圆形，尖端为三角形，尾端为三角立柱状，可套于手摇钻或手钻的钻头部，以便钻入或插入骨骼。针体较粗，不易折断，不易滑动，感染机会少，承受重量大，维持时间长。但只适用于下肢，对于骨松质，如跟骨较为适宜；上肢因不需过大重量牵引，克氏针即可解决问题。如在胫骨使用骨圆针时，必须用手钻钻入，禁用钉锤敲打，以免劈裂骨皮质。

（2）克氏针：较细的不锈钢针，直径1～2mm，针体为圆形，尖端如剑锋，尾端为三角立柱状，可卡入手摇钻头上，以便钻入骨骼。对骨质刺激与损伤较小，除非针在骨骼内来回滑动，很少有发生化脓感染。适用于上肢掌骨、鹰嘴突，股骨下端或胫骨上端，但须用特制的牵引弓将针的两端拉紧，增加其紧张力，以承受牵引重量，直径1mm克氏针可承受10kg以下的力，2mm者可承受10～15kg的力，故时间长、重力大的牵引容易拉豁骨骼。

（3）颅骨牵引钳：为特制的颅骨牵引器，形状如冰钳，弓的两端有短钉可以拉住颅骨外板，尾部有螺丝钮，可调节松紧度，以便卡紧颅骨外板，以免加重后滑脱。

（4）蹄铁形牵引弓：常用克氏针牵引弓，可卡住针的两端将针拉紧，以增加牵引力量。还有粗钢丝制成的简便牵引弓，弓两端有圆圈，以便套住针端牵引，适用于骨圆针牵引胫骨结节或跟骨，亦适用于克氏针牵引手指或足趾。

3. 穿针点　多在骨骼的一端骨质坚强部位进针。穿刺时防止进入关节腔，注意切勿损伤血管、神经，对于小儿勿损伤骨骺。

骨圆针适用于骨质疏松部位，如跟骨；克氏针适用于骨质较坚硬的部位，如尺骨鹰嘴，尺、桡骨远端、第2～4掌骨和指骨远节、股骨下端、胫骨结节、跟骨和趾骨远节，按所需牵引选择应用（表3-2）。

表 3-2 常用牵引部位和牵引重量

牵引针	穿针点	入针方向与标志	牵引目的	重量（成人）
颅骨钳	颅骨顶部	两外耳道连线与两眉弓外缘向顶部所画线交点处	颈椎骨折脱位、颈椎病或痉挛性斜颈	开始重量7~15kg 维持重量4~5kg
克氏针螺丝钩布巾钳	尺骨鹰嘴突	由鹰嘴尖端向远侧1.5横指处与距皮缘1cm画线交点处、由内向外，防止损伤尺神经	肱骨骨折，固定不稳的肱骨髁上骨折或局部明显肿胀和肱骨髁间骨折	开始重量2~3kg 维持重量1~2kg
克氏针	尺、桡骨远端	桡骨茎突上3.5cm处	尺、桡骨干骨折和肘关节损伤或疾病	开始重量2~3kg 维持重量1~2kg
克氏针	第2~4掌骨	横贯第2、3或2~4掌骨干由桡向尺侧穿针	前臂双骨折、桡骨远端骨折、腕关节疾病	开始重量2~3kg 维持重量1~2kg
克氏针	指骨	指骨远节基底远侧	掌骨、指骨不稳定性骨折和掌指关节损伤与指间关节损伤	用手套橡皮圈
克氏针冰钳	股骨下端	髌骨上缘2cm处或内收肌结节上两横指处由内向外，防止损伤血管。如用冰钳以内外髁中心为标志	股骨骨折髋关节脱位、感染	开始重量7~8kg 维持重量3~5kg
克氏针骨圆针	胫骨结节	胫骨结节向后一横指则1.25cm处在其平面下部由外向内，避免损伤腓总神经	股骨骨折，膝关节内骨折和髋关节脱位或疾病	开始重量7~8kg 维持重量2~5kg
克氏针骨圆针	跟骨	外踝顶点下2cm再向后2cm垂直线的顶点处，或内踝顶点下3cm垂直线顶点处，或自外踝顶点沿跟骨纵轴2横指	胫骨骨折、踝关节骨折脱位等	开始重量4~6kg 维持重量2~3kg
克氏针	第2~4跖骨	横贯第1~3跖骨	跗跖关节脱位	开始重量2~3kg 维持重量1~2kg
克氏针	趾骨	趾骨远节	跗骨、趾骨	用手套边缘皮圈

4. 操作方法 如下所述。

（1）常规备皮，剃去毛发，用2.5%碘酒和75%乙醇消毒皮肤，再用消毒巾遮盖。

（2）1%普鲁卡因（需做过敏试验）或利多卡因局部麻醉。针尖深达骨膜，用手向上拉紧皮肤，以免牵引肢体伸长时皮肤牵拉过紧。

（3）以牵引针直接穿破皮肤，直达骨膜，此时术者瞄准牵引针的方向，除特殊部位外，一般要求牵引针与骨干长轴垂直，与关节面平行。把持稳妥手钻，不能左右或上下摇摆，然后徐徐旋转摇把，使针逐渐穿过骨皮质，至对侧时将皮肤同样向上拉紧。

（4）注射局麻深达骨膜，继续向外穿针，待针顶起皮肤时，用手指压迫皮肤，使针尖直接穿破皮肤，以达到针与皮之间完全密封，防止出血、渗液引起感染。

（5）穿针后用乙醇纱布和纱布垫保护两侧钢针伤口，胶布条固定。最后放牵引弓，固定钢针两端，旋转牵引弓后侧的螺丝，使钢针拉紧。置患肢于牵引架上，按患者体重、肌肉力量和骨折类型等，确定牵引重力。

5. 注意事项 如下所述。

（1）牵引钳的螺帽应当拧紧，以免滑脱。

（2）颈椎骨折脱位快速加重整复时，必须床旁摄影观察整复情况，一旦复位立即改用维持重量牵引。

（3）调整床位高低，注意牵引方向和角度。

（4）密切观察患者全身情况，加强护理，防止压疮。

（5）对关节突间关节跳跃交锁者，先应稍屈曲牵引，待交锁的关节突牵开后，改为后伸牵引，跳跃即可解脱；若开始就采用后伸位牵引，则交锁必更牢固，反而不易解脱。

九、头部牵引

（一）头部吊带牵引

1. 适应证　颈椎骨折脱位移位不多、颈椎综合征或痉挛性斜颈。至于需要更大重力牵引者应采用骨骼牵引。

2. 操作方法　简便易行，不需特殊装置，用两个布带按适当角度连在一起，一带护住下颌，一带牵拉枕后，利用两带的合力牵引（图3－12，图3－13）。

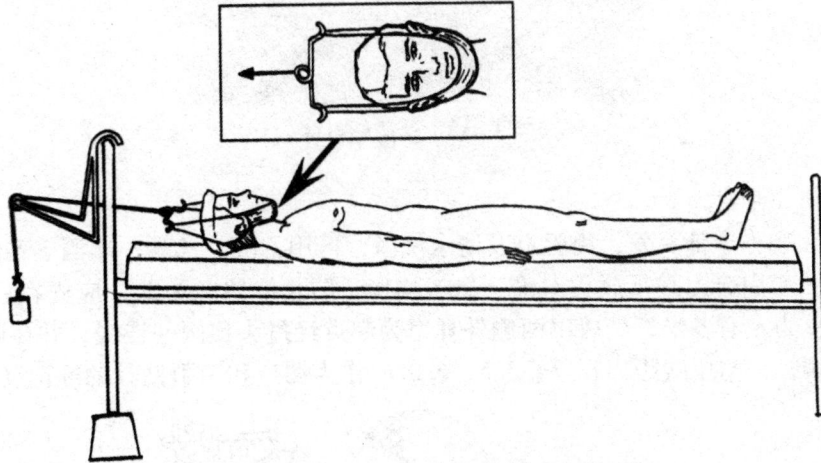

图3－12　卧位头部吊带牵引

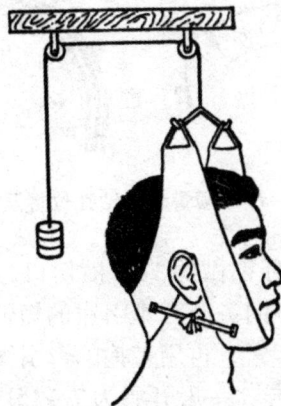

图3－13　坐位头部吊带牵引

3. 注意事项　牵引重力不能超过3kg，否则下颌活动受限，影响张口，妨碍饮食，甚至滑脱至下颌部压迫颈部大血管或气管，引起脑缺血，甚至窒息；如唾液分泌较多，布带潮湿，还可引起皮肤糜烂、感染，甚至颌部及枕部形成压疮；男性患者需经常剃洗，尤为不便。

（二）颅骨牵引

为骨科创伤常用的牵引方法，如牵引钳安置得当不但不易滑脱，且能防止颌部或枕部发生压疮，牵引重力可加至7～15kg。

1. 适应证　颈椎骨折脱位，尤其移位较多，需要牵引复位者，必须采用此种重力较大的牵引方法。

2. 牵引用具　包括Crutchfield发明的颅骨牵引钳或头颅环（图3－14），特制手摇钻头仅能钻通颅骨外板，手术尖刀、消毒巾、手套、缝线、镊子、血管钳，均需消毒。

3. 麻醉　采用1%普鲁卡因（需做过敏试验）或利多卡因施行头皮局部浸润麻醉，浸润范围在2～3cm，深达骨膜。

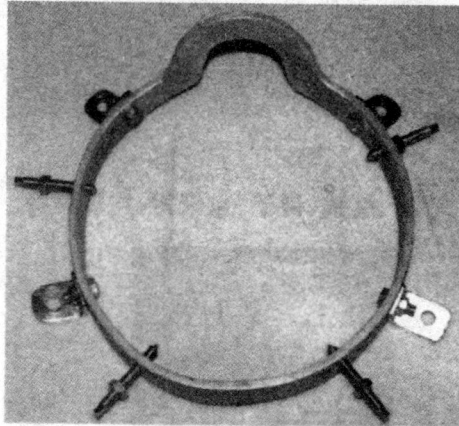

图 3－14　头颅牵引环

4. 操作方法　如下所述。

（1）常规备皮：刺去全部头发，用肥皂及清水洗净，再用乙醇、乙醚、碘酒、乙醇备皮。

（2）标记定位：牵引合力必须放正对准，保持均衡，防止滑脱。为此，应先在患者头顶正中画前后矢状线，从颅顶分为左右各半，然后以两侧外耳道为起点经过头顶画一连线，并在此线对准两侧眉弓外缘画一标记，使两标记与中线距离相等，3.5～6.0cm作为切口和牵引钻骨的标记（图3－15）。

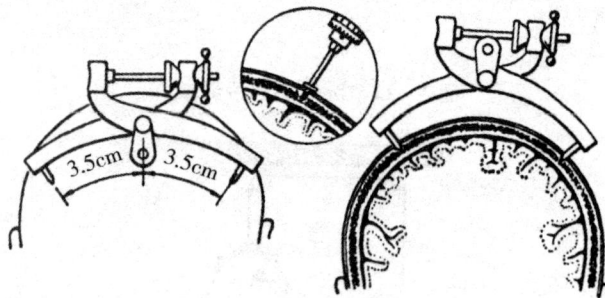

图 3－15　颅骨牵引钻孔位置及深度

（3）手术步骤：在顶部两侧标记处分别做约1cm横切口，深达颅骨，然后以骨钻钻入颅骨外板。钻孔前，先将牵引弓放于钻孔部，钻孔方向务必与牵引钳的短钉方向一致，使短钉直接嵌入顶骨外板的钻孔内，旋转后部的螺丝帽，使颅骨钳卡紧，再用带钩的牵引绳挂在牵引钳尾部的孔内，通过滑轮加重牵引（图3－16）。牵引重力因人因病而异，一般开始为7～15kg，维持重力为2～3kg。

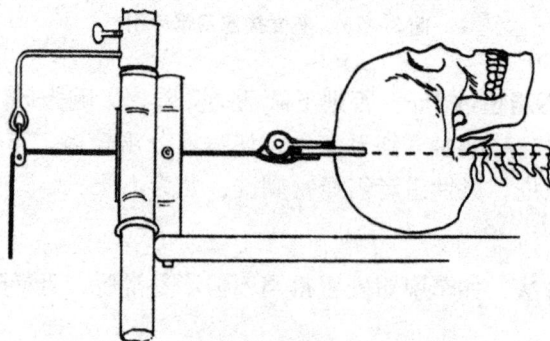

图 3－16　颅骨牵引

5. 注意事项　牵引初期注意调节颅骨钳的压力，防止自颅骨滑脱。颈椎骨折脱位应快速牵引复位，每 1~2h 拍摄颈椎正、侧位 X 线片，以了解复位情况。复位后立即减轻牵引重量，改为维持重量。

十、上肢骨牵引

（一）尺骨鹰嘴牵引

1. 适应证　如下所述。

（1）单纯尺骨鹰嘴牵引：适用于肱骨穿破性骨折严重移位，肱骨髁上骨折局部明显肿胀不能进行手法复位时，和严重移位的肱骨髁间骨折。

（2）尺骨鹰嘴与掌骨联合牵引：适用于前臂双骨折并发肱骨干骨折或前臂与肱骨穿破性骨折时。

2. 牵引用具　托马斯架、牵引床架、克氏针（或大号布巾钳、不锈钢螺丝钩）手摇钻、牵引弓、胶布、牵引绳、砝码、砝码托、消毒巾、大别针。

3. 体位　仰卧位。

4. 麻醉　臂丛麻醉或局麻。

5. 操作方法　如下所述。

（1）常规备皮：肥皂洗刷，净水冲洗，用乙醇、碘酒、乙醇依次备皮。

（2）手法整复夹板固定：特别是肱骨髁间骨折，应先在臂丛麻醉下手法整复，夹板固定，使肱骨下端骨折稳定，然后再穿克氏针牵引。

（3）皮肤或掌骨牵引：为了肘关节保持屈曲 90°位，前臂贴胶布行皮肤牵引，或用布带悬吊前臂。如上臂和前臂同时骨折可考虑加用克氏针横贯第 2~4 掌骨牵引法。

（4）穿针步骤：患肩外展至 90°。助手持握患肢手腕，术者立于患肢尺侧，自尺骨鹰嘴尖端向远侧 1.5 横指处和距背侧皮缘约 1.0cm 画线交点处，施行 1%~2% 普鲁卡因局部浸润麻醉或臂丛阻滞麻醉。从尺侧进针，先用克氏针刺入皮肤，顶住鹰嘴，注意切勿损伤尺神经。然后徐徐旋转手摇钻，待针穿过鹰嘴时患者感觉疼痛，此时于出针处再行局麻，用手指压迫针尖，使针穿破皮肤，继续旋转手钻，至适合牵引弓长度为止。亦可采用大号布巾钳子夹住鹰嘴代替克氏针。

（5）牵引重力：将患肢放于装好外科带的托马斯架上，屈肘 90°。牵引重力 1~2kg。前臂在皮肤牵引下悬吊加重 0.5kg 或使肘关节屈曲 90°，用布带吊起前臂。

（二）手指牵引

1. 适应证　拇指掌骨或其他 4 指掌骨，或近节指骨不稳定性骨折；通过手法整复夹板固定，骨折仍不稳定时改用骨牵引法。

2. 体位　坐位或卧位。

3. 麻醉　臂丛或局部麻醉。

4. 操作方法　如下所述。

（1）穿针方法：自手指远节一侧用细克氏针刺破皮肤，抵触远节的一侧骨骼，用手钻徐徐钻入，自对侧皮肤穿出，剪短克氏针，两端保留适当长度备牵引用。

（2）拇指牵引法：先行拇指掌骨或指骨骨折手法整复，用管形石膏将前臂手腕和拇指腕掌关节固定于对掌功能位。然后用 U 形粗铁丝圈固定于拇指管形石膏的两侧，待石膏干固后用钢丝牵引弓拉住穿过拇指远节的克氏针，用手套边橡皮圈的一端系于牵引弓，另一端系于 U 形铁丝圈上进行牵引。

（3）其他 4 指牵引法：先用棉垫保护手腕及前臂，再将 T 形铝制夹板用石膏绷带固定于前臂腕部掌侧，保持腕关节、掌指关节功能位。在前臂管形石膏的掌侧放一铁丝钩。待石膏干固后，用钢丝牵引弓拉住克氏针，以手套边橡皮圈的一端套于牵引弓上，另一端挂于前臂的铁丝钩上，并以撑木撑起橡皮圈，保持适度的牵引力。

5. 注意事项　如下所述。

（1）对其他 4 指牵引时放于屈曲位，指端应对准腕舟骨结节。

（2）牵引力量大小适宜。

（3）拇指腕掌关节必须放于对掌功能位。

十一、下肢骨牵引

下肢牵引应用范围较广。由于下肢肌肉发达，必须用骨牵引方能矫正骨折移位畸形。除小儿或其他特殊情况采用皮肤牵引外，成人多采用骨牵引。常用牵引方法如下：

（一）股骨下端牵引

1. 适应证　成人股骨骨折、骨盆骨折并发骶髂关节脱位。

2. 体位　仰卧位。

3. 麻醉　局麻或腰麻。

4. 操作方法　如下所述。

（1）常规备皮。

（2）穿针方法：患侧膝后放扁枕两个。术者立于患肢对侧，以髌骨上缘2cm处或内收肌结节上两横指处作为穿针点，先向上拉紧皮肤，用克氏针穿入皮肤，顶住股骨内髁上部，注意保护血管，然后徐徐旋转手摇钻，待穿过对侧骨皮质，感觉疼痛时，同样向上拉紧皮肤施行局麻，用手指压迫针尖周围，刺破皮肤，继续旋转手钻向外推出。然后剪除过长的针端，放置牵引弓。用橡皮塞套于针的两端，以免刺伤健肢皮肤。

（3）牵引重力：患肢放于带有小腿附架的托马斯架或勃郎－毕洛架上，用外科带装配于架上托住大腿及小腿后部，膝关节适当屈曲位。然后放置牵引弓及牵引绳，加重量3～5kg牵引，待骨折整复后改换维持重量3～5kg。

5. 注意事项　如下所述。

（1）穿针自内向外，勿损伤血管。

（2）穿针勿经过关节腔，防止继发感染。

（3）防止过度牵引；拍片检查，待骨折整复后立即改换维持重量。

（4）每天用乙醇湿润两侧保护针眼的纱布1～2次，以免穿针滑动引起感染。

（5）骨骺未闭的儿童不宜选用。

（二）胫骨结节牵引

1. 适应证　成人股骨骨折。

2. 体位　仰卧位。

3. 麻醉　局麻或腰麻。

4. 操作方法　如下所述。

（1）常规备皮。

（2）穿针方法：患肢用枕头垫起。术者立于患侧，胫骨结节后1横指处，即1.25cm处，在其平面稍下部作为穿针点。然后用手钻将克氏针或骨圆针由外向内穿出，避免损伤腓总神经，待针至对侧皮下再用局麻，压迫针尖穿出皮肤，继续旋转手钻将针向对侧推出，剪除多余部分至两侧长度适宜。最后放牵引弓，置患肢于勃郎－毕洛架或带有小腿附架的托马斯架上，膝适当屈曲位。通过牵引弓和牵引绳加重7～8kg牵引（成人体重的1/8～1/7），待骨折整复后改换维持重量3～5kg。

（3）手法整复夹板固定：在未装牵引重量之前手法整复，并用小夹板固定。

5. 注意事项　如下所述。

（1）如用骨圆针牵引，需用手钻穿针，禁用钉锤敲打，以免劈裂骨质。

（2）由外向内穿针，以免损伤腓神经。

（3）预防骨折端过度牵引，抓紧拍片检查。

（4）每天用乙醇湿润保护两侧针眼的纱布1～2次，预防穿针点感染。

（5）骨骺未闭的儿童不宜选用。

（三）跟骨牵引

1. 适应证　小腿穿破骨折、小腿不稳定性骨折、胫骨平台骨折，有时亦可用于跟骨骨折。
2. 体位　仰卧位。
3. 麻醉　局麻或腰麻。
4. 操作方法　如下所述。

（1）常规备皮：必须彻底洗刷充分消毒，先用肥皂水和清水刷洗，再用乙醇、碘酒和乙醇依次消毒。

（2）穿针方法：将双枕垫于小腿后侧，保持膝关节屈曲45°。自跟骨内侧相当于内踝顶点下 3cm 处，再向后画 3cm 长的垂直线，其顶点即穿针点，或外踝顶点下 2cm 再向后 2cm 的垂直线的顶点处。注意穿针方向：胫腓骨干骨折时，针与踝关节面略倾斜15°，即针的内侧进入处低，外侧出口处高，有利于恢复胫骨正常生理曲线。穿针时最好用手钻旋转穿入。骨圆针比克氏针固定稳妥，不易发生穿针左右滑动或跟骨拉豁。除非牵引重量不大或青少年患者，否则不考虑用克氏针牵引。穿针时助手应将患足把持稳定，以免入针不正。穿针至对侧时应再局麻，然后刺破皮肤，继续旋转手钻向对侧推出，使两侧针的长度与牵引弓的宽度一致，多余部分剪除。最后消毒，纱布遮盖保护针口。

（3）手法整复夹板固定：如为闭合胫腓骨骨折，需在助手牵引下手法整复，加放纸垫和夹板固定。

（4）牵引重力：患肢放于勃郎－毕洛架上，牵引绳挂在牵引弓上，经过滑轮加重 4～6kg 牵引，待复位后改换维持重量 2～3kg。

5. 注意事项　如下所述。

（1）由内向外穿针，防止损伤胫后神经。

（2）用手摇钻穿针比用钉锤敲打震荡小，并能避免骨折部疼痛。

（3）确保穿针经过跟骨，不能穿入距跟关节和跟骨下部。穿针后，如针不向左右活动，说明针已经过跟骨。

十二、骨盆悬吊牵引

1. 适应证　对位比较好的耻骨骨折、髂骨翼骨折折块向外移位、耻骨联合处分离、严重的骶髂关节分离。
2. 牵引用具　骨盆牵引带、悬吊木棍、牵引床架、牵引绳、滑轮、拉手横木棍。
3. 体位　仰卧位。
4. 麻醉　硬膜外麻醉。
5. 操作方法　骨盆牵引带放于腰及臀后部，带的两端各穿一横木棍，绳索系于棍的两端，悬吊于床架上，用铁蹄制 S 形钩挂于两侧牵引绳上，以便加强骨盆两侧的压力，稳定骨折，减少疼痛，且便于护理，感觉舒适。对髋关节中心型脱位者需行经股骨牵引。

（杨瑞甫）

第三节　骨膜剥离技术

　　骨膜属结缔组织，包绕着骨干，来源于中胚层，大多数管状骨包括肋骨都有骨膜，肌肉通过骨膜附着于骨干上。骨科手术基本上都在骨面上进行，只有剥离骨面上附着的骨膜才能显露出需要实施手术的部位，因而骨膜剥离是骨科手术中常用的操作方法，但针对不同的手术目的，对术中骨膜剥离方法的要求不尽相同。

一、游离骨膜移植时骨膜的剥离和切取

　　骨膜生发层的间充质细胞（骨原细胞）既可分化为软骨细胞形成软骨，也可分化为骨细胞成骨，并具有终生分化的潜能。早在 1930 年，Ham 就从理论上提出，胚胎时期骨膜的生发层细胞具有依据存在环境变化分化为软骨细胞和骨细胞的可能，而成年组织中这种细胞也具有未分化间叶细胞的潜能，但

无实验证实。Fell 的实验表明，在鸡胚胎发育过程中，从软骨膜衍化而来的骨膜能够生成软骨，研究亦表明骨膜生发层的骨原细胞在低氧环境下可分化为软骨细胞。骨膜被移植到关节腔后，在低氧环境和滑液的营养及局部应力的作用下，原处于静止状态的细胞可迅速增殖分化为软骨母细胞，后者分泌细胞间质并被包埋而变为软骨细胞，最终成为软骨组织。骨膜生发层细胞是骨膜再生软骨的主要成分，单位面积上骨膜生发层细胞的数量及其活性是决定新生软骨厚度的基础，在同一环境下，单位面积上的骨膜生发层细胞多、活性高，则新生软骨厚；反之，则较薄。骨膜成软骨与否，除理化因素和骨膜固定技术外，首先取决于骨膜剥离技术，仔细的锐性剥离，可使骨膜生发层细胞残留在骨面上的数量减少，骨膜上的生发层细胞数增多，有利于骨膜的成软骨。

二、骨折患者的骨膜剥离

影响骨折愈合最主要的因素是局部血运和骨膜的完整性，骨膜完整可以限制骨折端血肿向周围软组织内扩散，促进血肿的机化和软骨内成骨，有利于膜内成骨的进行。骨膜剥离损伤了骨膜动脉，骨膜动脉在长骨中的供血量小，损伤后骨的其他动脉可很快扩张代偿，短期内通常即可恢复正常的血流量；同时骨膜组织很快增生，有大量血管从周围组织长入，也增加了骨的血流量。虽然骨膜对长骨的血供影响不大，随着时间的推移，长骨的血供可恢复至正常状态，但血供恢复时间越长，对骨组织修复越不利，因而在手术操作中我们应尽量减少操作带来的损伤。在骨折的治疗中，应注意根据受力方向和 X 线片尽量在骨膜破坏侧剥离及放置钢板，保证对侧骨膜的完整性，这样将有利于骨折的愈合，促进患者的恢复。

三、常用的骨膜剥离方法

在具体的手术操作过程中，剥离骨膜时应使骨膜剥离器向骨间膜或肌纤维与其附着的骨干成锐角方向剥离、推进，否则易于进入肌纤维或骨间膜纤维中，造成出血和对组织的损伤（图 3 – 17）。在剥离肋骨骨膜时，应根据肋间肌的附着特点，先在肋骨上剥离骨膜，由后向前剥离肋骨上缘，由前向后剥离肋骨下缘，即采用上顺下逆的方法（图 3 – 18），否则可能损伤胸膜而导致气胸。剥离脊柱的肌肉时应自下往上，顺着肌肉的附着点紧贴骨面进行剥离，如此可减少术中的出血（图 3 – 19）。骨干部位应顺骨干纵行切开骨膜，在骨端或近关节处，为防止骨膜进入关节和骨骺板，可将其做 I 形或 Z 形切开，如此既可缩短纵行切开的长度，又可保证术中有足够的显露宽度。

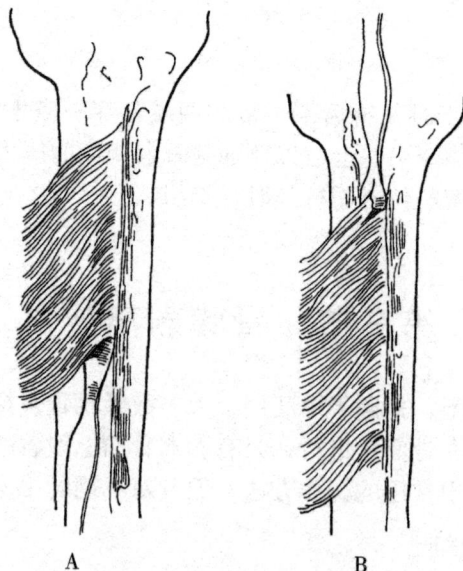

图 3 –17 骨膜剥离技术

A. 骨膜剥离器向骨间膜或肌纤维与附着的骨干成锐角方向剥离；B. 如向钝角方向剥离，则剥离器易于离开骨干而进入肌纤维或骨间膜纤维之中

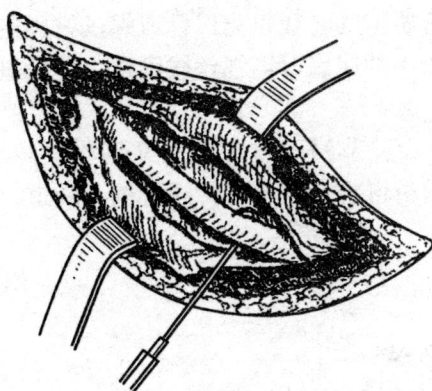

图 3 – 18　肋骨骨膜的剥离方法（箭头）

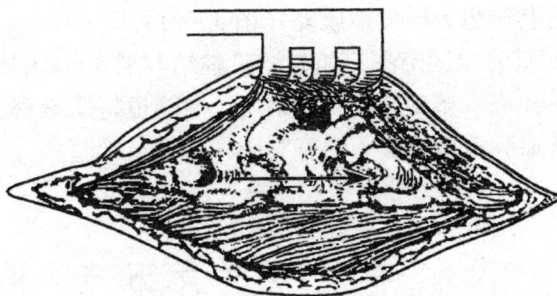

图 3 – 19　竖脊肌的剥离显露方法（箭头）

（杨瑞甫）

第四节　肌腱固定技术

肌腱外科中有许多手术涉及肌腱的固定，肌腱牢固固定后患者可早期活动，有利于患者的功能恢复，肌腱的确切固定是取得满意疗效的关键。下面简要介绍一下几种常用的肌腱固定于骨面的方法。

（1）为使肌腱与骨面有效地愈合，肌腱固定于骨面时，首先应将与肌腱接触的骨面凿成粗糙面，再于固定骨上钻孔，将缝线穿过骨孔并抽紧，将肌腱有效地固定于骨的表面。对于细长的肌腱或筋膜条，可将肌腱、筋膜条穿过骨隧道，肌腱和筋膜条穿出骨隧道后，拉紧使肌腱断端对接、重叠缝合。

（2）不锈钢丝拉出缝合法：适用于跟腱、跖骨、指骨的肌腱固定，在骨面上开一骨槽，将穿好钢丝的肌腱近端置入骨槽，再将钢丝经骨钻孔从足底或手指掌侧皮肤穿出，固定于纽扣或橡皮管上，对于张力较大者，应将钢丝穿出石膏外，固定于石膏外的纽扣上，以免压迫皮肤，造成皮肤坏死（图 3 – 20）。

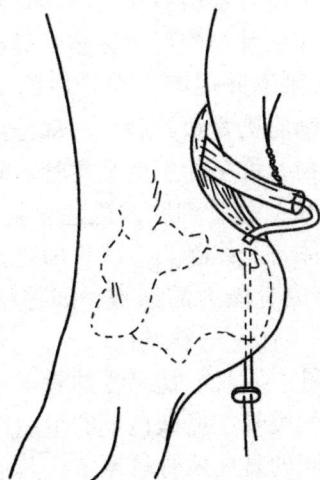

图 3 – 20　跟腱断裂钢丝抽出骨面固定法

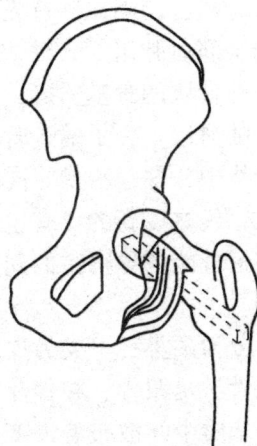

图 3 – 21　股方肌骨瓣转位植骨、固定

（3）肌腱 – 骨瓣固定法：肌腱的早期主动活动可以防止粘连形成，但肌腱早期活动所增加的肌腱止点牵张力，易造成肌腱止点的撕脱或愈合延缓。而骨与骨之间的愈合明显快于骨与肌腱之间的愈合，且利于移植肌腱的早期活动。理论上骨 – 肌腱移植可早期进行主动活动，而不发生止点撕脱断裂。带有肌腱的骨瓣血管供血丰富、血运好，如带有骨片的股四头肌或髋关节外展肌群的转移等，均可通过此法

达到良好的固定，但在固定时应将骨面凿成粗糙面，将带有肌腱的骨片以克氏针或螺丝钉固定于粗糙的骨面上，也可通过钢丝通过骨孔环扎固定，对于一些力量较小的肌肉可以细丝线固定，可促进固定肌腱的愈合，有利于患者的早期康复（图 3 - 21）。

（4）肌腱骨栓固定法：如腘绳肌腱结与骨栓嵌入固定法关节镜下重建后交叉韧带（PCL）损伤，肌腱结和骨栓嵌入瓶颈样股骨隧道内，与隧道挤压紧密，术中可将自体松质骨同时植入隧道，可有效地防止骨道渗血和关节液浸入，有利于移植物与骨壁愈合。

（杨瑞甫）

第五节　植骨术

一、概述

临床上，植骨术是将骨组织移植到患者体内骨骼缺损处或骨关节需要加强固定部位融合的一种手术方法。根据患者的具体病情可采用皮质骨或松质骨移植。移植骨可取自患者本人或其他健康人，也可取自异种的动物骨骼。骨移植的种类有传统骨移植、带肌蒂骨（瓣）移植及带血管的骨移植。近年来，对人工骨（羟基磷灰石、磷酸三钙等）及生物材料的研究进展迅速，在临床上的应用也日益广泛。

（一）骨组织生理

骨组织由骨细胞及骨基质构成。骨基质由有机物质胶原纤维及无机物质钙盐（磷酸钙、碳酸钙）结合而成，赋予骨骼一定的韧性及坚固性。星状的骨细胞散布于骨基质中间。松质骨像海绵一样，含有许多小空隙，储以骨髓；而皮质骨则坚实质密，其骨基质中有许多骨小管与骨外膜内层的毛细血管相通，皮质骨可借此得到部分血液供应。人体的皮质骨主要分布于长骨（股骨、肱骨、胫骨等）的骨干部分，松质骨主要分布于短骨及扁平骨（肋骨、盆骨、椎骨及手腕骨、足跗骨等），长骨两端膨大处也属于松质骨。

（二）移植骨的转归

被移植的骨骼，并不像金属或其他固定物那样仅起一种连接、支撑作用。而是经过一定时间后，与受区的骨骼坚固地融为一体、牢不可分。传统的观点认为，游离骨移植后骨块内的骨细胞失去活性，产生许多空隙，构成骨架。周围血肿首先机化，继而成骨细胞在血肿周围形成许多骨样组织，并呈条状小梁向内生长，占据全部血肿组织，使之钙化、骨化，与骨块接触并逐渐占据骨块的全部表面。与此同时，破骨细胞沿移植骨块的骨基质挺进并将其吞噬，而成骨细胞则紧跟其后，一部分停留来建立新的骨基质，一部分则跟随前进，为了输送营养物质、排出代谢废物，许多新生毛细血管、破骨细胞、成骨细胞的突起伸展到骨块中，并经哈佛管向纵深发展，边吞噬已死亡的骨细胞，边建立新的骨组织。最终，植骨块完全被吸收，代之以新的、有生命的骨组织，并与受体骨组织融为一体，即爬行替代作用。但近来的研究证明，移植骨能诱导宿主的间充质细胞转化为具有成骨能力的细胞，即移植骨有诱导成骨的作用。

人体的骨骼可分为两类：一类为皮质骨，如股骨、胫腓骨、肱骨、桡尺骨的骨干部分，一类为松质骨，如髂骨、脊椎骨、足跗骨、腕骨及长管状骨的两端。这两类骨在显微镜下的组织结构大致相同，都是在一片均匀的骨基质中间散布着许多星状的骨细胞。所不同的是皮质骨较致密，其活力依靠哈弗管中的血管系统维持，移植以后往往需要相当长的时间才能完全再生，而且必须在有了活的骨细胞产生后移植骨才坚实。松质骨非常疏松，像海绵一样有许多小空隙，所以又有海绵骨之称。松质骨的结构有利于营养物质的弥散及受区血管肉芽组织的长入，因而爬行替代作用易于完成，所以松质骨是植骨时最常选用的材料。但支持作用较差。相反，由于皮质骨的结构比较致密，上述两种作用受到一定的影响，因而爬行替代作用进行缓慢，但一旦完成，则可起到较坚强的支持固定作用。因而，皮质骨及松质骨的移植各具优、缺点，临床应根据病情加以选用或二者并用。但无论是皮质骨还是松质骨，其爬行替代作用的进行均是逐渐的、缓慢的、持续不断的，其完成时间须以月计。

（三）植骨适应证

（1）骨折断端硬化或骨质缺损引起的骨折不愈合、假关节形成。

（2）填充良性骨肿瘤或骨囊肿等肿瘤样疾病刮除后所遗留的空腔。

（3）修复骨肿瘤切除后形成的骨质缺损。

（4）脊椎的植骨融合术及促进关节的融合。

（5）重建大块骨缺损间的连续性。

（6）提供骨性阻挡以限制关节活动（关节限制术）。

（7）填充骨结核病灶清除术后遗留的空腔。

（8）促进延迟愈合、畸形愈合、新鲜骨折或截骨术的骨愈合，或填充术中的缺损。

（四）植骨禁忌证

（1）取骨部位或手术部位有炎症时，须待炎症消退后方能植骨，以防感染。

（2）有开放伤口存在时，须待伤口完全愈合半年至一年后，才能进行植骨手术。但对经久不愈、伴有窦管的慢性骨髓炎或骨结核病灶清除术遗留的空洞，在彻底清创的基础上辅以有效的抗生素治疗，可进行Ⅰ期松质骨移植术。

（3）植骨处广泛瘢痕形成、血运不佳，须先行整形手术改善血运，方考虑植骨。

（五）植骨的术前准备

（1）仔细检查患者，确定无感染病灶。

（2）自体取骨时应于取骨部位做好皮肤准备。术前3日开始，每日用肥皂水清洗取骨部位及其周围皮肤，清洗后以75%酒精涂布1次，然后用无菌巾严密包扎。术前1日清洗后剃毛，并重复上述步骤。手术当日晨起再以75%酒精消毒1次，更换无菌巾，包扎后送进手术室。这种方法与术前仅做1日皮肤消毒的备皮方法相比较，更为安全可靠。

（3）于髂骨或胫骨取骨时，因出血较多，应备好骨蜡，必要时做好输血准备。

（4）为预防感染，术前麻醉开始后予以适当的抗生素，对骨关节结核患者术前两周加用抗结核治疗。若为大块的同种骨或骨库骨移植，术前3~4d即应予以抗过敏药物，如苯海拉明、氟美松等。

（5）很多需要植骨的患者都已经过多次手术或长期外固定，以致伤肢肌肉萎缩，骨质脱钙疏松，有不同程度的关节活动限制，血液循环不好，抗感染力低，组织生长能力也差。植骨术后必不可少的一段时间的外固定，将会造成肌萎缩与关节僵硬加重。因此，术前应进行一段时间的功能锻炼与理疗，对无移位的下肢骨折不愈合或骨缺损的患者，可在支架或外固定的保护下进行功能锻炼。

（6）术前摄X线片，了解病骨情况，根据病情设计手术（包括植骨部位、植骨片的大小和植骨方式）。如拟做吻合血管的骨移植，术前应对移植骨的全长摄正、侧位X线片，以便选择植骨的部位和长度。

（7）吻合血管的骨移植术前，应当用超声血流仪探测供区和受区肢体的主要动脉是否存在及血流情况，以便设计手术。一般受区动脉多选用肢体主要动脉的分支做吻合，如股动脉的股深动脉、旋股内、外侧动脉等。如受区有2条主要动脉，如尺、桡动脉、胫前、后动脉，亦可选用其中一条主要动脉做吻合，其先决条件必须是另一条主要动脉经超声血流仪或临床检查证实血供良好。受区的静脉一般多选用浅静脉做吻合，如头静脉、贵要静脉、大隐、小隐静脉及其分支。因此，术前应检查受区的浅静脉有无损伤或炎症，近期用做穿刺、输液的浅静脉不能用做接受静脉。

（六）植骨术后的处理

植骨术后必须加用范围足够、固定确实的外固定，待移植骨的爬行替代作用全部完成、骨质愈合后方可拆除，因而应根据接受植骨的部位、内固定的强度以及采用的植骨方法选用石膏托、管型石膏或硬质支具外固定，以促进植骨的愈合。尽管植骨融合判定的金标准是手术中探查，但临床上对植骨过程完成的判定通常以X线片检查为依据，因而术后必须定期复查X线片。

二、植骨术的取骨操作步骤

进行自体骨移植时，为了缩短手术时间，可将手术人员分为两组，手术同时进行。一组暴露受骨区，为植骨做好准备；另一组切取移植骨块，为植骨准备好材料。取整块骨条或骨块时，首先应选择胫骨，其次为髂嵴及腓骨，再次为肋骨。髋关节手术时，若仅需少量植骨时，可就近于股骨大转子或股骨上端取骨，这样可省去取骨切口。

取骨看来简单，实为一精细工作。所取骨块的大小、形状应与受骨部位的需要相符，过大则浪费，并给患者造成不必要的损伤；过小则不能应用。于肢体取骨时应尽量使用止血带，以减少出血。取骨后若切骨面渗血严重，可用骨蜡涂抹止血或用明胶海绵贴敷。

自体骨是最理想的植骨材料。当新鲜自体骨的来源受限时，如儿童的自体骨量有限，可结合应用新鲜或冷冻的同种异体骨移植，或单纯使用新鲜或冷冻的同种异体骨及其他生物植骨材料。但临床实践和动物实验证实，同种异体骨的成骨特性远不及新鲜自体骨优越，在骨移植治疗长骨干骨折不愈合的病例，自体骨移植的成功率比同种异体骨移植约高18%。因而在尽可能的情况下，应多选用自体骨移植。

临床上需要植骨时，可自下列部位取骨：①胫骨；②髂骨；③腓骨；④肋骨。此外，有时也可从受区附近的骨端挖取少量松质骨移植，以填充较小的骨腔。

（一）胫骨骨条的切取

切取胫骨骨条时，为避免术中出血过多，宜在大腿中部使用气囊止血带。

1. 切口　在小腿前内侧面做一略带弧形并避开胫骨嵴的纵切口，以免在胫骨嵴处形成疼痛性瘢痕。

2. 取骨　不要翻开皮瓣，沿皮肤切口切开骨膜直到骨骼，将骨膜向内、外侧剥离，显露胫骨嵴与胫骨内缘之间的整个胫骨面。为了更好地显露切口两端的骨骼，可在骨膜切口两端各做一短的横切口，使骨膜切口呈I形。在切骨之前，先在预定取骨区的四角各钻一小孔（图3-22）。用单片电锯稍斜向移植骨片中央方向锯开皮质骨，如此则可保留胫骨的前缘和内侧缘。若无电锯，则可在胫骨前内侧面的纵轴上凿刻出所需取骨的长度和宽度，再以骨钻在凿刻线上钻出一排小洞，然后用骨刀将这些小洞之间的皮质骨凿开。要求沿取骨线的全长逐渐深入，不可一次在一处凿进髓腔，以免移植骨片碎裂或胫骨骨折。儿童取骨时应注意勿损伤骨骺。

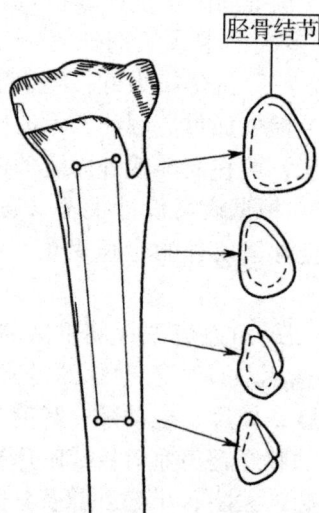

图3-22　胫骨骨条的切取方法

3. 缝合　取出移植骨条后，即将伤口缝合。儿童骨膜厚，可单独缝合。成人骨膜薄，则与皮下组织深层一起缝合，以覆盖取骨的缺损处。然后再缝合皮肤。

4. 术后处理　如取骨条较大，必须用石膏托固定该肢2~3个月。

（二）髂骨块的切取

髂骨有丰富的松质骨，在髂嵴的前 1/3 分段纵行取骨块，可获取髂嵴的一小段坚硬的皮质骨和其下的一大段松质骨（图 3 - 23）。如欲获得较坚硬的骨片，则横向取髂嵴前部或后部的长条骨块。在患者仰卧时，可取髂嵴的前 1/3 段；患者俯卧时，则取髂嵴的后 1/3 段。如希望保留髂嵴，则可仅取髂骨的外层皮质骨（图 3 - 24）。

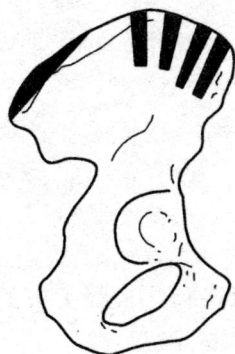

图 3 - 23　髂骨的分段切取

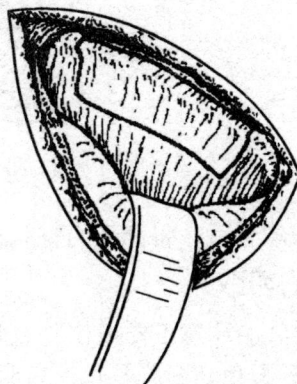

图 3 - 24　外层骨板的切取

在切取髂骨时，应注意约有 10% 的股外侧皮神经，距髂前上棘后方越过髂嵴至股外侧皮肤。故在髂嵴前取骨时，切口应距髂前上棘后上方 2cm 开始向后伸延至需要长度为止。但向后伸延不要逾越距髂后上棘前上方 8cm 的髂嵴，因臀上皮神经穿腰背筋膜，在距髂后上棘前 8cm 越髂嵴至臀部。无论前方或后方取髂骨时，均要注意避开该部位走行的皮神经，以免对其造成损伤（图 3 - 25）。

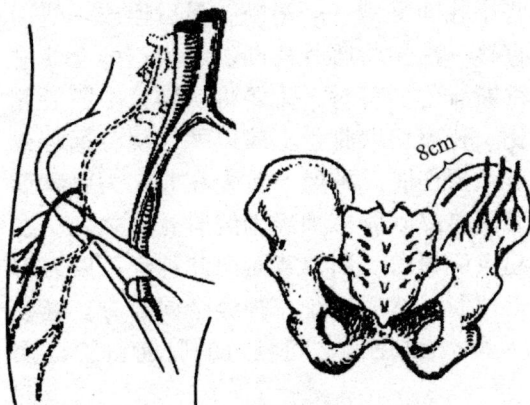

图 3 - 25　股外侧皮神经和臀上皮神经的走行

儿童应将髂骨的骨骺及其附着的肌肉一并翻开，在其下的髂骨上取骨块，取完后将骨骺复回原处。

1. 切口　髂骨的显露较为容易，但可引起相当多的出血。从髂前上棘沿髂嵴的皮下缘向后做皮肤切口，沿髂嵴中线切开软组织，此切口正好在躯干肌和臀肌附着于髂嵴骨膜处。

2. 取骨　切开皮肤及皮下组织后即可径直切达骨骼，在骨膜下剥离以显露髂骨外板。若只需要包含一侧皮质骨的松质骨做移植，则根据受骨区所需要的大小凿取髂骨外侧皮质骨；若需要包含两侧皮质的髂骨全厚骨块，需将髂肌自髂骨内面做骨膜下剥离，然后用骨刀凿取相应大小的全厚髂骨块（图 3 - 26）。骨块取下后，可用刮匙插入两层皮质骨之间，挖取多量的松质骨。

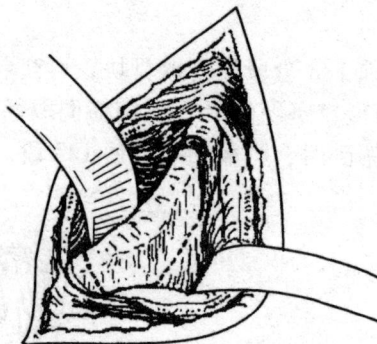

图 3-26 全厚髂骨的切取

3. 缝合　完成取骨后，将翻下的臀肌缝回髂嵴原位。

（三）腓骨的切取

（1）取腓骨时，应注意不要损伤腓总神经；为保持踝关节的稳定和儿童踝关节的正常发育，应保留腓骨的远侧 1/4；避免切断腓骨长、短肌，以免影响踝部的动力性稳定。

（2）切口：通常切取腓骨干的中 1/3 或上 1/2 段做移植。采用 Henry 入路，从腓骨长肌和比目鱼肌之间进入。切口从腓骨小头上 2cm 开始，沿腓骨外侧缘直行向下，至所需切取的长度。

（3）取骨：将腓骨长、短肌牵向前侧，比目鱼肌牵向后侧，显露腓骨，切开骨膜行骨膜下剥离，将腓骨长、短肌翻向前方。骨膜剥离应从远侧开始，逐渐剥向近侧，以使从腓骨斜向起始的肌纤维连同骨膜一并剥开。然后，在显露的腓骨干上判明准备截取的腓骨段，在其近端及远端各钻一排小孔，用骨刀将这些小孔间分别一一凿断，最后连成一线而将腓骨凿断。避免不先钻孔而直接一次性将腓骨凿断，因为这样会使腓骨劈裂，也可用线锯或摆动锯锯断腓骨。有时，需要将从腓骨中段后侧面进入腓骨的滋养动脉予以结扎。若需切取腓骨上段以替代桡骨远端或腓骨远端时，在切口的近端要避免损伤腓总神经。首先在股二头肌腱远端的后内侧显露腓总神经，向远侧追踪到腓总神经围绕腓骨颈之处。在此处，腓总神经被腓骨长肌的起点所覆盖。用刀背对向此神经，以刀刃将架越神经的薄层腓骨长肌条索切断。然后将腓总神经牵向前方。继续做骨膜下分离时，注意勿损伤在腓骨和胫骨之间经过的胫前血管（图3-27）。

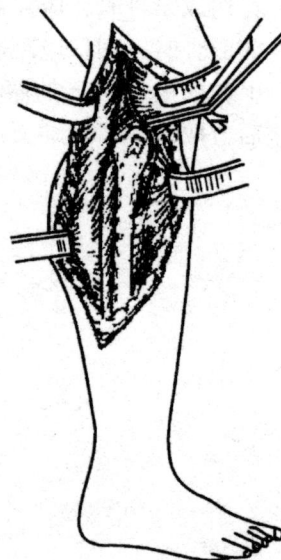

图 3-27 腓骨上段的显露和切取

（4）缝合：先缝合深筋膜，再缝合皮下组织及皮肤。切取腓骨上段时，宜将股二头肌腱缝到邻近的软组织上。

（四）肋骨的切取

1. 切口　沿拟切取的肋骨做一长切口。

2. 取骨　切开筋膜及肌肉直至肋骨。切开肋骨骨膜，用肋骨骨膜剥离器进行骨膜下剥离。用骨剪剪断肋骨，将其取出。

3. 缝合　分层缝合切口。当需一段肋骨植骨时，可切取游离的第十二肋骨。

三、骨移植的方法

（一）松质骨移植术

松质骨移植的优点是刺激成骨作用大，爬行代替过程快，抗感染力较强，且可制成碎骨片，填充于骨端间的任何裂隙，消除植骨空腔的形成。因此其应用范围较广，缺点是松质骨质地较软，内固定作用弱。故临床上常需与皮质骨移植或金属内固定合用，一般松质骨移植多用于骨肿瘤或炎症刮除后形成的骨腔填充、关节融合、骨折不愈合、骨缺损等。此外，在血供不良的骨折行切开复位（如胫骨下 1/3 骨折）时也可用松质骨碎片移植于骨折断端间，以促进骨折愈合。

髂骨有较多优质的松质骨，需用大量松质骨时可从髂骨采取；亦可取自肋骨。需用少量松质骨时，则可在病骨邻近的骨端采取，但含脂肪较多，质量较差。

松质骨移植常与其他手术合用，用以填充骨腔缺损和促进骨的愈合，病灶显露后在其周围钻孔，只钻通一侧皮质骨，各个钻孔排成矩形，再用骨刀切开各孔间的骨质，即可取下一块皮质骨，将病变组织搔刮干净后，将松质骨填入。如病变位于负重区，应加用适量皮质骨移植，轻轻打压后，按层缝合（图 3－28）。

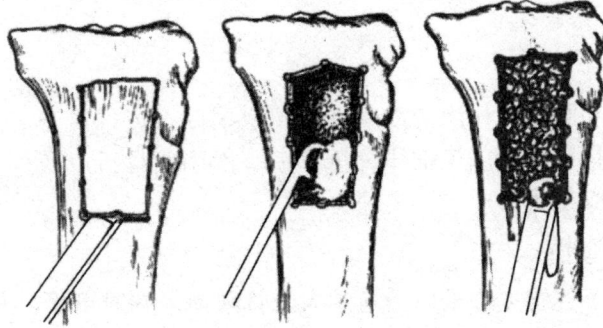

图 3－28　松质骨填充植骨术

（二）皮质骨植骨术

上盖骨移植是取皮质骨板固定于两段病骨上、促使骨愈合的手术。皮质骨板坚硬，临床多用以治疗长管骨骨干的骨折不愈合、骨干缺损以及关节融合手术时的关节外植骨。这种植骨术除有刺激成骨作用外，主要利用其内固定作用。实际应用时常并用松质骨移植，以填充空隙及加强刺激成骨作用。上盖骨移植术的缺点是骨移植后受骨区的直径要增粗，伤口缝合困难，同时皮质骨的抗感染能力弱，有潜在感染的患者最好不用。

依病骨的部位选用合适的显露途径，显露病骨的两端，切除骨端的硬化骨质和瘢痕组织，凿通或钻通骨髓腔，使两骨端形成新的创面。然后将移植的皮质骨板置于承受骨的表面，植骨面应选在承受骨无弯曲或弯曲较小的一面，并将该面的皮质骨凿去一薄层，其面积应稍大于移植的皮质骨板，这样可使移植骨与承受骨密切接触，有利于固定和加速愈合。在骨端复位并放好移植的皮质骨后，用螺钉固定。然后，在骨缺损区和移植骨的周围，用松质骨碎块填充所有的缝隙和缺损，根据具体的操作方法可分为单片骨上盖骨移植术、双重骨上盖骨移植术及带松质骨骨上骨移植术（图 3－29～图 3－31）。

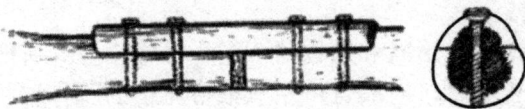

图 3－29　单片骨上盖骨移植术

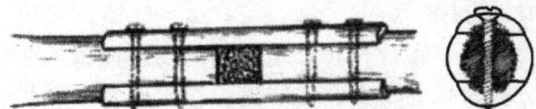

图 3－30　双重骨上盖骨移植术

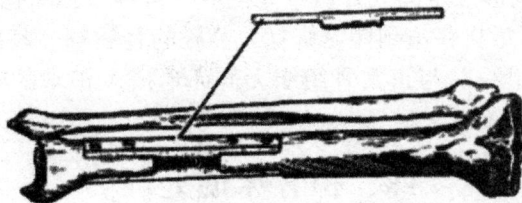

图 3－31　带松质骨的上盖骨移植术

（三）嵌入骨移植术

融合关节时常在关节内融合的同时并用嵌入骨移植做关节外融合，以促进骨愈合和加强固定。关节内融合后将关节置于功能位，先在组成关节的短骨上凿一骨槽或骨隧道，再在组成关节的另一长骨上取一条等宽的、长度为短骨骨槽或隧道一倍的长条骨片，跨过关节嵌入骨槽或插入隧道。如在关节组成骨上不能采取骨片，也可单纯凿槽，另取自体或异体骨片嵌入，然后用螺钉做内固定（图3－32）。这一方法的优点是植骨后病骨的直径不增粗；其缺点是需要有一定的设备（如双锯片电锯），内固定作用不如上盖骨移植术可靠，有骨缺损者应用此手术则更不牢靠，因此多用于无骨质缺损的骨折不愈合及各种关节融合术。

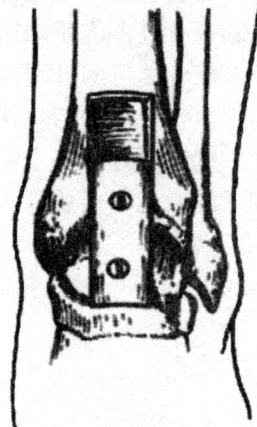

图3－32 踝关节融合术的嵌入

（四）支撑植骨术

以诱导骨生成的松质骨和起支撑作用的皮质骨充填病损区，促进血管再生和支撑软骨下骨，这种植骨术适应于椎体骨折、关节面塌陷骨折以及股骨头坏死后钻孔减压的支撑植骨。

（五）吻合血管的骨移植

吻合血管的骨移植解决了传统方法难以治愈的大段骨缺损，同时可修复并发软组织广泛损伤的疑难病症。缩短了移植骨的愈合时间，成功率高，比传统的骨移植有较大的优越性。即使带肌蒂骨块移植，也受骨块不能很大及不能远距离移植的限制。吻合血管的骨移植则不受这些条件所限，起到了过去传统骨移植方法不能起到的作用。在此基础上，目前还有应用吻合血管的骨膜移植术（图3－33），治疗骨不愈合或骨缺损的疗效满意，吻合血管的骨移植保存了移植骨的血供，骨细胞和骨母细胞是成活的，使骨移植的愈合过程转化为一般的骨折愈合过程，不经过传统骨移植后死而复生的爬行替代过程，而且可同时带有皮瓣，用于并发软组织缺损的Ⅰ期修复。不足之处是，术者必须熟悉显微外科技术，手术操作较复杂，手术时间长，有失败的可能，而且对供区的损害较大，甚至影响患者的外观。因而，不能完全取代传统的骨移植术，可应用于传统方法治疗有困难或治疗效果不满意的病例。例如，先天性胫骨假关节经传统骨移植方法治疗失败者、创伤所致的大段骨缺损伴有软组织缺损者，特别是低度恶性肿瘤需连同部分正常骨和软组织一并切除者，较为适合吻合血管的骨或骨皮瓣移植。如受区有经久不愈的伤口，原则上应待伤口完全愈合后3~6

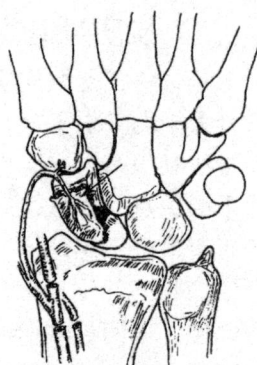

图3－33 游离骨膜移植修复舟状骨骨不连

个月时再施行吻合血管的骨移植。对受区因局部放射治疗、感染和严重创伤所致的血管条件差者，则应该慎重选用。

腓骨、髂骨和肋骨是常用的吻合血管的骨移植供区。根据其形状和结构的不同，在应用上又有所不同。例如腓骨是直的皮质骨，对于修复四肢长骨的缺损优于肋骨。对股骨可用双根带血运的腓骨移植。

（六）组织工程修复

利用自身骨髓，经过体外培养及定向成骨诱导分化后，再种植到高孔隙率的可吸收支架材料上，形成生物活性"人造骨组织"，然后再移植到体内修复大节段的骨缺损。经组织学切片、微循环造影等多项检测证明：置入的"人造骨组织"与正常骨组织无异，形成了正常的哈佛系统，其微血管丰富，骨髓腔完全再通。

四、植骨床的处理

仔细准备植骨床是保证植骨融合成功的关键，否则可能导致植骨融合的失败、假关节形成导致内固定的断裂及畸形的再发和加重。在术中除充分显露植骨床外，如骨干的骨折不连，需切除骨折断端及周围的瘢痕组织，咬除骨断端的硬化骨，用骨钻将髓腔钻通，植骨融合时，最好掀开植骨骨床或除去表层骨皮质，避免软组织混杂在植骨中，对于骨缺损的修复，应注意植骨条、块应排列紧密，避免空腔形成。而在脊柱植骨融合时则应注意：①不能仅行椎板外、椎板间植骨，应同时行关节突间及横突间植骨；②需有足够的植骨量；③彻底清除植骨部位的软组织；④椎体间植骨时应彻底刮除软骨板；⑤仔细准备植骨床。术中切除椎板背侧和棘突上所有的软组织，并以骨凿将椎板凿成鳞状的小骨瓣，以增加植骨床的面积，尽可能清除小关节的软骨面，使术后小关节可发生自发性融合。同时，应避免融合骨的生长过程受到异常的应力干扰，方能提高植骨的融合率（图3-34、图3-35）。

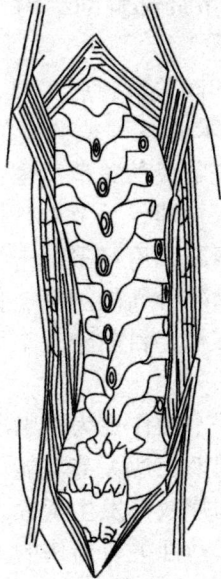

图3-34 脊柱植骨床的显露

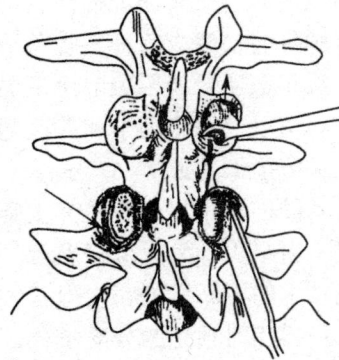

图3-35 脊柱关节突关节软骨面的去除

（杨瑞甫）

第六节 微创技术

　　传统手术要求充分显露手术部位，以彻底切除病灶、恢复解剖结构和生理功能。但在充分显露的同时，也给患者带来了必然的创伤，包括皮肤的美容学损失、病灶邻近组织的破坏、出血、疼痛、受累组织结构功能丢失和需要康复期，以及一系列缘于手术打击所造成的身体反应。从事传统手术的外科医生，一直期望着通过提高手术技术，减少手术损伤，降低手术并发症的发生率，骨科微创技术就是应其要求而应运而生。骨科微创技术如经皮穿刺椎间盘切除术早在20世纪70年代就已经应用于临床，但微创外科技术（minmally invasive surgery，MIS）作为一种新的手术概念，最早源自20世纪90年代初期的微创冠脉搭桥（minimally invasive direct coronar artery bypass，MIDCAB），它不仅仅强调手术的小切口，而且强调在保证获得常规外科手术疗效的前提下，通过精确的定位技术，减少手术对周围组织造成的创伤和对患者生理功能的干扰，降低围手术期并发症，促使患者早日康复。近年来，随着内镜技术、各种影像与导航技术及骨科器械的不断发展与更新，微创技术日益成熟，骨科微创技术在临床上得到了越来越广泛的应用，其涉及的领域和手术种类也不断得到拓展，一些微创手术已经比较成熟，并成为骨科的定型手术。虽然通过微创技术治疗的患者可直接体会到，快速的康复与良好的美容效果，但各种微创技术的开展必须具备相应的条件，并需经过专门的培训与考核后才可应用于临床，微创技术的适应证、长期疗效、经济性及临床应用价值还存在着相当大的争议，但随着骨科器械的不断改进、新型固定材料与融合替代物的出现，还有内镜成像、计算机影像导航与立体定向以及电脑控制机械手臂等技术的不断完善，将会显著提高微创技术的准确性、成功率与临床疗效，微创技术将会是外科手术发展的一个方向，在后面的相关章节中将会有对相应微创技术的详细介绍，下面仅简要对骨科常用的微创技术做一介绍。

一、关节疾病的微创手术治疗

关节镜在骨科的应用已有 80 年历史，是外科内镜手术中起步较早的一种。由于受到技术和条件等限制，在相当长的一段时间内主要作为一种诊断手段，未得到重视和发展。直到 20 世纪 70 年代彩色闭路电视监视系统开始应用后，关节镜下手术才得以发展。特别是近 20 年来，随着各种关节镜下切割、缝合、固定等专用器械的开发，以及微型电动刨削系统、钬激光器、低温组织气化仪等高科技配套仪器的应用，使得关节镜手术的应用范围迅速扩大，其微创手术带来的优越性进一步得到体现和重视，成为骨科中发展最快的三大领域之一。关节镜技术显著深化了人们对关节局部解剖结构、生理及病理的认识，拓展了关节疾患的诊疗范围，极大地提高了关节疾病的诊治水平。

目前关节镜手术应用最多的是膝关节、肩关节和踝关节，其他如髋关节、肘关节、腕关节、掌指关节、指间关节、颞颌关节及椎间关节等也均可应用。常见的镜下手术有各种关节炎的滑膜切除，滑膜瘤、软骨瘤的切除，关节内骨赘和游离体的摘除，老年性、创伤性关节炎的关节清理，各种半月板损伤的修补、部分切除或成形，交叉韧带损伤、肩袖或盂唇损伤的修补及重建，关节内骨折的复位固定，髌骨半脱位和肩关节脱位的松解或修补，腕关节三角纤维软骨损伤的修整，肩峰下撞击综合征、腕管综合征的减压和松解。近年来还开展了关节镜下关节软骨面的修复，包括软骨面的刨削、骨膜移植，软骨或骨软骨移植，细胞移植以及细胞因子和人造基质植入，异体半月板移植，目前除人工关节置换外几乎各种关节手术均可在关节镜下完成。

由于关节镜手术的创伤小，对骨关节正常结构的破坏干扰少，手术操作更为精细准确，可以最大限度地保留和修复关节内组织，大大减轻患者的痛苦，明显缩短康复周期，使关节功能得到更快、更好的恢复。由于关节镜技术的不断发展，使得各种关节病的诊断、治疗和疗效都发生了根本变化，关节镜外科已逐渐发展成为一门相对独立的分支学科，微创手术目前已成为运动性关节损伤的主要治疗手段，对提高运动员的竞技水平、延长国家优秀运动员最佳竞技状态的时间等都具有极为重要的意义。近年来四肢小关节诸如腕、指、趾、足距下等关节微创手术的开展，有效地提高了运动性小关节损伤的诊断和治疗水平，解决了运动损伤后长期踝、腕、趾、足距下关节疼痛的治疗问题。

随着关节外科的发展及医疗器械的技术革新，近年来出现了微创全髋和全膝关节置换新技术，微创全髋关节置换目前有两种方法："单切口"技术与"两切口"技术。"单切口"技术采用常规的改良外侧入路或后入路，常规手术切口通常需要做 15~20cm 的手术切口，而微创技术仅需 8~10cm 的手术切口，通过特殊设计的拉钩与器械，减少对髋关节周围正常组织的解剖；"两切口"技术通过其中一个切口植入股骨假体，另外一个切口植入髋臼假体，手术过程中需用 C 形臂或导航技术监视。两种手术技术都需要借助一些特殊的拉钩、手术工具来完成。微创全髋关节置换手术具有以下优点：周围组织创伤小、出血少、患者康复快、住院时间短，"两切口"手术 24h 后患者即能出院。

自 1974 年第一例全膝置换手术以来，全膝置换技术如截骨与软组织平衡技术日益成熟，远期临床疗效非常满意。微创全膝置换技术始于单髁置换技术，20 世纪 90 年代后期，Repicci 和 Eberle 等倡导通过有限的外科显露进行单髁置换。随着技术与器械的不断改进，微创单髁置换对于单间隙病变取得了满意的疗效，也为微创全膝置换奠定了基础。Tria 等首先将微创全膝置换技术应用于临床，该技术不仅仅切口小（常规手术的 1/3）、美观，而且强调不干扰伸膝装置与髌上囊，患者手术后疼痛少、功能康复快，显著降低了常规全膝手术后的关节康复锻炼时间，明显缩短了患者的住院时间，初步临床疗效满意。微创关节置换技术还处于起步阶段，有一定的适应证、禁忌证，如髋关节存在明显畸形、过于肥胖者不适宜该项技术，膝关节置换仅用于 10° 以内的内翻、15° 以内的外翻及 10° 以内的屈曲挛缩畸形，但随着影像导航定位系统的不断改进与推广，其将会得到广泛的应用和认同。

二、微创技术在脊柱外科的应用

脊柱微创技术是指应用于脊柱外科领域，并需借助医学影像、显微内镜等特殊仪器和手术器械对脊柱疾患进行诊治的方法和技术。应用于脊柱外科领域的微创技术主要分为两类：一是指经皮穿刺脊柱微创技术，1934 年 Ball 经脊柱后外侧入路行椎体穿刺活检术，开创了脊柱外科经皮穿刺脊柱微创技术的先河。随后的 30 年，经皮穿刺脊柱微创技术只限于用作脊柱疾患的诊断手段。直到 1964 年 Smith 首先报道了在 X 线透视下经皮穿刺进入病变的椎间盘，将木瓜凝乳蛋白酶注入，使髓核溶解而间接减压治疗椎间盘突出症，这是经皮穿刺微创技术用于脊柱外科疾患治疗的开端。随后 Hijikata 于 1975 年首创了经皮穿刺髓核摘除术，其后有 1985 年 Onik 设计的经皮髓核切吸术以及 Choy 于 1987 年报道的经皮穿刺激光气化的治疗方法等。上述方法均由于适应证相应较窄，自 1999 年后国外文献报道已较少见。1987 年法国 Galibert 等首先报道经皮椎体成形术治疗椎体血管瘤，继之 Deramond 等将此技术用于椎体肿瘤及骨质疏松性椎体压缩性骨折的治疗。Theodorou 等用经皮穿刺气囊椎体成形矫正疼痛性椎体压缩性骨折畸形，对缓解疼痛、矫正畸形取得了满意疗效。Varge 则利用计算机辅助经皮骶骨穿刺成功地切除 12 例骶骨多节段肿瘤，随着技术的日益成熟，其在脊柱肿瘤和椎体骨质疏松性压缩性骨折的治疗中具有良好的应用前景。其二是指需借助内镜系统进行操作的脊柱微创技术，即通过窥镜在镜下进行病变切除和椎管减压，从而达到直接切除病变并解除神经根压迫的目的。内镜系统辅助下的脊柱微创技术，主要是应用胸腔镜、腹腔镜、椎间盘镜及关节镜对颈、胸、腰、骶椎疾患进行治疗。颈椎微创技术已广泛应用于经颈前方、侧前方和后方椎板间隙及椎间孔入路的颈椎间盘切除、神经根管减压、颈髓内肿瘤切除、椎管内骨赘切除等。胸椎微创技术主要是在胸腔镜辅助下经胸腔及胸膜腔外行胸椎间盘切除、胸椎穿刺活检、胸椎及椎旁肿瘤切除、结核病灶清除、胸椎核心减压融合修复重建术，以及僵硬型脊柱侧凸前路松解、融合、胸廓内成形术和轻中型脊柱前路固定。内镜辅助下开展的腰椎微创技术主要有在腹腔镜辅助下开展的经腹腔及腹膜后入路腰椎间盘切除术、全腰椎间盘置换术、腰椎骨折前路减压融合术、显微内镜辅助下的腰椎板切除减压术、经椎间盘镜腰椎间盘切除术、腰椎骨折前路减压融合术、经关节镜腰椎间盘切除术，以及计算机辅助下腰椎前路融合经椎板螺钉内固定术等。与开放性手术相比，脊柱微创技术的优点主要是术中出血少、麻醉耐受性好、术后镇痛药用量少、椎管手术入口周缘瘢痕形成小、康复快、住院时间短、脊柱稳定性好等。脊柱微创技术用于椎间盘疾病的治疗是较为成熟的技术，但目前对于椎间盘的最佳切除量、选择椎间融合、人工椎间盘置换还是人工髓核植入等，还没有一致的意见。

从脊柱微创技术应用之日起，该技术引起的并发症问题就引起骨科界的高度重视，尽管文献报告此类手术与开放性手术相比并发症的发生率显著降低，但相关并发症的报告仍见于微创技术的各个领域。如经皮椎体成形术治疗椎体骨质疏松性压缩性骨折注射骨水泥时，注射区域可出现骨水泥的热损伤，一旦骨水泥渗漏入椎旁肌肉，可引起局部疼痛和异物反应而导致活动受限；渗漏入椎间孔可引起神经根受压，症状严重者需手术减压；渗漏入静脉可引起全身毒性和/或过敏反应；渗漏入下腔静脉可导致肺、脑栓塞等致命性的并发症出现。而内镜辅助下的颈椎微创手术可能发生椎动脉、胸导管损伤、硬脊膜撕裂等并发症；经胸腔镜辅助下经前路胸椎微创手术出现的并发症包括术后肋间神经痛、肺不张、肺大泡、气胸、皮下气肿、乳糜胸、椎体螺钉错位等；经腹腔镜腰椎微创术可能导致血管损伤出血、椎间盘炎、马尾神经损伤及输尿管损伤、逆向射精等。

三、微创技术在骨折治疗中的应用

传统的骨折治疗强调解剖复位、坚强内固定的生物力学观点，客观上使内固定承受更大的应力。导致内固定失效的危险性加大，由于过分强调机械固定的效用，实践中应力遮挡、局部血运破坏影响骨折愈合、钢板下骨质疏松、骨萎缩、骨愈合延迟、再骨折等问题屡屡发生。而人们在非直接复位内固定术中观察到：牵拉主要的骨折块，充分利用骨折块与软组织之间的联系可达到良好的轴线复位，由于不剥离软组织与骨膜从而减少了手术创伤，保护骨组织的生机。微创钢板接骨术（minimally invasive plate osteosynthesis，MIPO）是近年骨折生物学内固定术的一个新进展，通过一小切口建立皮下隧道，用间接复位技术使骨折复位并做钢板内固定。由于不做广泛的切口及广泛的软组织剥离，同时对髓腔内的血液循环产生较小的干扰，其最大程度地保持了骨折处的生物学完整性，生物学完整性即组织结构的维持与血液循环的保护，并据此提供稳定有效的力学结构——机械固定。临床应用显示其创伤小、操作简单并具有优良的效果。近年来，也有学者在关节镜下行关节骨折的治疗（图3-36），通过镜下的操作减少了手术对关节的创伤，有利于患者术后的功能恢复，临床应用疗效满意。

尽管目前新型仪器设备性能的改善和手术技艺的提高已经大大促进了微创技术的发展，但整个骨科领域仍有很多疾病的治疗不能达到理想的微创要求，即使在先进的影像设备引导下，利用先进的关节镜或腔镜进行手术，虽然切口变小，但在患者体内操作的范围和显示仍不完全满意，同时其智能化程度较低，其所带来的创伤不能忽视。需要不断改进、发展相应的器械和技术，来推动微创技术的发展。微创技术的主要目标是最大限度地减小手术的侵袭性，但不能不加选择地盲目使用，如果在并发症和术中改行开放手术比率均较高的情况下应用，则无疑会增加患者的痛苦，而且丧失了微创手术的优越性。因此严格掌握微创手术的适应证，在具备相应技术和经验的前提下进行各种微创手术，是保证和提高微创手术疗效的关键。

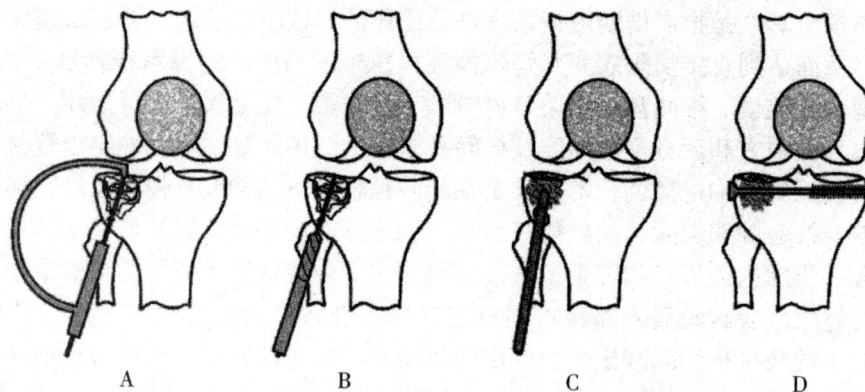

图3-36 关节镜下胫骨平台骨折的复位、内固定
A. 放置定位器，打入导针；B. 经导针放置钻孔；C. 置入套管撬拨并植骨；
D. 拧入拉力螺钉

（王景信）

第四章

关节置换术

第一节　概述

　　人工关节是应用生物相容性与机械性能良好的金属或非金属材料模拟关节制成的人工假体，用以置换被疾病或创伤所破坏的关节，以去除病灶、消除疼痛、纠正畸形，使关节功能得以恢复。

　　早在19世纪末就有报道自制人工关节的使用经验，在其后的半个多世纪里，由于用于制造人工关节的材料、人工关节的设计与固定以及基础研究等方面的限制与不足，虽然陆续有报道进行关节置换术的经验，但是效果大多不理想，因此，该阶段只是人工关节的萌芽与起步阶段。现代人工关节的发展始于20世纪五六十年代。John Charnley通过大量的临床与基础研究提出并确立了人工全关节假体设计中的低摩擦原理，选择金属对高密度聚乙烯组合的假体替代当时较普及的金属对金属假体，大大提高了假体的耐磨性能；与此同时，Charnley还发展了现代骨水泥技术，从而使人工关节与骨骼得以牢固固定。Charnley的理论和技术不仅在当时很快就得到推广应用于全身各大关节假体置换术中，而且一直沿用至今。在本阶段，不仅髋、膝关节假体得到了很大的发展，同时也出现了比较成熟的人工肱骨头和全肩关节假体、人工肘关节及人工指间关节假体。从20世纪70年代起，人工关节进入广泛应用阶段，接受人工关节置换术的人数和比例大幅度上升，除了髋、膝关节外，四肢的其他关节如肩、肘、腕、掌指、近侧指间关节、桡骨头、月骨、踝、跖趾等关节以及脊柱的椎体和椎间盘等都能被人工假体所置换。随着假体设计、材料、制作工艺和手术操作技术的发展和提高，并发症的发生率已有下降，但是，因手术人次的增加更为迅速，产生并发症的人次增多，对引起并发症的原因也有了不同的认识，例如认为假体松动不仅仅是因为机械因素所致，还涉及生物学因素，其中假体磨损颗粒诱发假体–骨界面骨溶解（溶骨反应）已引起了重视。人工关节的发展依赖于冶金、机械、化工、陶瓷、加工工艺、生物、医学等多学科、多专业的发展，需要医务人员和工程技术人员密切合作，临床实践和基础医学研究紧密结合，通过对人工关节的生物力学、材料、假体的设计和加工工艺、假体的固定、手术操作技术和术后疗效等方面的不断探索、研究和改进，以延长人工关节的使用寿命，减少并发症的发生，提高人工关节置换术的疗效。

一、人工关节的材料

　　1. 材料选择的要求　人工关节作为永久性植入物，对制作人工关节的材料要求比骨科其他材料更高，选择的基本要求是：①生物相容性好：材料植入体内后，不仅不被人体组织所排斥，不受体内环境的影响而损坏，即耐腐蚀性强，抗酸、抗碱，不与体液起反应；同时，植入的材料不降解，不会引起组织坏死、吸收，不引起炎症和过敏反应，无毒性和致癌性，也不与细菌协同作用而导致感染。②物理性能好：具有良好的力学特性如弹性模量、疲劳强度、拉伸强度和屈服强度等综合指标均要理想，使假体能有足够的机械强度和抗磨损能力，不易折断，耐磨和无磁性，在植入体内后能满足作为人体结构所需承受的主动和被动的高载荷、循环载荷以及不同的应变速率的要求。③材料经加工后表面光洁度能达到镜面标准。④材料重量轻，价格便宜，易于加工，消毒方便且选择的灭菌方法不影响材料的力学性能和化学稳定性。

2. 常用的材料 目前常用的材料很多，大致可分为金属、无机材料和有机材料三类。

（1）金属材料

A. 不锈钢：常用的是 L316 型不锈钢，具有较高的强度和较好的耐腐蚀性，其优点是价廉、制造方便、加工容易、表面抛光效果好，但与其他合金相比疲劳强度与屈服强度均较低，且可发生裂隙腐蚀和应力腐蚀，目前已被性能更好的合金材料取代，不再常规使用。

B. 钴合金：分铸造和锻造两种。与不锈钢相比其抗腐蚀能力，特别是抗裂隙腐蚀的能力大大提高，锻造者疲劳强度和拉伸强度也有明显提高。目前常用的是钴铬钼合金。从抗腐蚀和机械性能综合评价的话，锻造钴合金是目前金属内植物中最优良的材料之一。

C. 钛及钛合金：因纯钛的屈服强度过低，而钛合金的拉伸强度和疲劳强度很高，因此用作人工关节材料的为 Ti - 6Al - 4V 合金。与不锈钢和钴合金相比，钛合金的生物相容性和耐腐蚀性均最佳，而且弹性模量低得多，在一定程度上减少了应力遮挡所致的骨吸收等不良反应。其缺点是摩擦系数高，耐磨性能差，可产生磨损碎屑，不宜加工成人工关节的关节面。

（2）无机材料

A. 陶瓷：是一大类材料，在人体内应用的又称为生物陶瓷。主要分为三类：①惰性陶瓷：如 Al_2O_3，耐腐蚀能力、抗磨损能力和生物相容性均很好，陶瓷对陶瓷之间的磨损系数是目前人工关节表面材料中最低的，陶瓷与聚乙烯之间的耐磨性也高于金属与聚乙烯。但陶瓷脆性和弹性模量高：抗裂纹扩展性差，容易碎裂。目前常用作为人工髋关节假体的髋臼内衬和股骨头。②活性生物陶瓷，如羟基磷灰石，生物相容性好，与骨组织之间可以获得骨性结合。③降解性生物陶瓷：如磷酸三钙，可以降解吸收，诱导骨质生长。目前，后两者常用作为金属假体表面涂层，使假体与骨组织界面无纤维膜形成，达到骨性结合。

B. 碳质材料：生物相容性、耐磨和耐腐蚀蚀性均较好，目前不作为常规选择。

（3）有机材料

A. 超高分子量聚乙烯：分子量通常高达 50 万 ~ 300 万，生物相容性好、质轻、抗拉强度高、摩擦系数小、耐磨性强，一般制成人工关节的凹侧关节面。

B. 硅橡胶：具有高弹性和良好的生物相容性，在体内不降解，易消毒灭菌。其缺点是力学强度差，在反复应力作用下易发生碎裂。常制成手指和足趾关节。

关于人工关节材料配伍的选择，目前通常是关节面的凹面用高密度聚乙烯，凸面用金属或陶瓷材料。在人工髋关节，也有髋臼关节面和股骨头均选用陶瓷的，或者髋臼假体做成关节面为陶瓷、外面与金属帽之间为高分子量聚乙烯这种"三明治"型的假体。

二、人工关节的设计

1. 设计的基本原则 人工关节的设计必须从关节的生物力学、生物材料、关节的形态、假体的固定、关节的功能以及使用的目的和要求等诸方面考虑。其设计的基本原则是：①低摩擦设计原则：所有关节假体的设计均应遵循这个原则，以最大限度地减少关节面的磨损，延长假体的使用寿命。设计时不仅要选择低摩擦系数、耐磨性强的材料，制作时重视人工关节面的抛光工艺，而且要考虑到关节面的磨损率还与表面应力、摩擦速度、温度、摩擦矩以及摩擦面积有关，要从这些方面综合考虑尽量使人工关节的关节面光滑规整。②人工关节的活动和功能性质要与被置换的关节相仿，符合关节的解剖特点。③人工关节要有良好的稳固性，也要根据关节的部位和功能要求来综合考虑关节的稳定性和灵活性。④人工关节的非关节面部件也要圆钝，不能因有锐角而损伤软组织。⑤假体与骨之间要能牢固固定。⑥注意材料的组合。要避免两种不合适组合的金属搭配在一起，以免产生电解作用。⑦越简单越好，手术植入过程要简单、易操作。⑧能长期使用，对全身和局部无不良反应。

2. 人工关节的结构 人工关节有半关节和全关节之分，半关节是指置换关节的一侧关节面，而全关节是指置换整个关节。除了一些表面置换假体以外，人工关节一般都有关节面部分和髓腔部分组成。

（1）关节：关节的设计必须符合原关节的解剖特点，如股骨头假体，要求有酷似股骨头的形态，颈干角为135°，颈的长度可以在一定范围内选择，颈干的弯度应与Shinton半月线相符，头的表面要光滑以利活动。全关节则有两个对应的半关节组成。按活动与功能的要求，对应的两个关节面有各种连接方式，或各自独立，呈杆臼型或滚动式；或相互连接呈铰链式，有轴的结构；或呈轨道式结构等。为减少磨损，全关节的两个关节面需属不同材料或中间加垫。

（2）髓腔：髓腔部用金属制成，呈杆状，便于插入骨髓腔内固定，两者相互接连牢固成为一个整体。

3. 人工关节的固定　人工关节的固定要求坚强而持久，能承受足够大的功能载荷，使假体尽可能长时间稳定。有三种基本固定方式，分别为：黏合固定、机械固定和生物学固定。

（1）黏合固定：黏合固定是用骨黏固剂即骨水泥把人工关节假体和骨黏合在一起。骨水泥是一种丙烯酸类高分子化合物，是由甲基丙烯酸甲酯聚合物与甲基丙烯酸甲酯单体所组成的室温自凝塑料。骨水泥介于骨和假体之间，其弹性模量很低，可使应力逐步传递至骨。但是，骨水泥的力学性能较皮质骨弱，与骨和植入物相比是个薄弱环节，使用不当是造成假体松动的主要原因，因此，使用骨水泥时要很好掌握其调制技术和填充技术。在骨水泥的调制方面目前主张采用真空搅拌方法，在负压下调合搅拌骨水泥。因为手工混合搅拌调制的骨水泥不均匀，而且含有大量的气泡，这些气泡的存在可加快裂纹的延伸，削弱骨水泥的抗张强度和疲劳寿命。而用真空搅拌时，在搅拌过程中产生的气泡可以不断被负压吸走，一般在负压下搅拌90s左右时仍呈半液态，易于用骨水泥枪进行灌注。对感染风险比较大的患者，可在骨水泥中掺入一定比例的抗生素以减少术后感染的发生。抗生素所占的比例在5%以下时对骨水泥强度的影响不大。掺入的抗生素应是粉剂，而且要耐热，如可选用庆大霉素或头孢呋辛。在填充技术方面，要很仔细地准备髓腔，使其与选用的假体柄相匹配，使充填的骨水泥的厚度为2mm。同时主张应用髓腔刷和冲洗装置，彻底清除血块和骨碎屑，吸净髓腔内的液体并保持髓腔干燥。关节表面如髋臼或胫骨平台的软骨应彻底清除，并钻孔以加强骨水泥的锚固作用。在髓腔内灌注骨水泥时，主张使用髓腔塞子，同时用骨水泥枪进行加压灌注，并注意骨水泥的注入时机。骨水泥的聚合过程可分为湿砂期、黏丝期和固化期，骨髓腔填充以低黏滞度时即半液态的湿砂期时效果最好，但是，使用时要注意到不同厂家生产的骨水泥的聚合时间可以差别很大。置放髓腔杆最好有远端中置器，使髓腔杆周围的骨水泥厚度均匀。安放假体时要迅速调整好位置，其后在骨水泥充分固化前要保持均匀的压力，不能移动或松压。最后，外溢的骨水泥要清除干净，不能留下锐利的角或嵴。

（2）机械性固定：机械固定一般是对压配型假体而言的。在准备假体的受区时使其形状和大小与假体完全匹配，在安装假体时把假体压入使其与骨产生紧密的机械连锁。但是，如果假体-骨界面没有骨整合的话仅靠机械结合很难达到假体与骨的永久性结合，往往因为假体的微动导致界面纤维组织形成并进一步破坏界面的稳定性，刺激骨吸收，最终导致假体松动。目前，这种只是通常作为生物学固定的初始固定方法。

（3）生物学固定：生物学固定是指通过骨组织长入假体多孔表面的孔隙内，形成骨与假体间的内嵌物，使假体与骨组织之间能很好整合，以达到假体-骨界面的永久稳定。多孔表面的制造材料可以是金属、陶瓷或有机高分子多聚物。实验研究表明钛合金与骨组织之间能很好整合，因此，Ti-15Al-4V是常用的材料。可以通过钛丝烧结或表面喷砂技术制成多孔表面，至于孔径的大小和孔径率尚有争论。为促进假体表面骨生长，增强骨整合作用，目前常在多孔金属表面涂布羟基磷灰石和/或磷酸三钙陶瓷材料以促进骨诱导作用。如要获得良好的生物学固定效果，先决条件是假体必须有良好的初始固定，假体与骨面接触要紧密，不能有微动，以利于骨长入。新骨长入需要一定时间，通常要术后6周以后假体-骨界面才有较高的抗剪切强度，在这段时间里要注意不能负重，以免假体微动而致界面骨吸收，最终导致假体松动。

三、适应证和禁忌证

随着人工关节在临床上应用时间的延长，各种并发症和不良反应相继出现，手术失败可造成患者更重的病残，而人工关节的使用又有一定的寿命，有时需再次或多次施行翻修手术。虽然，随着对人工关节的有关基础理论如生物力学、材料、假体的设计和加工工艺、假体的固定以及手术操作技术等问题的探索和改进，人工关节置换术并发症的发生率已有下降，但发生并发症的绝对数却有增无减。为此，对人工关节的应用应持慎重态度，要严格掌握其适应证，只有在其他手术或非手术方法不能解决问题而只能使用人工关节时，才选用人工关节手术。

1. 适应证 如下所述。

（1）严重的关节创伤导致关节疼痛或功能障碍，用其他方法不能缓解者。

（2）严重的骨关节炎，有疼痛、畸形、功能障碍，用其他方法不能缓解者。

（3）类风湿性关节炎造成关节畸形、功能障碍者。

（4）关节及其邻近骨的肿瘤或肿瘤样病变使关节破坏，功能障碍者。因术中瘤段骨要广泛切除，所以常要使用定制型假体进行骨和关节的重建。

（5）结核或化脓性感染等原因所引起的关节强直，在感染已被控制并已长期稳定，患者有强烈愿望恢复关节功能者，可考虑行人工关节置换术，但应慎重。

（6）因感染致关节置换术失败而做翻修手术者，一般主张在感染完全控制后相当长时间后再进行手术，间隔时间通常为 1 年，也有认为半年或短至 6 周者，对低毒感染者有人在抗生素保护下，对感染彻底清创、冲洗后一期置换或再置换获得成功。

（7）关节周围有健康的软组织和良好的神经和血液供应者。

（8）人工关节置换手术以老年人为宜，对青壮年应慎重，非不得已不采用本手术。但类风湿性关节炎和强直性脊柱炎患者不受年龄限制。

2. 禁忌证 如下所述。

（1）有严重的心肺疾患或其他严重系统性疾患不能耐受手术者。

（2）糖尿病血糖未能很好控制者。

（3）局部或其他部位存在活动性结核或化脓性感染者。

（4）神经源性关节病及关节周围肌肉麻痹，难以维持术后关节稳定或难以获得关节主动活动者。

（5）严重骨质疏松骨质条件很差者。

（6）局部皮肤、软组织和血供条件很差，术后可能引起切口闭合困难或切口皮肤、软组织坏死者。

（王景信）

第二节 人工髋关节置换术

从 19 世纪中期至 20 世纪早期，髋关节严重的疼痛和功能障碍的手术治疗主要致力于髋关节功能重建，但都未能取得突破性进展。直至 20 世纪早期，生物和无机材料被尝试用于髋关节置换术，先后用过阔筋膜移植、金铂等作为关节间置衬膜，象牙、玻璃、黏性胶体作为假体材料，但这些都以失败而告终。到了 20 世纪 60 年代，Charnley 所研制的金属股骨头与超高分子聚乙烯髋臼，并以骨水泥固定，取得了巨大突破性的成功，使全关节置换术进入新纪元。近几十年来，全世界众多的关节专家致力研究人工髋关节置换术的许多问题，如新型假体材料、设计假体类型、远期松动、假体选择适应证及如何延长人工关节的寿命等方面进行了大量的工作，这些研究成果最终使大量的临床患者受益。

目前的研究结果已经清楚显示，和髋关节返修术相比，初次髋关节置换术成功的机会最大，因此慎重选择好合适的患者、正确的假体和掌握精确的手术技巧极为重要。本节主要介绍现代人工髋关节置换术围术期处理，介绍特殊类型的髋关节置换术、髋关节返修术的技术及术后并发症的处理等方面。

一、围术期处理

人工髋关节置换术围术期处理包括术前制订手术计划、手术方式的选择、假体选择、术前患者综合评价、术前准备、术中处理、术后并发症防治和术后康复等各个方面，是影响手术成功与否的关键。

（一）手术适应证

人工髋关节置换术的目的为解除髋关节疼痛，改善髋关节的功能。疼痛为髋关节置换术的主要手术适应证，而非活动受限、跛行、下肢不等长。对于采取了保守治疗或其他手术治疗髋关节仍有夜间痛、活动痛和负重痛，严重影响患者工作或需服用止痛药物，生活质量下降则需要考虑行人工髋关节置换手术治疗。

详细手术适应证为：

1. 股骨颈骨折　包括：新鲜股骨头颈骨折；头下型或经颈型股骨颈骨折预计发生骨折不愈合、股骨头缺血坏死可能性较大者；未经治疗的陈旧性股骨颈骨折，头臼均已发生破坏明显伴有疼痛影响髋关节功能者；经过其他手术内固定治疗或保守治疗骨折不愈合，股骨头发生坏死者均可进行人工髋关节置换。对于老年患者髋臼形态良好，功能活动要求不高者可行双极股骨头置换，其手术时间短，出血少，恢复快。对于身体一般情况好，功能要求高者尽量进行全髋关节置换。

2. 股骨头缺血性坏死　发病原因包括创伤性、酒精性、激素性、特发性等。对于股骨头缺血坏死一二期，股骨头、髋臼外形良好，关节间隙正常，应尽量采用保守治疗或钻孔减压，截骨改变力线以改善症状。对于疼痛不能缓解，病变持续发展，或病变已达三四期，髋臼股骨头已有破坏者可行全髋关节置换术。

3. 髋关节骨性关节炎　又称退行性骨关节炎，多见于老年人，髋臼常常受累，对于有关节疼痛和关节功能障碍的患者可行全髋关节置换术。人工股骨头置换的效果不佳是由于髋臼软骨退变的病理没有纠正。

4. 先天性髋关节发育不良　先天性髋关节发育不良的患者在出现严重的关节疼痛和关节功能障碍时可采用人工全髋关节置换术进行治疗，常需使用特用小号假体或定制假体。对于年轻患者伴有关节疼痛、肢体不对称并强烈要求矫形的患者可以考虑进行全髋关节置换。

5. 类风湿关节炎　髋关节类风湿关节炎较膝关节少见，多发生双侧，同时伴有下肢其他关节病变，一般情况差，若发生关节疼痛和关节功能障碍严重，全髋关节置换常常是唯一的治疗方法，手术难度也大，手术围术期处理相对困难。感染的概率是正常人 2.5 倍以上。

6. 强直性脊柱炎　对于强直性脊柱炎伴有髋关节功能障碍、关节疼痛的患者关节置换术也是唯一的治疗的方法，但与类风湿关节炎相比，强直性脊柱炎的患者平均年龄更轻，由于脊柱活动受限制，对于髋关节的要求更高，活动度更大，术后远期发生松动的概率更大。

7. 髋关节骨性强直　髋关节融合术后和髋关节感染、外伤术后发生融合是髋关节骨性强直的主要原因。髋关节骨性强直引起持续严重的腰痛或同侧膝关节疼痛以及髋关节融合术后不愈合和畸形愈合（屈曲大于30°，内收大于10°或外展畸形等），可考虑进行人工全髋关节置换术。对于无腰痛和关节痛的年轻女性患者出于功能和美观要求也可考虑进行全髋关节置换术。

8. 骨肿瘤　位于髋臼和股骨头颈下的低度恶性肿瘤，如骨巨细胞瘤、软骨肉瘤，可考虑进行全髋关节置换或使用肿瘤型假体进行关节置换治疗。转移性髋关节肿瘤术后、髋关节良性破坏性疾病，如色素绒毛结节性滑膜炎等可考虑进行全髋关节置换术。股骨颈原发性或转移的恶性肿瘤或病理性骨折，为减轻患者痛苦，可以手术置换。

9. 关节成形术失败　包括截骨术后、髋臼成形术、股骨头置换术、Ginllestone 切除成形术、全髋关节置换术、表面置换术等。关节痛为再置换术的主要指征。全髋关节置换术后发生假体松动、假体柄断裂、假体脱位手法复位失败，髋臼磨损而致中心性脱位等造成关节疼痛者是进行全髋关节返修术的主要指征。

（二）手术禁忌证

1. 髋关节感染或其他任何部位的活动性感染和骨髓炎　是髋关节置换术的绝对禁忌证。任何可能显著增加后遗症发生危险的不稳定疾病也是人工髋关节置换术的绝对禁忌证，因为关节置换术存在很多并发症，病死率可达 1% ~2% ，因此术前应当对患者进行术前评估、详细的全身检查、内科会诊，纠正心、肺、肝、生殖系统或代谢系统疾病。相对禁忌证包括神经系统疾病、外展肌功能不全、神经营养性关节炎等。

2. 髋关节结核　过去诊断是手术的禁忌证，但现在认为在正规抗结核治疗情况下，结核病灶处于静血期，血沉，C－反应蛋白正常的情况下亦可考虑行全髋关节置换术。

过去认为 60～75 岁的患者最适宜做人工髋关节置换术，但现在的年龄范围已经被放宽很多，高龄并非是手术禁忌证，因为随着人口老龄化的发展和对生活质量的高要求，许多老年人需要进行手术治疗。而一些年轻的患者对功能和外观的强烈要求，如强直性脊柱炎、类风湿关节炎、先天性髋关节发育不良等。

（三）假体的选择

正确选择假体类型是手术成功的关键，也是患者术后生活质量的保证，所以作为手术者应该掌握各种关节假体的优缺点，根据患者的一般情况、年龄、骨骼形态和质量选择假体进行手术。

假体按照关节结构分为人工股骨头、人工全髋关节、双杯表面置换型人工关节等；按照固定方式分为骨水泥固定型人工关节和生物学固定型人工关节。

1. 人工股骨头假体　人工股骨头假体主要分为单极假体和双极假体两种。单极假体主要有 Thompson 型和 Moore 型两种。单极人工股骨头置换术具有费用低、手术时间短、可早期活动、减少老年患者长期卧床并发症等优点，缺点是容易引起髋臼磨损、穿透。双极假体又称双动头假体，是由 Bateman 首先发明，属于人工股骨头与全髋关节假体之间的中间型假体。其设计特点是在 22mm 股骨头外层增加了一金属髋臼杯和聚乙烯衬垫。髋关节活动同时由人工股骨头假体与聚乙烯内衬之间以及髋臼金属杯与髋臼之间两个界面分担，减少了假体对髋臼软骨面的磨损、穿透作用。

人工股骨头置换主要适用于高龄股骨颈骨折的患者，对于 65 岁以上，头下型或 Gorden 3 型、4 型股骨颈骨折，极有可能发生骨折不愈合、股骨头坏死，需再次手术，身体状况或经济状况不适宜进行全髋关节置换的患者可进行人工股骨头置换。由于人工股骨头置换相对全髋关节置换手术耗时短，出血少，术后活动时间早，所以我们建议对于身体状况差、对活动要求不高的患者可进行人工股骨头置换。

2. 人工全髋关节假体　全髋关节假体分为股骨假体和髋臼假体两部分。股骨假体是用来代替原有的股骨头颈部的部件，按照部位分为头、颈、体和柄 4 部分。股骨头一般由钴铬钼合金、钛合金、陶瓷等材料制成，头的直径分 22mm、2mm、28mm、32mm 等几种，目前临床常用 22～28mm 活动头。

股骨颈为假体头与颈连接的部分，呈圆柱形。有不同的长度可供选择，以更好地控制关节松紧度。假体头颈的比例一般以 1：1.5 为宜，颈过粗可导致和髋臼假体的碰撞，妨碍关节活动，颈过细易于折断。有些假体设计有颈领部，可防止假体下沉，底面和股骨距紧密相贴，而有些假体则依靠假体的股骨近端体柄部紧密连接防止假体下沉。

体、柄部是假体插入股骨干骺端及髓腔内的部分。按形状可分为直柄、弯柄、符合股骨解剖曲度的解剖柄等。解剖型股骨假体在于骺端有一后弓，骨干部有一前弓，与股骨的几何形状相应，所以有左右的区分。直柄型假体体部的横截面有椭圆形、楔形、菱形等多种设计，相应的柄部远端有圆形、楔形、菱形，有些假体柄部设计有纵型沟槽，可以防止假体旋转，也可以帮助骨水泥的牢固附着。选择骨水泥型假体柄时要注意假体与骨之间应留有空隙，以便于填充骨水泥，一般以 4mm 为宜，骨水泥过薄容易造成断裂而发生假体松动。有的骨水泥假体柄设计有自锁孔，使骨水泥充填其间，以利于固定。生物型假体的体、柄部设计为股骨假体近端有多孔表面型和紧密压迫型。多孔表面的材料多使用钛铝矾合金和钴铬合金，而紧密压迫型假体材料现在研究多集中于生物活性陶瓷如羟基磷灰石。多孔表面可允许自身骨的长入，紧密压迫型是利用假体与骨之间紧压配合以达到生物学固定的目的，适合与较年轻的患者，不适用于骨质疏松症的患者。

特制型股骨假体主要用于恶性或良性侵袭性骨和软组织肿瘤施行保肢手术时，可置换整个股骨，即同时可置换髋和膝关节。也用于髋关节返修手术进行定制股骨假体，常常需要进行术前 CT 扫描和计算机扫描设计的 CAD/CAM（计算机辅助设计/计算机辅助制造）技术。

髋臼假体可分为骨水泥固定、无骨水泥固定和双极型假体 3 种。最初用于骨水泥固定的髋臼为厚壁的聚乙烯帽，并在塑料里埋入金属线标志以便在术后 X 线上更好地判断假体位置。骨水泥固定髋臼适用于老年人和对活动要求低的患者，也可用于一些肿瘤术后重建及髋臼需广泛植骨时。由于骨水泥型髋臼假体的使用寿命不长，开始在年轻的、活动量大的患者中采用无骨水泥固定髋臼假体。无骨水泥固定髋臼假体整个外表均为多孔表面以利骨长入，用髋臼螺钉固定髋臼假体现在比较常见，虽然有损伤骨盆内血管和脏器的危险，但是它提供了稳定的初始固定模式。有的假体设计了在假体外表有白刺和棘，在一定程度上提供了旋转稳定性，但仍不如螺钉稳定。多数髋臼假体是由金属外壳和配套的聚乙烯内衬组成，金属外壳的外径在 40～75mm，聚乙烯内衬用锁定的方式贴近金属外壳中，内衬与金属外壳的偏心设计使关节获得最大的稳定性。

3. 双杯表面置换型人工关节　表面置换型假体的设计原理是尽量少切除骨质，仅进行表面置换，更符合解剖生理要求。目前这种手术还出于临床研究水平，仅在有限的几家医疗中心用于一些精心筛选的病例。Wagner 和 Amstutz 仍在继续研究和改进这种假体的设计和应用。虽然目前的结果表明术后失败率较高，但尚不能完全放弃。如果股骨头表面置换时将股骨头血供的破坏控制在最低点，作为一种半关节置换术对年轻患者来说是有益的，可以作为一种过渡手术方式，使返修变得更加简单。

髋关节表面置换的合适人选为年龄较轻（小于 55 岁）、活动较多、因髋部疾病需进行全髋关节置换的患者，具体为：

（1）年轻强直性脊柱炎患者，髋关节强直。

（2）先天性髋关节半脱位、髋臼发育不良患者，可解除疼痛，恢复或部分恢复肢体长度。

（3）年轻患者股骨头坏死，轻度塌陷和囊性变，具有一定的骨质以承担表面假体。

表面置换对于过度肥胖，活动过于积极的患者不适合。其优点为：

（1）保留了大部分股骨头，无须处理股骨髓腔，为翻修手术保留了足够的骨质。

（2）假体直径较大，减少了术后脱位的发生率。

（3）保持了股骨正常的应力传导，减少了由于应力传递改变引起的全髋关节置换术后大腿疼痛。

（4）使用金属假体，避免了由于使用聚乙烯假体产生磨损颗粒而导致的晚期松动。但是，金属－金属的关节配伍仍有有关问题没有澄清。在常规 THA，目前的金属－金属配伍算不上是个好选择，但在表面置换却不得不采用。

（5）金属假体更为耐磨，使假体使用寿命增加。

但是由于缺乏长期随访，对长期的磨损率、使用寿命缺乏统计。另外，表面置换手术操作并不复杂，但需要经验丰富的医师进行手术，以取得尽可能好的效果。

（四）术前准备

人工关节置换手术难度大，对患者的一般情况的了解、手术器械、手术室、手术者的技术和经验有一定的要求，因此做好详细的手术前准备是手术成功的关键之一。

1. 患者的术前准备　尽管目前对手术患者的年龄的限制放宽了，但在某些疾病仍然要考虑好年龄因素，因为这是决定术后远期疗效和手术并发症的因素之一。

做好术前患者评估也很重要，因为术后可能发生一些并发症，患者的全身情况是否能够耐受大手术，老年患者特别是心肺疾患、感染和血管栓塞，是进行人工髋关节置换的必须要考虑的因素之一。在术前进行全面的内科检查，包括实验室检查、心血管多普勒检查、肺功能检查，是医生在术前发现和处理各种问题必须完成的前期工作。

体格检查包括脊柱和上下肢的检查，做切口的部位应检查髋关节周围软组织有无炎症，记录髋关节活动范围，术前运用 Harris、Iown、Judet、Andersson 等评分法记录髋关节状况有利于评价术后功能恢复。目前国内外最常用的评分法是 Harris 评分法，建立统一的评价标准有利于结果的标准化。

术前应拍摄髋关节 X 线片、股骨干的正侧位片、骨盆平片以了解髋窝是否有缺损、髋臼有无发育缺损、股骨髓腔有无狭窄或增宽、骨皮质的厚度和质量。对于返修病例和先天性髋关节脱位的患者特别要注意髋臼的骨质量。髋臼的缺损可能需要行结构性植骨，必要时还要进行髋臼的 CT 扫描。术前了解髓腔的宽度对术中扩髓有指导，必要时植入直柄型股骨假体或特制细柄假体。每家器械公司会提供相应的透明塑料模板，可以在 X 线片上进行测量，可获得最佳匹配和颈长的假体，从而保持肢体等长和股骨偏距相等，减少术中的重复步骤而缩短手术时间。

患者术前若需服用非激素消炎药物应该在术前 1 周停用，以减少术中的出血。有泌尿系疾病和肺部疾患需要在术前纠正，减少术后感染和并发症的发生。

术前对患者术区皮肤的准备很重要，手术开始之前 12h 之内（越早越好）进行术区备皮，对肢体、会阴区、患侧半骨盆到髂嵴至少 20cm 的范围进行备皮，并用安尔碘消毒，无菌单覆盖。

2. 手术室的准备　手术室的无菌是至关重要的，因为关节置换的术后感染常常是灾难性的，手术中暴露较大，时间长，同时体内植入异体材料。在关节置换的早期阶段术后感染常常高达十几个百分点。近十几年来，采用了各种方法来减少术后感染率并取得了较好的效果。

需要不需要在层流手术间进行手术目前是有争议的，我们认为，手术室的一切准备都是为相对无菌环境下顺利开展手术做准备，为降低感染率，人工关节置换需要在层流手术室进行，以尽量减少手术室空间存在的尘粒和细菌。手术间建筑成完全或半完全封闭的空间，外界空气经过滤装置通向手术间或手术台周围，滤过的空气所含微粒（包括微生物）应少于每升 35 个。空间换气为间歇性，每小时 20~25次。层流手术室建设费用较高，是关节置换术无菌环境的保证。

人工关节手术器械的灭菌准备要严格于普通手术，常常需要进行二次高压灭菌。在教学单位，手术过程常有参观者，建议减少人工关节手术的参观或建立手术直播间以满足学生的需求，避免进入手术室带来细菌。

患者术前进行预防性抗生素使用，大多数骨科医生建议广谱抗菌药物应该在手术开始之前的短时间内静脉运用，使得术中药物保持组织内高浓度，预防性使用抗生素比单独使用空气净化系统抗感染的作用大。

预防应用的抗菌药物应在切开皮肤 30min 前标注，而且如果手术时间超过 3h 应再追加一次抗菌药物。

手术开始之前，应按标准摆放患者体位，如采用侧卧位，骨盆体位架应挤靠于耻骨联合或髂前上棘上，并且一定要固定可靠，否则术中难以确定髋臼假体的位置。

患者皮肤消毒常用安尔碘或碘酒加酒精，要注意会阴部的消毒和无菌单的缝合固定，以免术中滑脱造成污染。我们采用整个患肢的消毒有利于术中定位和避免污染，常常在采用侧卧位时在手术台前侧摆放一个无菌袋，这样在处理股骨时可将小腿置于袋中而不会污染手术台的无菌术野。

术中采用脉冲冲洗器可使伤口内细菌减少，也可更好地冲洗伤口内的血块和碎屑，以减少术后感染。我们还采用双手套操作、防水手术衣、术中空气清洁机来减少污染。

3. 麻醉和自体输血　硬膜外麻醉或腰、硬联合麻醉的方式对人工髋关节置换术来说已达到要求，但是对老年人来说，可能全身麻醉更加安全，这就取决于患者的身体条件而非麻醉师或手术者的习惯。手术前对患者的全身情况有充分的了解，如糖尿病患者需在术中检测血糖，使用胰岛素控制血糖；术前纠正贫血和低血钾；长期接受激素治疗的患者，术前、术中和术后应静脉给予激素，以防止肾上腺皮质功能危象的发生。

随着关节置换的器械发展和术者经验的积累，人工髋关节手术时间相对较短，手术中失血少，但是在返修术和双侧髋关节置换术中，出血量可达 1 000mL 以上，术中、术后输血常常为治疗方法之一。对于单纯血红蛋白低于 80g/L，有一定的临床症状时需要进行输血治疗。采用术中洗涤红细胞的自体血回收方法可以使异体输血量减少，主要用于返修术、双侧同时置换、Paget 病、先天性髋关节脱位、类风湿关节炎等患者。自体引流血回输仍有一些问题要解决，如引流血的成分有异于自体血、污染问题、回输量的问题等。

（五）手术入路

人工髋关节置换术可采用的入路很多，主要有前方入路、侧方入路、后外侧入路和后方入路。这与术者的习惯有关。各种入路均有优缺点，本节简要介绍各入路的方法和注意事项。

1. 前方入路　又称为 Smith - Peterson 入路、前髂股入路，适用于几乎所有的髋关节手术。

体位：仰卧，术侧臀下垫枕。

切口：起自髂嵴中点，经髂前上棘，向下沿股骨干延长 10cm。

暴露：外旋下肢，牵开缝匠肌，暴露阔筋膜张肌和缝匠肌间隙，寻找股外侧皮神经，该神经自髂前上棘远侧 4～5cm 处跨过缝匠肌。向内侧牵开该神经，自阔筋膜张肌和缝匠肌间隙劈开阔筋膜，结扎并切断肌间隙内的血管。自髂骨嵴拨开阔筋膜张肌的髂骨止点，暴露股直肌及其间隙，结扎并切断股外侧动脉的升支。自髂前上棘、髋臼上部及髋关节囊游离股直肌，内收外旋髋关节，用 Hohmann 拉钩牵开股直肌和髂腰肌，暴露关节囊，切开关节囊后，即完成了髋关节的暴露。

注意事项：本入路有时要切断缝匠肌的髂前上棘止点以改善暴露，有时还要游离臀中、小肌的髂骨止点，亦可行大粗隆截骨改善暴露。缝合伤口时需要注意股外侧皮神经，有时候不慎缝合术后有股前外侧区的麻木。

2. 侧方入路　如下所述。

（1）Watson - Jones 入路

体位：仰卧，术侧臀下垫枕。

切口：以大粗隆为中心，做一直切口，跨大粗隆后部，切口略偏后可以改善暴露。

暴露：经阔筋膜张肌和臀中肌的间隙，切开阔筋膜，向前后牵开阔筋膜，结扎并切断肌间隙内的血管。牵开臀肌，暴露前关节囊。外旋髋关节，松解股外侧肌止点，游离前关节囊，部分切断臀中肌大粗隆止点前部，用 Hohmann 拉钩牵开，暴露关节囊并切开，外旋外展髋关节，使之脱位。

注意事项：如果需要更大的显露，可从粗隆上游离臀中肌腱的前部纤维，或施行大粗隆截骨术，并将其前上部分及臀中肌的附着点向近端翻转。这样的方法可以保护臀中肌的附着点并利于术后再附着。

（2）Harris 入路：这是 Harris 推荐的可广泛显露髋关节的外侧切口，这个切口中股骨头可向前或向后脱位，但需要行大粗隆截骨术，有可能造成骨不连或大粗隆滑囊炎，同时，异位骨化的发生率要高于其他切口。

体位：侧卧位，抬高患髋，外展 60°。

切口：以大粗隆为基底，自髂前上棘后 5cm 处做一 "U" 形切口，沿股骨干下延 8cm。

暴露：自远端向近侧切开髂胫束，在大粗隆水平以一指深入髂胫束深层，触及臀大肌在臀肌粗隆上的止点，在该止点前约一指处切开阔筋膜，即可暴露出深层的臀中肌。为改善关节后侧的暴露，自大粗隆中部水平，斜形切开已向后翻开的阔筋膜，再向内向近端沿臀大肌纤维方向劈开臀大肌约 4cm，贴着前关节囊插入一骨膜起子至髋臼，向前牵开髂胫束和阔筋膜张肌前部。向远侧游离股外侧肌起点，在关节囊和骨外展肌群间插入一骨膜起子，自股外侧肌结节远侧 1.5cm 处，向内向上至股骨颈上面，凿下大粗隆。自大粗隆分离关节囊上部，切断梨状肌、闭孔内肌的股骨止点，直视下切除近端的前后关节囊。自股直肌深部插入一钝 Benner 拉钩，拉钩前部抵住髂前上棘。向上翻开截下的大粗隆及其上附着的外展肌群，暴露关节囊上部和前部。在髂腰肌和关节囊之间插入一拉钩，暴露出关节囊前部和下部。切除术野中暴露出的关节囊。伸直、内收、外旋股骨，向前脱出股骨头。屈曲、外旋股骨，切断髂腰肌，暴露整个股骨头。暴露髋臼时，将大粗隆向上牵开，屈膝，内收、屈曲、内旋髋关节，向后脱出股骨头。

注意事项：术后缝合切口时，髋关节尽量外展，同时外旋 10°，将截下的大粗隆向远侧移位，固定于股骨干的外侧面。

（3）Hardinge 入路：Hardinge 观察到臀中肌的强有力的肌腱附着于大粗隆并绕过大粗隆尖端，改进了前入的外侧切口，避免了大粗隆截骨术。

体位：取仰卧位，并使患髋大粗隆靠近床边，同时使臀部稍离开手术台缘。

切口：以大粗隆为中点做后 Lazy - J 切口。

暴露：沿切口方向切开阔筋膜，在大粗隆中央线切开。向前方牵开阔筋膜张肌，并向后方牵开臀大肌，显露股外侧肌的起点和臀中肌的止点。斜向经过大粗隆切开臀中肌的肌腱，保持臀中肌后侧部分的肌腱仍附着于大粗隆。向近端沿臀中肌纤维方向切开至其中后 1/3 交界处。远端沿股外侧肌纤维方向向前切至股骨的前外表面。提拉臀小肌与股外侧肌的前部的腱性止点。外展大腿，显露髋关节囊的前部。按需要切开髋关节囊。在关闭切口时，用双股不吸收缝线修复臀中肌的肌腱。

3. 后外侧入路　又称 Gibson 入路，是 Gibson、Kocher 和 Langenbeck 首先描述和推荐的髋关节后外侧入路。该入路不需要将臀中肌从髂骨上剥离，并且不影响髂胫束的功能，术后恢复较快。

体位：侧卧位。

切口：切口的近端始于髂后上棘前 6～8cm。在髂嵴的稍远处，沿臀大肌的前缘切开，继续向远端延伸至大粗隆的前缘，然后沿股骨轴线切开 15～18cm。

暴露：从切口的远端向近端至大粗隆沿纤维方向切开髂胫束。然后外展大腿，用手指插入髂胫束切口近端的深面，可触及臀大肌前沿的沟，沿着沟向近端切开臀大肌。将大腿内收，将相邻组织向前后翻开，暴露大粗隆及附着其上的肌肉。

然后，钝性分离将臀大肌的后缘从邻近的梨状肌的肌腱上分开，切断臀中肌及臀小肌在大粗隆的止点，注意要保留部分肌腱，以便关闭切口时缝合。将这些肌肉向前方牵开，这时可以看到髋关节囊的前上侧。在髋关节囊的上部沿髋臼至粗隆间线连线上的股骨颈轴线切开关节囊。屈髋屈膝，并内收、内旋大腿，使髋关节脱位。

Gibson 改进型后外侧切口入路不切除关节囊前方，虽未很好地显露髋臼，但该切口已经足够脱出股骨头及放入假体，且使髋关节脱位的发生率下降。

4. 后方入路　Moore 的切口入路被称为南方显露。

体位：侧卧位，患者健侧在下。

切口：切口始于髂后上棘远端约 10cm 处，平行臀大肌纤维向远端及外侧延长切口至大粗隆的后缘，然后平行股骨干向远端切开 10～13cm。

暴露：沿皮肤切口方向切开深筋膜，钝性分离臀大肌的纤维。在切口近端松解时要注意不要损伤臀上血管。向近端牵开臀大肌的近侧纤维，显露大粗隆。将部分远端纤维向远端牵开，沿远端切口走行方向分离肌肉于股骨粗线的止点，显露坐骨神经，并小心牵开（如术者对此切口熟练掌握后，即没有必要显露坐骨神经），切断骶丛至股方肌和下孖肌的小分支，其中包含至髋关节囊的感觉神经。下一步，显露并切断孖肌和闭孔内肌，如有必要，也可切断梨状肌附着于股骨的肌腱，将这些肌肉向内侧拉开。这时关节囊的后部即可得到很好的显露，从远端到近端沿着股骨颈方向切开髋关节囊直至髋臼缘，将关节囊远端从股骨分离，屈髋及膝关节 90°，内旋大腿，将髋关节从后方脱位。

（六）手术技术

人工髋关节手术技术要求高，涉及手术入路、截骨、髋臼的处理、股骨的处理、骨水泥及非骨水泥假体的安置、脱位及复位的要求等方面，特别在返修病例和类风湿关节炎、先天性髋关节脱位及髋臼发育不良等特殊问题方面要求的手术技术也一样，本节简要阐述人工髋关节置换手术的一般手术技术。

1. 截骨及髋臼的处理　完成髋关节的暴露和脱位后，首先要确定股骨颈的截骨线位置。可以显露小粗隆上缘，用电凝刀或骨刀浅浅地划出截骨线，截骨线一般位于粗隆间线的近侧，术前也可用模板测定柄的大小和颈长，用假体试模确定出股骨颈的截骨线位置。一般在小粗隆上缘 1.5～2.0cm 用摆锯截断股骨颈，如果截骨未达到股骨颈外侧与大粗隆的结合部（在有些大粗隆比较粗大的患者常常会出现），则还需要在大粗隆内侧多切除一些骨质，即做另一纵向外侧截骨，否则粗隆容易发生骨折。取出的股骨头可以用做自体骨移植之用。

取出股骨头后即开始进行髋臼的显露和处理，关节囊的切开有利于髋臼的显露，如果不够满意，可切断臀大肌的股骨止点，在股骨上的腱端保留 1cm 以利术后将肌肉缝合。髋臼的显露有赖于在髋臼前缘、髋臼后柱和髋臼横韧带下放置牵开器，但要注意邻近的血管和神经，避免损伤这些结构。完全切除髋关节盂唇及任何残留的关节囊，将软组织牵入髋臼并将其紧贴髋臼缘切除，切除髋臼内包括圆韧带的所有剩余软组织，偶尔髋臼横韧带有增生肥厚则需要将其切除，这样可以使髋臼能容纳较大的髋臼锉，但需要注意保持刀尖不要切入过深，因为闭孔动脉分支从其下面通过，如果损伤，将很难止血。用骨刀咬除任何凸出于髋臼骨性边缘的骨赘，否则无法正确判断髋臼内壁的位置，髋臼假体的位置就可能安装过度偏外。

不管是骨水泥固定还是非骨水泥固定的髋臼假体，其髋臼的处理是一样需要除去关节软骨和磨削髋臼这一步骤的。使用髋臼磨削时，股骨颈断端应根据切口选择方式向前或向后充分牵开以使磨钻不受阻挡地从前下方放入髋臼，否则磨钻偏向后上方，会过多磨削髋臼后上方的软骨下骨。用最小号髋臼锉开始逐步加大型号磨削髋臼软骨面，保证所有软骨被磨掉，磨削面均匀渗血，寻找髋臼内软骨下囊肿并用小刮匙将其清除。用股骨头颈部的松质骨填入囊腔或骨缺损区，用打入器或磨钻反磨压紧植骨。用髋臼假体试模检查髋臼假体与臼床的对合情况，以及假体的植入方向，然后植入无骨水泥、骨水泥或双极髋臼假体。

2. 无骨水泥固定的髋臼假体植入　髋臼假体的大小由最后使用的髋臼锉的直径来确定，假体和髋臼的紧密相接触提供了一定的稳定性，但需要用栓、钉或螺丝钉加以固定，但需要注意不能使用比髋臼锉大很多的假体来增加初始稳定性，否则假体不能完全匹配，也可能造成髋臼骨折。

髋臼假体的前倾角和倾斜角可以使用髋臼假体定位器来确定。一般最佳倾斜角为45°，最佳前倾角为10°~20°。如果股骨假体为解剖型设计，并已经将前倾角设制入股骨颈，则可将髋臼假体的前倾角置于10°~15°。髋臼假体的过度前倾可导致前脱位。如果采用直柄型假体，可将髋臼假体前倾角调成20°。保持定位器的方向将假体打入髋臼时应检查患者保持完全侧卧位，当假体完全打入时，打击的声音会发生改变，同时通过假体上空隙探查假体是否与骨质密切接触。如果两者之间仍有空隙，则需要进一步打入假体，或重新磨削髋臼，选择合适假体。

经髋臼假体安装螺丝钉有损伤骨盆内外血管、神经的危险。将髋臼分为4个象限，即以髂前上棘与髋臼中心的连线与通过髋臼中心的垂直线分成的4个区，分别为前上、前下、后上和后下。在前上象限内打入的螺丝钉最危险，很容易损伤髂外动、静脉，而穿过前下象限的螺丝钉容易伤及闭孔神经和血管。应尽量避免在这两个象限内拧入螺钉。经过后上象限拧入螺钉较为安全，一般采用直径6.5mm自攻螺钉，螺钉头埋入假体上的螺钉孔，以免影响聚乙烯内衬的植入，螺钉可以借助双侧骨皮质固定达到坚强固定。经过后下象限的螺钉可能穿过坐骨切迹，损伤到坐骨神经和臀上血管，术中用手指可在坐骨切迹附近摸到螺钉，避免损伤。

打入螺丝钉后测试假体的稳定性，假体和骨质之间应该无活动度，冲洗髋臼内面，安装聚乙烯内衬。可在安装试样复位后最终选定内衬的偏心度和偏心旋转位置，防脱位角偏置方向（偏距中心）常置于髋臼上缘或后上缘，以保证关节的稳定性。

3. 骨水泥固定髋臼假体植入　大多数骨水泥固定的髋臼假体表面带有数个预制的：PMMA突起以保证假体周围形成一层3mm厚的骨水泥套，假体的大小既可用聚乙烯臼外径表示，又可用聚乙烯臼外径加上PMMA占位突起的距离表示，故磨削后髋臼的大小应与包括占位突起在内的假体外径一致，否则假体不能完全与髋臼匹配。

在髂骨和坐骨软骨下骨板上钻多个6mm孔以利骨水泥进入，也可在髂骨和坐骨处钻12mm孔，而两者之间另钻6mm孔。钻骨洞时，应注意不能穿透骨盆内壁，否则骨水泥进入盆腔会损伤血管、神经，植骨或用金属网加强修补。彻底擦干髋臼，止血。用骨水泥枪注入骨水泥，先填髋臼底部的骨洞，再填髋臼骨面，然后用加压装置填紧。

用合适的假体定位器植入髋臼假体，假体的边缘应该保持和髋臼骨缘相吻合。没有PMMA的假体不能过分加压，否则髋臼会陷入髋臼内，骨水泥分布不均；而有PMMA假体可以加压，待骨水泥固化后，卸下定位器，更换球形挤压器置入臼内以在骨水泥完全硬化过程中保持压力。

骨水泥完全硬化后，用挤压器在新植入假体周围多处挤压以检查稳定性。如果假体存在松动必须取出重新置换。任何突出边缘的骨赘或骨水泥必须清除，否则术后可导致碰撞和脱位。

4. 非骨水泥固定的股骨假体植入　非骨水泥固定的股骨假体有直柄和解剖型等不同类型，直柄型需用直的髓腔锉扩大髓腔，解剖型柄需要用软钻扩大髓腔。髓腔钻应从最小号逐渐增大直径直到感到磨到坚硬的骨皮质，特别当磨至比模板确定的假体型号小一号时应该注意，不要过度磨削髓腔，判断轴向髓腔钻在髓腔内的稳定性，钻头顶端不应在任何平面发生倾斜。轴向扩髓时，必须在大粗隆内侧开槽，以顺利完成扩髓，否则有可能发生股骨假体内翻。解剖型假体扩髓一般需要一定程度的过度扩髓以适应解剖型假体体柄的轻微曲度。

处理股骨近端股骨颈内侧残留的松质骨，锉的方向应与髓腔钻的轴向完全一致，避免过度前倾。将髓腔锉打入的过程中要控制其前倾。每个尺寸的髓腔锉只能打入一次，最后一个髓腔锉完全打入后，锉的上缘达到股骨颈的截骨线，再敲击时不应有任何移动，如有移动表明其不稳定，可加大一号锉磨或改用骨水泥固定的假体。

采用带颈领的柄有必要精确处理股骨颈，而用无领柄时该步骤无关紧要。股骨颈截面的最终位置应与术前模板确定的小粗隆上方截骨的平面一致。

多数全髋系统中头颈试样均可安装于假体髓腔锉柄上，根据选定的股骨头直径和高度，在髓腔锉上安装试模，术前下肢有短缩的患者还需要加大股骨头高度才能延长下肢长度。

如果颈长合适就可以进行髋关节复位，冲净髋臼内的任何碎屑，复位时应避免暴力。复位成功后，正确判断关节稳定性，做髋关节各方向的被动活动，检查下肢长度，极限活动时有无股骨和髋臼的相碰击。能完全伸直并外旋40°以及屈曲至少90°并内旋45°是髋关节稳定性所必需的。如果髋关节很容易脱位并且股骨头可很容易牵离髋臼大于数毫米，则应该改用长颈假体。

如果髋关节稳定性可以接受，就可以取出试模，安装最终选定的假体。假体的插入要保持前倾角，用打入器将假体柄打入髓腔，勿用暴力，否则可造成股骨骨折。如果有颈领的假体没有完全和截骨平面接触，宁可让其偏高也不冒股骨骨折的风险。如果出现股骨骨折，必须取出假体，将骨折用钢丝固定或环抱器固定再打入假体，如假体不稳定必须换用长柄假体或骨水泥型假体。

5. 骨水泥固定的股骨假体植入　骨水泥固定适用于65岁以上患者，并且股骨皮质薄或骨质疏松，不能达到可靠的紧压配合固定。其扩大髓腔的步骤和非骨水泥固定的假体相似，但骨水泥固定的假体对髓腔的要求不像非骨水泥固定型那样严格，为保证有足够的骨水泥充填假体与髓腔之间的缝隙，与骨水泥固定假体配套的髓腔锉应该较假体略大。

准备填入骨水泥之前应该冲刷髓腔，清除碎屑和血块，然后用骨栓或塑料栓堵塞髓腔远端，以便于加压充填骨水泥，防止骨水泥进入股骨远段。栓的位置应该位于假体末端1~2cm处，如果过分偏远，将给返修术清除骨水泥造成极大的困难。最好用脉冲冲洗器彻底冲洗髓腔并用干纱布擦干血液，用纱布保护周围组织以阻挡骨水泥的溢出。

用骨水泥枪将骨水泥注入髓腔，骨水泥枪应从髓腔远端向近端边注边退，依靠骨水泥的压力将喷嘴逐渐退出髓腔，将选定的假体柄插入股骨髓腔，使假体完全进入髓腔。在假体上持续加压，直至骨水泥完全硬化。清除所有骨水泥碎屑，检查假体的稳定性。复位后检查活动度及稳定性同非骨水泥固定型假体的植入。

关节复位后，保留的关节囊可修复，如果没有保留关节囊可直接修复软组织，重建周围切断的组织和大粗隆，仔细重建软组织有利于增加术后髋关节的稳定性。在阔筋膜深层放置负压引流管，缝合阔筋膜，逐层缝合皮下和皮肤。

6. 髋关节表面置换术假体植入　充分暴露髋臼后，切除髋臼后缘所有可能阻碍股骨头脱位的骨赘，将其脱位。髋臼假体是半球形金属假体，假体大小术前需根据X线测量片确定，较所用的最大号髋臼磨削器大1~2mm，这样假体植入初期稳定性甚好。所用股骨假体的型号应根据股骨颈直径决定，髋臼假体应与股骨假体相对应。在整个股骨头处理过程中不应破坏股骨颈皮质的完整性，以免导致股骨颈骨折。首先在导引器指导下顺股骨头颈的中轴线打入一支导针，并用环形测试器检查证实。用空心钻沿导针打入，套上与金属杯内径相同的环形铰刀，切除股骨头侧面的软骨面，切除破坏的骨质及增生缘。注意避免导针偏心或偏轴而错误铰切。然后，换上杯高指示环，切除残留头的穹顶，用股骨头阴锉将头磨到正好套入金属杯为止，切忌磨得太多以免术后发生股骨颈骨折。用股骨头外形接触测量器检查磨削后的股骨头，如磨削后的股骨头上有囊性变，可用刮匙刮除，刷洗削磨好的股骨头，擦干，在股骨头上钻3~4个直径为3mm、深0.5cm的骨孔，将调好成团的黏固剂填入金属杯内和头骨孔内，迅速用持杯器将杯套在股骨头上，金属杯的中心与股骨颈的轴线必须一致，用金属杯加压器压紧金属杯，使金属杯与骨质紧密相贴；将自金属杯周围和顶孔溢出的黏固剂刮除。待黏固剂固化后去除加压器。复位、检查髋关节活动有无异常，逐层缝合。

二、髋关节翻修术

人工全髋关节置换术已成为重建髋关节功能的重要方法，全世界每年开展全髋关节置换术已超过50万例，15～20年生存率达90%。随着该项技术的广泛开展，由于患者自身因素、假体的机械磨损及生物学因素等引起假体松动的发生率随之增加，其中约有10%需要进行翻修。且随着时间的推移，假体失败的病例逐渐增多。髋关节翻修前见图4-1。

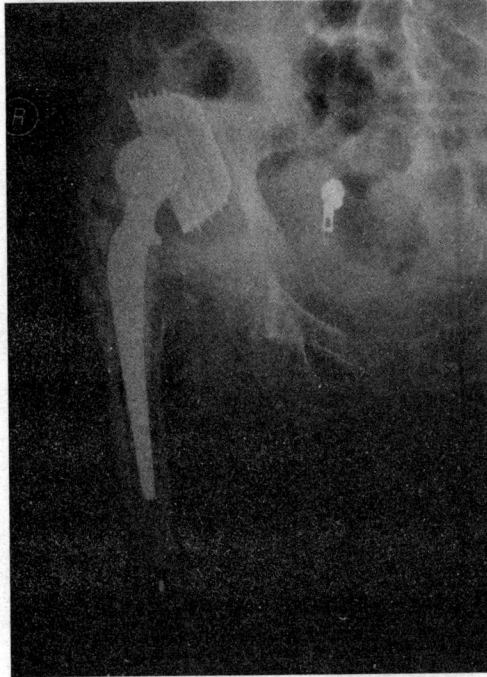

图4-1　髋关节松动翻修前

（一）髋关节置换术后翻修的原因

全髋关节置换术后翻修的原因主要是无菌性松动、骨溶解；其次为感染、假体断裂、复发性脱位等，这些均导致假体位置的改变（假体处于非生理位置）和股骨或髋臼的骨缺损。患者出现髋部疼痛，髋关节功能明显受限，下肢畸形而不得不寻求医疗帮助。

影响髋关节假体无菌性松动的因素很多，现在国内外文献较一致地认为：人工关节磨损产生微粒碎屑启动了由巨噬细胞介导的炎性反应，最终导致假体周围的溶骨，进一步产生假体松动。巨噬细胞、破骨细胞、成骨细胞、成纤维细胞等多种细胞参与这一反应，在假体周围形成界膜，并释放肿瘤坏死因子（TNF-δ）、白介素1（IL-1）、白介素6（IL-6）等多种溶骨因子，最终导致假体周围骨溶解，进一步产生髋臼侧和股骨侧假体松动、下沉。因此，改进假体设计，提高手术技巧，寻求新型材料以减少聚乙烯磨屑及假体各组件之间的磨损是今后的研究方向。

感染引起的炎症性松动也是全髋关节置换术后翻修的主要原因。感染松动需要先去除原来的假体，经过足够、有效的消炎后方可植入新的全髋假体，可分为一期翻修或二期翻修（图4-2和图4-3）。感染性松动处理十分棘手，易导致感染迁延不愈或感染扩散，严重者不得不行患肢截肢术。故在决定患者需进行全髋翻修手术时排除感染引起的失败是绝对必要的。做出正确合理诊断的关键不是单用临床检验，而是临床症状和检验的正确结合。在绝大多数情况下，根据病史、红细胞沉降率及C反应蛋白水平检查能诊断或排除感染。

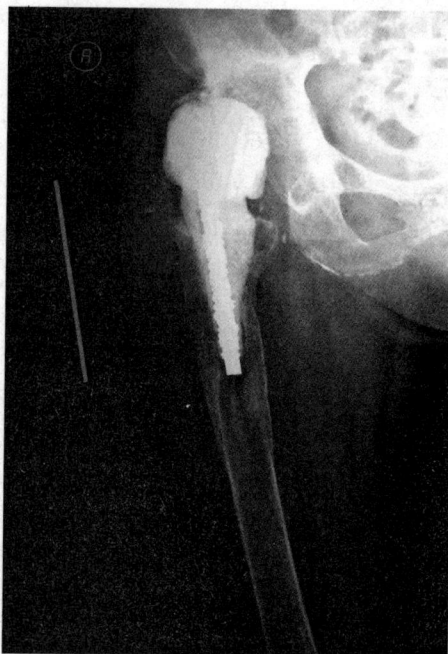

图 4 - 2　髋关节翻修一期

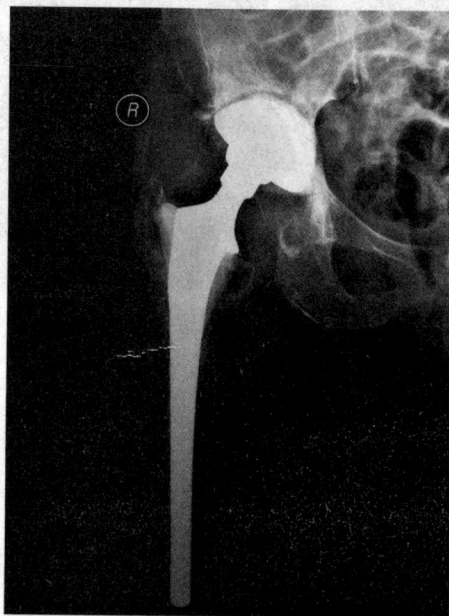

图 4 - 3　髋关节翻修二期

　　假体断裂和复发性脱位主要与人工关节的设计和选择不当、手术技术错误以及术后不正确的练功与外伤有关，一般在手术后近期内发生。随着生物材料和假体设计的改进、手术方法的正确选择，以及成熟的手术技术和术后正确指导性练功与活动，这些全髋关节假体置换术后近期的并发症是可以避免的。

（二）髋关节置换术后需要翻修的临床表现

　　疼痛是需要翻修手术患者最突出的症状与主诉。全髋关节术后经历一个疼痛缓解、消失期后，又重新再现疼痛症状，经过一段时间的对症治疗，疼痛症状未能缓解，或者症状继续加重，往往提示假体松动的可能。单纯假体松动所致的疼痛特点是静止、卧床休息不引起疼痛，搬动患肢和活动时引起明显的疼痛。感染性髋部疼痛是静息痛、夜间痛，负重时疼痛加剧是其重要的特点。假体断裂和复发性脱位一般发生在手术后不当的功能锻炼或运动时突发性患髋疼痛。疼痛发生在臀部或腹股沟部，很可能是由于髋臼假体松动。大腿外侧部位疼痛，并向小腿前内侧发射，往往是股骨假体柄松动。

髋关节功能活动受限是需要翻修手术患者的另一症状。单纯或感染假体松动的患者髋关节功能活动受限是逐步加重。

（三）髋关节置换术后需要翻修的 X 线影像学评估

假体松动是关节置换失败的最主要原因。假体周围出现一个连贯的直径大于 2mm 以上透亮区，尤其在随访过程中，透亮区不断增宽，那么 X 线影像学诊断假体松动是无疑的，但还是要结合临床症状。

如果骨水泥型假体与骨水泥明显移位，或骨水泥断裂或碎裂，或假体断裂或变形，那么假体松动是肯定的。当然 X 线表现必须与临床症状相结合，如果假体单纯地下沉 2mm，而患者没有疼痛和髋关节功能障碍，一般不考虑假体松动，但要定期随访。

生物学固定假体在 X 线影像学上除了显示骨吸收、骨溶解等晚期并发症表现外，还有一些特殊现象，例如柄假体下沉、柄远端局限性股骨皮质增厚、假体柄尖端远处髓腔内骨增生、髓腔封闭或假体柄表面光滑部分周围出现骨硬化线，这一些在 X 线影像学上的表现都说明假体柄的远端承受较大的应力，假体柄松动。

髋关节置换术后需要翻修的病例，术前必须通过 X 线影像学检查对髋臼侧和股骨侧骨缺损的情况进行评估，做到术前心中有数。髋臼缺损的分类目前普遍接受的是 D'Antonio 提出的 AAOS 分类方法，共分为 5 型：Ⅰ型为节段性骨缺损（边缘性、中央型），指髋臼边缘性或内侧壁骨缺损；Ⅱ型为腔隙性骨缺损，指髋臼变深，但边缘仍存在，可分为髋臼上、前、内、后或整个髋臼变深；Ⅲ型为混合性骨缺损，指兼有节段性骨缺损和腔隙性骨缺损；Ⅳ型为骨盆不连续，指髋臼前、后方向骨缺损；Ⅴ型为关节融合，指髋臼无骨缺损，但整个髋臼腔充满骨组织。

股骨侧骨缺损较常用的两种方法是 AAOS 和 Paprosky 分类方法。AAOS 共分 5 型：Ⅰ型为节段性骨缺损，是指股骨的支持骨壳有缺损，位置可以在近端、中间或大转子；Ⅱ型为股骨骨缺损，表现腔隙性骨缺损，骨缺损发生松质骨与皮质骨内层的缺损，股骨的外壳不受影响；Ⅲ型为混合性骨缺损，指兼有节段性骨缺损和腔隙性骨缺损；Ⅳ型为股骨对线不良，则用于评估 Paget 病、髋发育不良与脱位等患者需要行全髋关节置换术；Ⅴ型为股骨干不连续，可因假体周围有骨干或骨折不连接而需要做髋关节翻修术。Paprosky 分类方法考虑股骨干的支持能力，是专为广泛涂层非骨水泥股骨假体而设计的。

（四）髋关节置换术后需要翻修的手术治疗

髋关节翻修手术成功取决于 3 个因素：①完整地取出原来的髋臼和股骨侧假体；如果是骨水泥型假体，需要取出所有的骨水泥以及骨水泥与骨质间纤维假膜。②髋臼和股骨侧骨缺损的重建。③植入新的髋臼和股骨假体，并且得到有效、可靠的固定。

翻修手术时，完整地取出原来的髋臼和股骨侧假体的同时，需要尽量地保护髋臼和股骨侧骨质，避免造成骨质缺损的加重，甚至导致髋臼或股骨骨折。对于骨质吸收、骨质缺损严重的病例，取出髋臼和股骨侧假体并不困难。但是在翻修手术病例中，许多需要使用特殊的薄的骨凿或电锯分离假体与髋臼、股骨骨质之间的连接，方可取出原来的假体，而且手术操作应轻柔。如果原来髋关节置换使用的是骨水泥型假体，翻修手术时，需要取出所有的骨水泥以及骨水泥与骨质间纤维假膜。这时要求手术光源理想，手术者要有耐心，必要时应使用 C 臂机在透视下清除残留的骨水泥或假膜。因为手术时髋臼或股骨髓腔内如遗留少许骨水泥或假膜，会导致翻修假体植入方向偏离正确的角度或假体植入不能得到可靠的固定。

在行人工全髋关节翻修时，髋臼骨缺损的处理十分重要，与髋臼假体的稳定性有着密切的关系。恢复髋臼的骨性结构，可根据髋臼缺损的 AAOS 分类采取不同的方法。对Ⅰ型节段性骨缺损，由于髋臼的边缘及内侧壁骨缺损，需行大块结构骨植骨且使用螺钉或髋臼钢板固定。对于Ⅱ型腔隙性骨缺损，其髋臼前后柱及顶部、骨侧壁等骨性结构均完整，而髋臼顶深而薄，故宜行颗粒骨打压植骨。而Ⅲ型混合型骨缺损和Ⅳ型骨盆不连续性骨缺损，除行打压颗粒性骨植骨外，必须应用髋臼重建钢板或金属钛网重建髋臼，以加强髋臼的强度。Ⅴ型关节融合型，手术的关键是寻找到髋关节真臼和真臼底的位置，磨锉真臼时不应过深对于髋臼腔隙性缺损，可用移植骨块、碎屑性移植骨、骨水泥或特殊形状的假体来修复缺损。

如果髋臼杯与宿主骨接触面积大于50%，可选用非骨水泥髋臼杯，并且需用螺钉固定。对此类骨缺损，用骨水泥髋臼杯和髋臼顶环，与不用骨水泥髋臼杯相比，手术成功率近似，两者在骨质吸收和骨块迁移方面临床结果相似。如果髋臼杯与宿主骨接触面积小于50%，就应用带有顶加强环的髋臼杯，并且需用骨水泥固定；也可用打实移植骨的骨水泥技术来固定。对非包容性缺损或节段性缺损来说，为获得对假体的支持，骨块重建是必需的。结构性移植骨块需用螺钉固定，固定之前，需将移植骨块的形状进行修整，以获得与宿主骨之间最紧密的接触。由于结构性移植骨可因骨吸收和塌陷而致手术失败，所以应尽量增大髋臼杯与宿主骨的接触面积。髋臼杯跨越移植骨与宿主骨接触非常重要，这样可使移植骨与宿主骨形成桥式连接而保护了移植骨。由于异体骨的骨诱导能力差，所以在应用结构性移植骨的同时，应用自体碎屑骨，并将其植于宿主骨和异体骨交界面，以增加骨融合发生的可能性。对此类缺损而言，骨水泥与非骨水泥髋臼杯在治疗效果上相同；但若移植骨对髋臼杯的支持面大于50%，建议用骨水泥髋臼杯，同时加用髋臼顶环，可取得良好效果。

对于股骨侧骨缺损，也可以根据骨缺损的类型采用不同的方法。股骨轻度的腔隙性缺损采用压紧颗粒骨植骨，范围较大的腔隙性缺损采用压紧颗粒骨，还需用金属网罩加强。股骨侧节段性骨缺损，采用结构性骨植骨。为了促进骨愈合，可加用自体碎屑骨移植，有时自体碎屑骨不足，将自体碎屑骨与异体颗粒骨混合后移植。股骨近端严重的节段性骨缺损或混合型缺损时，只能采用长节段的异体结构骨移植。

翻修术股骨假体选择，通常应选择广泛涂层或全涂层的加长假体，并且长度至少要超过原来假体尖部一个皮质骨的直径，通常使用长度为170cm，甚至220～230cm，例如多组合式假体（SROM），目前在临床使用较多。对于采用结构性骨植骨的病例，除了移植骨块较小外，一般使用骨水泥型假体置换（图4-4～图4-6）。

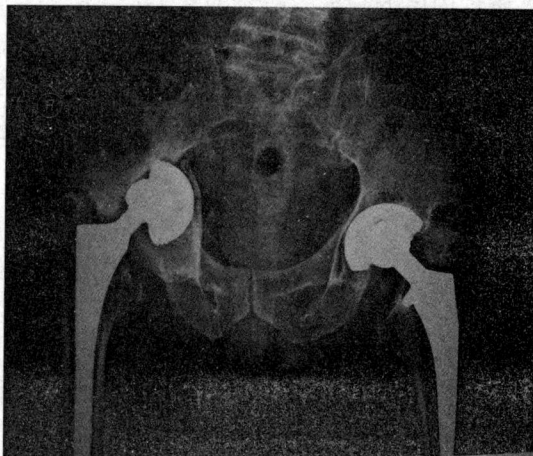

图4-4 髋关节翻修术前

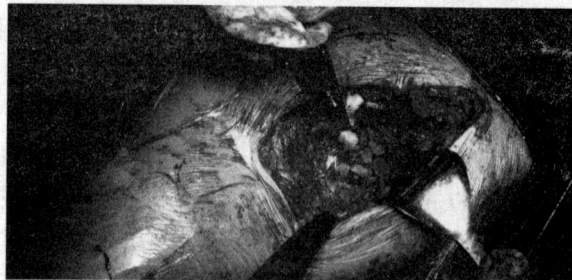

图4-5 髋关节翻修术中

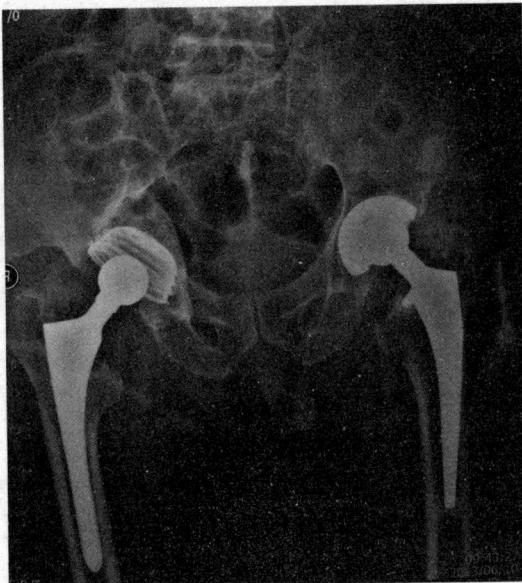

图 4-6 髋关节翻修术后

三、关节置换类型

无柄髋关节置换术：有柄人工关节置换术，因该病特有的力学、生物学等因素导致失败率较高，从而限制了人工关节的远期疗效。因此，对于年轻患者尽可能采用确切有效的手术治疗手段以获得良好的关节功能、又能拖延或避免过早进行有柄全髋关节置换是目前临床治疗中关注的课题。上海冉升、复升医疗器械有限公司研制的第三代无柄解剖型人工髋关节是在第一、二代基础上依据国人髋部骨质的特征与髋关节受力状态加以分析后研制出来的。具有能和股骨上端皮质骨大面积多点支撑和后期骨组织长入固定的特点。

有柄人工髋关节置换术后约 62.3% 会因应力遮挡而发生骨质丢失。临床随访资料显示无柄髋关节置换术后基本达到了早期的机械固定和后期的生物固定目的，无柄髋关节假体的应力分部与原体的应力分布相同，早期还保证了三个方面的稳定性，尤其是旋转稳定以及矢状面的稳定，这与罩杯和股骨颈皮质固定有关。无柄髋关节置换术后其股骨颈的骨密度则增加，这是因为应力重新回到了股骨颈及大小转子。股骨近端的相关生物力学主要抗压力、主要抗张力、次要抗压力及大转子间等五道力学在股骨头颈间汇总后，在股骨颈内交叉后走向股骨干内外侧皮质骨。所以保留股骨颈就等同于保留了股骨近端完整的结构及功能，无柄髋关节置换术可以避免应力遮挡的发生，没有应力遮挡就会减少局部的骨溶解，因此无柄髋关节置换术出现人工髋关节炳出现的松动、下沉、折断及股骨干骨折等并发症的可能性非常小。无柄髋关节置换术基本采用非骨水泥固定，是靠股骨颈保护装置与股骨颈紧密吻合打压使其紧密吻合，再采用中心钉穿透股骨干对侧皮质进行中心固定，及大小粗隆松质骨螺钉固定。生物无柄髋关节假体具有低应力、小变形、高稳定、抗松动等一系列优异的力学特性。

（王景信）

第三节 人工膝关节置换术

一、概述

进入 20 世纪 70 年代后，随着大量相关学科的飞速发展，人工膝关节置换术迎来了发展的快车道。以假体设计为中心，从单纯铰链式到半限制型，进而发展到非限制型假体。由于新的假体设计、新材料、新技术和新方法的发展，人工膝关节置换作为一项成熟的治疗方法，在更多疾病及更大年龄范围中得到推广应用，并相应减少并发症，成为广泛接受的经典手术之一，已被广大患者和医生所接受。随着老龄化社会的到来，骨与关节疾病的发病日益增多，全膝关节置换数量急剧攀升，手术量已居人工关节首位。在发达国家，全膝关节置换术已是全髋置换的 2~3 倍。

1. 限制型（铰链式）人工膝关节　20 世纪 40 年代后期，单轴运动的铰链式人工膝关节开始应用于临床试验。为增加稳定性，胫/股骨假体均有长柄插入髓内；为更好地固定铰链式假体，假体柄表面呈孔隙状，期望骨长入以辅助固定。20 世纪 60 年代起，几乎所有的完全限制型假体均改用骨水泥固定。铰链式人工膝关节本身具有良好的内在稳定性，对关节周围韧带等软组织的功能完整性要求低，下肢力线易于掌握，手术操作简便易行。随着铰链式人工膝关节假体应用于临床，出现一系列并发症：铰链断裂、假体松动、术后感染比例惊人，假体失败率可达 20%~30%，使用寿命最长不超过 10 年。经过几十年的改进，铰链式人工膝关节在翻修手术和复杂的初次置换、肿瘤患者的保肢假体中仍占有一席之地。

2. 半限制型人工膝关节　20 世纪 50 年代到 20 世纪 60 年代设计的铰链式假体绝大部分为单轴铰链型，假体只允许膝关节单一平面上的活动，因而不符合正常膝关节的生物力学，会导致假体－骨水泥－骨组织界面应力异常集中，产生大量磨屑和假体松动断裂、感染、骨折等并发症。并且一旦假体失败，无法施行补救性的翻修术。研究者逐步认识到膝关节的活动非常复杂，增加活动轴，抛弃了单轴铰链结构，改用连结式结构，使得假体具有一定范围内的多平面活动能力，兼顾屈伸与旋转，关节面采取金属对塑料，提高了假体存活率。这类假体尽管总体效果仍远不及非限制型假体，但其良好的内在稳定性被充分利用，发展成旋转铰链膝、球心膝及与表面置换"杂交"的高限制性膝（CCK）等。在软组织平衡非常困难、内外侧副韧带功能丧失的病例，尤其是翻修病例，以及肿瘤患者的保肢手术中可以轻易矫正畸形。

3. 膝关节表面置换　吸取铰链式人工假体的教训，1969 年英国 Gunston 的多中心型膝采用金属－高分子聚乙烯材料组合，用骨水泥固定，具有划时代的意义。20 世纪 70 年代发明了许多种最大限度减少限制性的膝关节表面置换假体。它要求内、外侧副韧带功能较好，能提供完好的膝关节稳定性。由于设计理念的不同，全膝关节假体即双髁置换假体，主要分为后交叉韧带保留型、牺牲型和替代型 3 种。

前交叉韧带不保留已成为大多数研究者的共识，而后交叉韧带保留还是替代的争论一直没有停息过。主张保留后叉韧带的理由是保持膝关节的本体感觉，利于控制膝关节的位置和运动；保持生理状态下股骨后滚，减轻假体表面的摩擦力，进而减小界面剪切力，延长假体寿命；模拟生理情况下运动学机制，改善全膝置换术后步态，尤其下楼梯时明显。但最近的动态 X 线研究显示：保留后叉韧带的假体并没有复制正常膝关节的运动机制，相反许多病例因为后叉韧带的张力不正常，屈曲时股骨髁前移，反而减少了屈曲活动度，加大衬垫的磨损。新一代的后稳定型假体改进凸轮－立柱机制，防止高屈曲度时脱位，允许膝关节更好地活动。精确判断后叉韧带的情况对术后假体寿命、关节功能至关重要。现今多数厂家的假体都能在术中由后交叉韧带保留型改为后方稳定型，一般的，后稳定型假体对于技术要求更低，纠正畸形效果更可靠，年手术量在 20 台以下的医生，推荐选用后稳定型假体。

4. 活动半月板假体　固定半月板膝假体很难同时满足少限制性、高活动度和低接触应力的要求。平坦的聚乙烯平台对膝关节活动限制程度小，但屈膝活动中股骨髁对平台是点接触，局部压应力大，加重聚乙烯磨损，影响其寿命。但聚乙烯平台关节面杯状曲度，增加接触面积，固然可以减少磨损，但同时也限制假体活动，引起假体－骨水泥界面剪切应力增加，导致松动。以低接触应力膝假体（LCS）为代表的滑动半月板假体模拟半月板功能，膝关节活动时聚乙烯垫能前后移动及旋转，可增大接触面积，减少压应力负荷，延缓磨损，同时具有一定的活动限度（稳定性），减少假体松动率。理论上，滑动半月板型假体更符合膝关节的复杂的运动生物力学特点，广受膝关节外科大家的推崇，但到目前为止，固定半月板假体仍是主流。

5. 非骨水泥固定假体　实践证明，绝大多数骨水泥固定型假体的临床效果是令人满意的。但是，骨水泥本身存在一些缺陷，碎屑可引起远期假体松动已经得到临床证实。随着选择全膝关节置换术患者年龄降低，要求更大的活动度、更长的使用寿命。随着非骨水泥髋关节假体的成功，膝关节假体置换也自然开始非骨水泥固定。长期临床证明，胫骨平台假体的骨长入情况也远不如骨水泥可靠，因此要求术后推迟负重4~6周。现阶段的随访资料并未显示非骨水泥假体具有优势，但随着技术的进步，年纪轻、骨质好的患者应首选非水泥固定型假体。

二、初次全膝关节置换术

（一）初次全膝关节置换术的适应证

手术适应证选择是否正确是影响临床效果的首要因素。人工膝关节置换术的主要适应证是解除因严重关节炎而引起的疼痛，无论其是否并发有明显的畸形，经过保守治疗无效或效果不显著的病例。包括：①各种炎性关节炎，如类风湿关节炎、骨性关节炎、血友病性关节炎、Charcot 关节炎等。②终末期创伤性关节炎。③大范围的骨坏死不能通过常规手术修复。④少数老年人的髌股关节炎。⑤感染性关节炎遗留的关节破坏（包括结核）。⑥大面积原发性或继发性骨软骨坏死性疾病。⑦骨缺损的补救，如肿瘤相关疾病。

全膝关节置换术并不是一种十全十美的手术方式，因为膝关节置换后假体的使用寿命有限，并且与患者活动水平呈负相关关系，因此常适用于年龄较大的、有较多坐立生活习惯的患者。该手术也适用于比较年轻的，如类风湿关节炎、强直性脊柱炎等患者，多关节受累致严重功能障碍的，可明显改善生活质量。

全膝关节置换术的目的是解除疼痛、改善功能、纠正关节畸形，以获得一个长期稳定、无痛、有良好功能的膝关节。对于有中度关节炎有不同程度疼痛，估计未来畸形加重，可能影响到拟行人工关节置换术的预期效果时，畸形可作为手术适应证。当膝关节屈曲挛缩超过30°并发有明显步态障碍难以恢复伸直时，将需要手术治疗。在软组织平衡非常困难，内、外侧副韧带功能丧失的病例，尤其是翻修病例，以及肿瘤患者的保肢手术多数需采用限制型假体。同样，当内翻或外翻松弛严重时，必须使用半限制型假体以防止继发的冠状面上的不稳定。在未达到这种松弛程度之前时可以采用非限制型假体，无冠状面限制，活动度更大，有更长的使用寿命。

（二）初次全膝关节置换术的禁忌证

全身和局部关节的任何活动性感染应视为膝关节置换的绝对禁忌证。此外下列情况也属禁忌：①患肢周围肌肉、神经、血管病变。②膝关节已长时间融合于功能位，没有疼痛和畸形。③严重骨质疏松或骨缺损可能导致内植物不稳定。④全身情况差，并发有严重内科疾病，未获有效治疗。相对禁忌证包括年轻患者的单关节病变、术肢有明显的动脉硬化、术区有银屑病等皮肤病性或神经性关节病、术后活动多、肥胖症、手术耐受能力低下等，这些因素在术前均需仔细考虑。此外，患者精神不正常、对人工关节不理解等将会严重影响手术效果。

（三）初次全膝关节置换术的术前评估与准备

手术成功与否有赖于五方面的因素：①病例选择。②假体设计。③假体材料。④手术技术。⑤术后康复。良好周密的术前评估与准备是取得全膝关节置换术成功的关键之一。通过术前评估充分了解患者的总体情况，选择适于患者特殊需要的假体类型和尺寸，预防围术期并发症的发生。病情越复杂，术前评估与准备越严密，越周详。

1. 下肢力线　正常解剖情况下，在站立位，髋、膝、距小腿关节中点成一直线——下肢机械轴线；同时，经膝关节胫骨平台的水平轴与地面平行。股骨解剖轴与下肢机械轴在膝关节中点相交，形成平均为6°的外翻角。精密的术前测量为术中准确截骨提供依据，保证下肢力线与下肢机械轴重合。和人工全髋关节置换术不同，人工全膝关节置换术对手术技术的要求很高，前者可容许5°~10°甚至20°的误差，而后者下肢力线只要有5°的误差就明显影响手术效果，缩短假体寿命，10°骨关节炎患者很少出现下肢其他关节同时受累的情况，但严重的类风湿和强直性脊柱炎患者，术前必须对双下肢髋、膝、距小腿及双足的功能和结构，其他关节是否有畸形，力线是否正确等做评估。对那些严重下肢力线不正常，而又不能在膝关节置换同时矫正的畸形，应先行手术矫正。

2. 髌股关节　股四头肌的力线与髌腱延长线之间存在一个外翻角（Q角）。所以，髌骨在生理情况下就存在向外侧移位的倾向，股骨外侧髁也比内侧髁高。膝关节骨关节炎患者中普遍存在髌骨外倾、外移，其他病例也不同程度存在外侧支持带紧张，手术中髌骨都有脱位的可能。为改善髌骨运动轨迹，必须重建正确的髌骨－滑车轨迹：①股骨前外侧截骨较多。②股骨远端外旋3°截骨。③髌骨假体稍偏内。术前摄髌骨轴线位X线片，充分了解髌股关节，完善的术前准备才能有的放矢，避免不必要的髌骨外侧松解。

3. 软组织平衡　软组织平衡是膝关节置换术成功与否的关键，必须予以充分的重视。毫不夸张地说，全膝关节置换术实质是软组织手术。相比之下，髋关节周围丰富的肌肉能自动调节软组织的平衡，保证关节的稳定性，而膝关节的软组织平衡完全取决于手术本身。无论如何延长术后制动时间和肌力训练都不能纠正软组织的失衡。全膝关节假体除铰链式假体和高限制性假体设计上较少依赖膝关节本身的稳定结构外，其他部分限制性假体与表面置换都要求膝关节本身的稳定结构，尤其是内、外侧副韧带的功能至关重要。内、外翻畸形导致相应的内、外侧副韧带被牵长而松弛，术中要求对侧软组织松解或者并发同侧韧带的紧缩，其软组织松解的程度和范围由内、外翻畸形的程度决定。

（四）初次全膝关节置换的手术入路

经典的全膝关节置换手术入路是经膝前正中皮肤切口，髌旁内侧入路。皮肤切口以膝正中切口最常用，也可行外侧切口或旁内侧切口。膝正中切口从髌骨上缘以上5cm至胫骨结节内侧连线，切皮时膝关节半屈曲位，皮下组织滑向两侧而增加暴露。该切口暴露最充分，兼顾内外，瘢痕小，出现愈合不良或感染时不易直接通向关节腔。若局部既往有切口，横行的瘢痕一般无影响，纵行的则应采用原切口，以免新旧两切口间皮肤坏死。

1. 髌骨内侧入路　经股内侧肌髌骨止点旁切开关节囊绕向髌骨内缘，向上延纵轴切开股四头肌肌腱内侧1/3，向下延长至胫骨结节内侧。屈膝90°，将髌骨向外侧翻开，暴露整个膝关节前部。切除髌下脂肪垫，切除前交叉韧带，用Hohmann拉钩将胫骨平台撬出，充分暴露。

该入路是最经典的全膝关节置换术入路，至今为大部分医生采用。它的暴露较清楚，术中可以根据需要方便延长，很少有胫骨或股骨的并发症。切口远离重要血管神经，相对安全。但该入路髌骨外翻，损伤了股四头肌和髌上囊，干扰伸膝装置，造成一系列髌股关节的问题，如术后易出现髌骨脱位、半脱位。

2. 股内侧肌下入路　在髌骨内侧缘中点处向下切开关节囊直至胫骨结节上缘内侧。向上，在股内侧肌髌骨止点下方关节囊缝合一针，作为术后关闭关节囊的标志。屈膝，寻找股内侧肌肌腹向前牵开并翻转，确定其在内侧髌旁支持带的腱性移行部分，保持肌腹张力，"L"形切开关节囊。向外翻开或仅牵开髌骨，其余暴露同上。

股内侧肌下切口被认为是最符合生理解剖学的一种入路，可完整保护伸膝装置，是影响髌股关节稳定性和运动轨迹最低的方法。髌骨血供保护较好，有一定抵抗感染的能力。行此切口的患者术后疼痛较轻，由于不触及髌上囊，术后粘连较少，伸膝力量恢复很快，可以明显减少患者卧床时间，从而减少并发症的产生。但股内侧肌下入路周围重要的血管神经较多，切口的延长有一定限制，髌骨翻转困难，故过度肥胖、股骨过短、骨关节肥大性改变、骨质疏松及翻修手术患者不宜行此手术入路。

3. 经股内侧肌入路　同样的，从髌骨内上极向下切开关节囊直至胫骨结节上缘内侧，在膝关节屈曲状态下，在股内侧肌髌骨止点，向内上方沿股内斜肌肌纤维将其分开，其余同上。

该切口较股内侧肌下切口容易翻转髌骨，兼顾髌股关节稳定性好的特点。轻度干扰伸膝装置，术后粘连较少，恢复快。其暴露难易程度介于髌旁内侧切口与股内侧肌下切口之间，在患者的选择上也有同样的限制。此外，切口经肌腹，疼痛明显，止血困难，易出现血肿引发感染，关闭切口前应注意止血。

4. 外侧入路　严重膝外翻的患者为避免内侧入路造成膝关节不稳，同时很容易损伤髌骨与皮肤血供，多采用外侧入路。经髌骨外侧缘直切口切开皮肤、皮下及外侧支持带。膝关节屈曲60°，由髌骨外上缘切开，向下延伸，于Gerdy's结节截骨，连同与其相连的髂胫束、胫前肌一起掀起，作为关节囊切口的外侧缘。骨膜下行外侧副韧带、腘肌腱松解。必要时切除腓骨头，注意保护腓总神经。

该入路技术要求高，暴露困难，对患者选择严格，多数情况翻转髌骨困难。但是该入路松解外侧软组织，将切口与外侧关节囊、支持带松解切口合二为一，能最大限度地保护髌骨血供。经过髂胫束，对股四头肌和髌上囊影响小；术中髌骨内移，胫骨内旋，最大限度地保护伸膝装置，对严重膝外翻患者特别适用。

（五）初次全膝关节置换的手术方法

人工全膝关节置换假体众多，设计理念各不相同，但目前一致认为人工全膝关节置换术后膝关节应外翻5°～7°，误差不超过2°；正常胫骨平台有3°～5°的内侧角。人类对如此小的角度变化总是力不从心，经常截骨角度过大或过小。相反，手术者总是对垂直角度非常敏感，很容易截成标准的直角。利用这一特性，现行大部分人工膝关节置换术都要求术后胫骨平台假体与胫骨纵轴垂直，同时将股骨髁假体放置在轻度外旋位，与股骨内、外后髁连线成3°～5°角以弥补内倾角。因此，多切除一些股骨内侧髁后方的骨质，既可保证术后屈膝位膝关节内外侧间隙的对称和内外侧韧带稳定，更能改善髌骨滑动轨迹。

总的来说，人工全膝关节置换术时应该注意：①截骨是手段，软组织平衡是目的，尽量少切除骨质。②膝关节屈曲间隙等于伸直间隙，内侧间隙与外侧间隙平衡，术后无过伸。③屈曲位与伸直位膝关节均稳定，胫股、髌股关节运动轨迹良好。④术中使用定位器械，确保假体精确对位，对线与下肢力学轴重合，所有畸形完全矫正。⑤假体应尽量符合患者的实际解剖大小与形态。⑥骨质缺损处尽量用植骨块充填。⑦现阶段尽量采用骨水泥型假体，应用现代骨水泥技术。⑧内、外侧副韧带功能不全者改用半限制性或限制性假体。

1. **膝周软组织松解** 人工全膝关节置换术最常见的病因是骨关节炎和类风湿关节炎。骨关节炎病例85%以上并发膝内翻畸形，而类风湿关节炎病例则超过60%并发膝外翻畸形。因此，详细的术前检查，周密的术前计划，尤其是负重位膝关节XY线片是获得软组织平衡的前提条件。人工全膝关节置换术究其根本是一种软组织手术，截骨是手段，软组织平衡是目的。膝周软组织松解不仅是手术入路的一部分，更是手术成功的关键所在，绝不可能用截骨纠正软组织调整的错误。无论是间隙技术还是等量截骨技术，没有软组织的松解平衡，再好的截骨都是缘木求鱼。

2. **股骨侧截骨与假体安装** 通常情况下，股骨截骨定位绝大部分医生采用髓内定位系统。只有在股骨骨折异常愈合、骨髓炎、Paget's病等少见的远端股骨弯曲畸形和同侧全髋关节置换术史、仍有内置物存留等股骨髓腔有占位的情况下才采用髓外定位系统。由于使用器械的不同和关节病的不同，在股骨远端截骨时远端截骨模板常常会与股骨外髁或内髁先接触上；如果试图将整个截骨模板完全坐在两个髁上，就可能造成截骨错误。为避免此类情况发生，术中必须注意关节病的类型，合理使用髓内定位确定股骨远端截骨模板的正确位置，多数情况下截骨模板只能与一侧股骨髁接触。

股骨髁截骨是人工全膝关节置换术中最复杂、最容易犯错的步骤之一，因为股骨髁远端截骨角度决定术后膝关节的外翻角度，厚度决定伸直间隙的宽度；股骨髁前后截骨的位置与厚度决定屈曲间隙的宽度；股骨髁外翻截骨的度数决定内、外侧间隙的平衡和髌骨轨迹的优劣。多因素彼此制约，错综复杂，很容易顾此失彼。原则上，股骨髁截骨厚度应与所置换假体对应部位厚度一致，外翻、外旋度数以术前、术中测量为准，要求假体置换后不改变膝关节线位置及周围韧带的张力。

为保证弥补胫骨平台正常的3°～5°内倾角，股骨截骨应外旋3°～5°。另外，适当外旋股骨髁假体，也使得髌骨滑槽向前外侧旋转，膝关节"Q"角减少，减少外翻趋势，有利于屈伸膝关节时髌骨在滑槽内的上下移动。在此之前必须先进行软组织松解，保证软组织平衡。股骨外旋截骨的度数很难精确定位，因为解剖标志不一致，病理情况下可能相互矛盾。可以确定股骨外旋截骨的定位标志。

（1）股骨后髁连线：直观易懂，但骨关节炎时后髁常被侵蚀，且内侧重于外侧，从而限制其参考价值。

（2）股骨髁间窝前后连线（Whiteside线）的垂线：在股骨髁发育不良和膝外翻患者可靠性欠佳。

（3）胫骨干轴线：即下肢力学轴，牵引后是一个可靠的参考，据此截骨有助于屈曲间隙平衡。

（4）股骨内外上髁连线：相对最稳定，能最大限度地恢复股骨生理性的旋转。内上髁的中心位于内侧副韧带浅层的近端起点和深层的近端起点之间的小沟内，股骨外侧远端最突出的一点即为外上髁，两者连线即为内外上髁连线。

通常术中均需同时采用几种不同的方法分别确定股骨外旋角度，相互印证，相互比较，最大限度地避免误差，提高截骨精度。

3. 胫骨侧截骨与假体安装　胫骨截骨采用髓内定位系统组件简单，定位过程不受距小腿关节异常情况的干扰，在准确性和重复性方面要优于髓外定位系统，但同时破坏了髓腔结构，增加术中出血、脂肪栓塞的概率。髓外定位系统根据胫骨结节、胫骨嵴和距小腿关节这3个容易扪及的体表解剖定位标志，操作简单易行，并发症少，尽管在准确性、重复性方面不如髓内定位系统，仍为绝大部分手术医生所采用。国人中胫骨呈弧形，骨干向前外侧弓形突起的情况不少，在老年女性中较为常见，影响髓内定位系统的放置。有学者的体会是这类情况下用髓外定位系统，以胫骨中下1/3胫骨嵴作为定位点，能保证与下肢承重轴一致，具有不可替代的作用。

胫骨平台截骨要求后倾角一般5°~7°，厚度与胫骨假体厚度相等，一般8~12mm。胫骨上端骨质强度较好，承重能力较强。越远离关节线，骨质强度越小，因此在实际操作中尽可能保留胫骨近端高强度的骨质，避免截骨过多引起术后假体下沉松动。另一方面，截骨过少会残留增生硬化骨，骨水泥或非骨水泥假体均不能牢固固定；减少胫骨近端的截骨量和骨赘清除、软组织松解，使替换假体相对过厚，无形中增加关节线与胫骨结节距离，提升关节线，造成低位髌骨，进而增加髌骨假体的磨损。

理想情况下，胫骨平台假体能完全覆盖住胫骨近端截骨面，不存在前后、内外偏移余地。但厂家提供假体尺寸毕竟有限，而人群实际数据变化较大。因此，假体安装前应彻底清除骨赘，避免误导。有些学者倾向性的原则是宁小勿大，宁外勿内，宁后勿前，但绝不能突出超过胫骨平台骨皮质边缘（图4-7）。

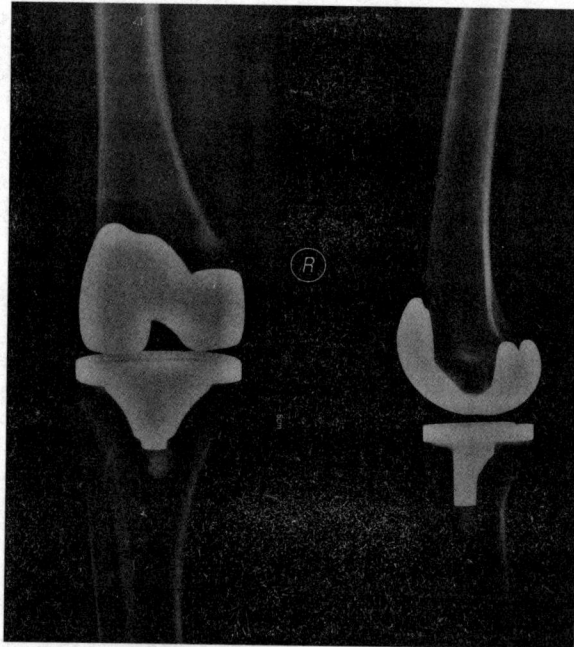

图4-7　膝关节置换图片

4. 髌骨置换　全膝关节置换术后约50%的并发症与髌骨置换有关，因此，适应证与假体选择是否合适，手术技术是否熟练可靠，对术后效果影响极大。与胫骨、股骨髁截骨不同，髌骨截骨缺乏很精密、可重复性强的定位系统，现在仍主要依靠医生的经验和手感。正确掌握髌骨截骨厚度、截骨面内外翻及前后对线是手术成功的关键。

髌骨假体安放无论是圆弧形还是解剖型髌骨假体，以能充分覆盖髌骨切割面为前提，尽量偏内侧放置。这样假体顶端（相当于正常髌骨中央嵴）位于髌骨内侧，能更好地模拟正常髌股关节咬合面偏内的解剖结构，减少行外侧支持带松解的概率。

（六）活动半月板全膝关节置换术

目前人工全膝关节后10年以上的假体生存率已达到90%以上，被越来越多的骨科医生和患者所接受。但是对于年龄较轻、活动量较大的患者效果并不满意，特别是聚乙烯磨损导致的骨溶解仍然是膝关节置换术晚期失败的主要原因。为了解决假体设计上低接触应力和自由旋转之间的矛盾，20世纪70年代末产生了第一代可活动半月板的Oford和低接触应力的LCS膝关节假体，这种关节十分接近正常膝关节的解剖特征，避免了相当一部分患者的聚乙烯磨损和假体松动。

固定半月板膝假体设计中最大的难点在于同时兼顾低接触应力与假体界面剪切力的矛盾。平坦的聚乙烯平台对膝关节活动限制程度小，但屈膝活动中对平台是点接触，局部压应力大，加重聚乙烯磨损，影响其寿命。另一方面，若聚乙烯平台设计为关节面杯状曲度，增加了接触面积，固然可以减少磨损，但同时也限制假体活动，引起假体－骨水泥界面剪切应力增加，导致松动增加。降低摩擦力、减少磨损要求增大接触面积，降低假体界面剪切应力、减少松动要求减小接触面积，通常固定半月板假体设计只能在两者间寻找妥协。

活动半月板人工全膝假体针对这一矛盾，尽可能地符合膝关节的生物力学要求，杯状聚乙烯衬垫底面平整光滑，与胫骨假体金属底托可以自由旋转和前后移动，兼顾膝关节的屈曲、旋转灵活性，同时降低衬垫的磨损、假体界面应力，进而延长假体寿命。同时，活动半月板假体设计使行走中的旋转力和剪切力通过活动半月板的相对移位而转移至软组织，这种情况与正常的膝关节很相似。不同厚度的活动半月板聚乙烯衬垫通过改变半月板的厚度调整膝关节韧带的张力，依靠韧带张力来维持正常膝关节的稳定性，从而获得更自然的功能和更长的假体寿命。长期的临床随访结果都表明：尽管活动半月板全膝关节置换手术复杂，但先进的假体设计理念随着人们认识的加深，必将获得越来越广泛的好评。

三、全膝关节翻修术

今天人工全膝关节置换术已成为临床常用的手术，据估计仅美国和欧洲目前全年膝关节置换例数就有20万~30万例。通过近30年的不断改进和提高，感染、假体断裂、关节脱位等严重发生率已经大大减少，10年以上的临床优良率已在90%以上。随着这项医疗技术的广泛推广应用，翻修术病例的绝对数字将会不断增加。在今后的10~20年内，我们将面临呈几何级数增长的翻修病例。如何提高翻修假体成功率，改善翻修术后功能，延长假体使用寿命对每个关节外科医生都是巨大的挑战。

（一）翻修术前评估

全膝关节置换术术后各种并发症，如感染、疼痛、假体松动、断裂、关节半脱位、脱位、关节不稳、活动受限及严重的假体周围骨折等都可能行翻修手术。但是，并不是每一个病例都适合翻修手术，有的行关节融合术、关节切除成形术，甚至有时截肢术更适合患者。作为失败的人工关节置换术的补救措施，翻修术手术效果明显不如第一次手术，术后并发症多见，因此术前应慎重考虑。同时，许多病例不能一蹴而就，有时需要分阶段多次手术以完成翻修准备，如全膝置换术后深部感染多采用二期手术翻修。

1. 全膝关节翻修术的适应证　　全膝关节置换术术后各种并发症采用非手术疗法及常规手术不能解决的病例都是翻修手术潜在的患者，但必须具备几个条件：①伸膝装置和膝关节周围软组织完好，或部分受损可以修复。②没有无法修复的大段骨缺损。③无神经、肌源性疾病。④全身情况允许，无严重内科疾病引起的手术禁忌证。⑤依从性好，心理、家庭、经济等无明显不稳定因素的。

2. 全膝关节翻修术的禁忌证　　凡引起初次全膝关节置换失败因素未能去除的病例，如过度肥胖、抵抗力低下、神经肌源性疾病无明显好转，不能满足以上要求都会影响翻修手术的效果，建议用融合术等手术替代。依从性差、心理素质不稳定、对手术期望值过高都是相对禁忌证。

（二）翻修手术的原则

通常翻修术关节软组织平衡操作困难，范围广、程度重，同时与骨缺损相互影响，处理非常困难，必要时应选择内在稳定性较好的限制型、半限制型假体以弥补软组织的缺陷。无论一期置换，还是二期置换，术后均需要使用抗生素 3~6 个月，甚至更长时间。对软组织条件较差者，必要时可切除髌骨缝合切口。

二期翻修术多选用后交叉韧带替代型，如后稳定型假体。对于以伸膝障碍为主的病例，可适当多切除一些股骨髁远端的骨组织来解决；而过伸畸形多因假体不稳或骨缺损造成，实质是伸直间隙相对过大，而不是由于后关节囊松弛。因此，无需松解后关节囊，也不必过度切除股骨后髁增大屈曲间隙，更不能一味选用更大的假体，同时减小屈曲与伸直间隙。否则屈曲间隙过紧，同时关节线抬升，形成低位髌骨。翻修术后屈膝功能很差，正确的处理方法应根据屈曲间隙选择假体并放置在前后中立位，伸直间隙缺损多少就用金属垫块或植骨垫高多少（图 4-8）。一般的缺损在 10mm 以下用金属垫块，10mm 以上者需用自体或异体骨块。同样的，内外翻畸形也可用同样方法主要对骨和假体处理，重点解决假体的对位和固定等问题。施行诸如韧带松解、紧缩等软组织平衡术来重建关节稳定性的效果往往欠佳。另外，翻修手术难度大，要求手术医生十分熟悉膝关节韧带结构，并时刻关注关节线的改变，兼顾髌股运动轨迹。除非患者年轻、术后活动量大，否则不宜采用铰链型限制型假体。

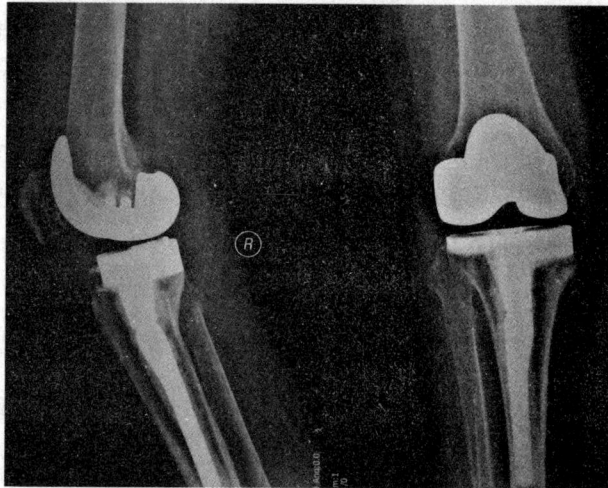

图 4-8 膝关节置换（胫骨假体延长杆）

（三）翻修手术中骨缺损的处理

如何处理骨缺损是返修手术面临的最大问题。根据皮质骨完整程度，又可分为包容型和节段型 2 种。前者是指外周皮质骨基本完整，只是大块松质骨缺损；后者是指包括皮质骨、松质骨整块骨缺损。严重骨缺损常见于各种原因，包括感染、无菌性松动、假体力线不正、继发股骨髁上或胫骨上端骨折等引起的初次全膝关节置换术失败患者。对严重包容型骨缺损只需填塞足量的自体、异体骨即可，而对严重节段型骨缺损，通常需要采用对应部位的冷冻异体骨进行移植。

大块异体移植骨通常包含有许多皮质骨成分，最终很难会完全被自体骨组织替代。为增强它们抗疲劳断裂的能力，防止应力集中，整段异体骨需要获得坚强的固定。固定方式可通过假体长柄穿过植骨块插入自体骨髓腔实现，一般认为插入骨髓腔内的假体固定柄长度应至少在骨干直径的 2 倍。如有困难，也可采用移植骨块的加压钢板内固定。异体移植骨被机体爬行替代是有一定限度的，过大、过远、皮质骨多都会使爬行替代到一定范围就终止。这个移行区机械强度最低，骨折通常发生在这一区域，以术后 3 年左右为高峰。

假体固定应采用长柄加骨水泥固定，如有自体骨移植，应尽量将自体移植骨放置在异体骨和移植骨床之间，同时避免将骨水泥或软组织带入到移植骨和移植骨床，防止骨不长入。大块移植骨，尤其是股骨侧，常需修整以适应假体，这样会露出较大面积松质骨，术后有可能加速移植骨血管再生、重吸收现象，从而引起再置换失败。因此，为防止这种现象，有人提出用薄层骨水泥覆盖修整后外露的松质骨。术后避免负重 3~4 个月，直至 X 线检查自体、异体骨结合面无任何透亮线存在，或两者结合部有骨痂桥接，均提示已经愈合（图4-9）。

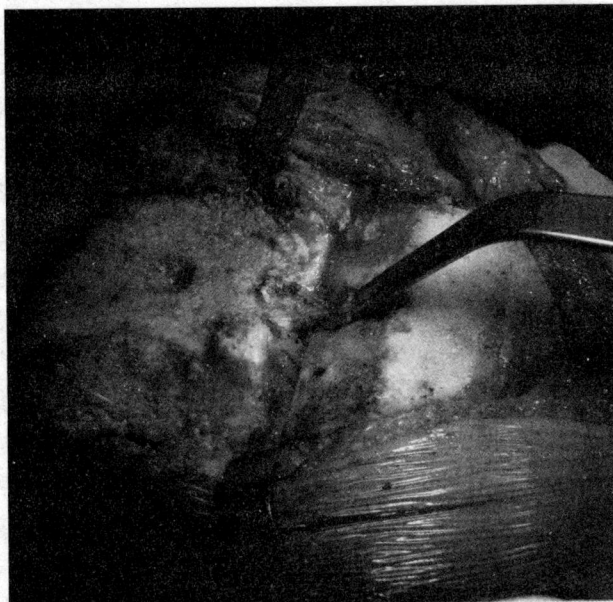

图4-9 膝关节置换骨缺损

四、全膝关节置换术后并发症的处理与预防

近20年来，全膝关节置换术发展迅速，目前在发达国家已经成为对严重膝关节病变外科重建的常规手术。大量的全膝关节置换必然带来相应的并发症，给患者和社会带来巨大的痛苦，也严重影响手术医生和患者对该手术的接受程度。由于膝关节周围肌肉少，位置表浅，假体作为异物也会影响局部组织对损伤的耐受性，因而术后局部并发症的发生率较高。关节内感染、假体松动等严重并发症无论对医生或患者都是一场灾难，一直是患者顾虑手术的主要原因。只有充分认识到全膝关节置换术后并发症的原因和病理生理过程，采取有效措施控制发生率，并且在并发症出现后及时、有效、妥善处理，才能提高全膝关节置换手术水平，延长使用寿命，促使更多的患者接受这一手术。

（一）全膝关节置换术后感染

感染也许是全膝关节置换术最具灾难性和最昂贵的并发症，常引起关节的疼痛和病废，以致手术完全失败。与全髋关节置换不同，膝关节软组织少，轻微的感染很容易扩展至整个膝关节，深部感染所有保守治疗几乎均无效，个别病例甚至需要截肢，多数感染病例最终需要再次手术去除假体和骨水泥。随着对其认识的深入、假体设计和手术技术的日益完善，预防性抗生素、层流过滤手术室、抗生素骨水泥和伤口处理技术的进展，感染发生率由早期的1.0%~23%降至目前的1%~1.5%。根据病变累及的范围，全膝关节置换术后感染可分为浅层感染（未累及关节囊）和深部感染（累及关节腔），其处理方法稍有不同。

对全膝关节置换术后效果不理想的患者，尤其是那些术后膝关节持续疼痛、活动受限和假体松动的患者，都应提高警惕，首先排除感染的可能。红细胞沉降率增大、C反应蛋白指标增高，一般无临床参考价值。X线平片上出现的假体透亮线仅作为诊断感染的参考。放射性核素扫描对诊断术后深部感染有较高的特异性和准确性，尤其是放射性核素标记的白细胞扫描更为敏感而准确。关节穿刺局部组织细菌培养是诊断感染最直接依据，同时穿刺液涂片做细菌革兰染色、白细胞计数和分类及细菌药物敏感试验。

1. 保守治疗　根据病变累及的范围，一般浅层感染多采取保守治疗。对于深部感染患者，感染扩散累及关节腔，且多为年老体弱者，有多种内科疾病，处理十分棘手。一般的，单纯抗生素治疗适用范围极为有限，仅适用于术后2周内发生的早期革兰阳性菌感染。细菌对抗生素极度敏感，患者在感染

48h 内即得到及时有效的治疗，而且没有假体松动；或者病情严重，一般情况极差无法耐受手术治疗的患者做姑息治疗。这种方法疗效不确切，治愈率只有 6%~10%。

2. 暴露与清创　取出假体、骨水泥等异物，彻底清创，是控制感染的最可靠方法。一般情况下，无论医生还是患者都将该术作为治疗全膝关节置换术后感染的首选。一期翻修术仅适于革兰阳性菌感染，术前明确病原学诊断和药物敏感，术中采用敏感抗生素骨水泥固定翻修假体，成功率低于 70%；二期翻修术成功率高达 97%，感染复发率低，常作为衡量其他治疗方法的参考标准。但住院时间长，需要 2 次手术，伤口瘢痕增生、软组织挛缩，关节僵硬，影响翻修术后的关节功能。

根据患者术前关节活动度，医生可大致估计术中显露关节的难易。一般来说，术前膝关节活动度越差，术中关节显露就越困难。选择原切口作为手术入路，避免在切口周围做过多的游离，松解髌上囊、膝关节内外侧间沟内的组织瘢痕、粘连的纤维组织和脂肪。切口宜大，暴露充分，特别注意保护胫骨结节髌腱止点，防止撕脱。对于股四头肌挛缩、暴露极端困难的病例，直接做股四头肌"V-Y"手术入路也是改善膝关节显露的较好方法，同时也需预防无意中对髌腱可能造成的损伤。

如何准确估计清创的范围、骨质缺损程度及术中截骨范围是处理感染性膝关节翻修病例最重要的步骤之一。清创既要干净，彻底清除坏死组织和病灶，尤其是松质骨中的小脓肿，但是又不能任意扩大，人为造成过多的骨缺损。第一次清创，放置抗生素骨水泥临时假体时清创的标准可以稍宽些，不必过分要求每个地方都掘地三尺，尽量多保留骨质，尤其是外侧骨皮质。因为有了外侧皮质作为支撑，包容性骨缺损处理起来比节段性骨缺损容易得多。

3. 假体取出与放置临时假体　清除假体的顺序依次为股骨髁、胫骨平台和髌骨。取出原有假体及骨水泥时，应保护周围骨质及韧带结构。假体取出有时是很困难的，尤其是没有松动的股骨假体带有长柄，一般多需要骨凿、电锯等特殊器械。在分离假体固定面时，用骨凿千万不要硬性撬拨，防止局部支撑部骨组织的压缩性骨折。聚乙烯平台取出多较方便，问题常常出在取出固定良好的股骨髁和平台金属托时。对此，有学者用交替敲打法加以解决。先用最窄的摆锯沿假体与骨交界的骨水泥层锯开，中途要不断用生理盐水冲洗，防止温度过高。待除柄体外的所有假体与骨组织都已分开，用锤子向金属假体远端分别左右、前后交替敲打，反复数次后，假体反复扭曲，与骨水泥逐渐脱离，待击打的声调变化后，说明假体已松动。这时可装上假体固定器，小心向外击打，拔除假体。此法总结为"欲进先退"。注意操作要轻柔，强行拔出假体有时会导致大半个股骨髁都掉下来，这时处理起来就异常困难了。

对少数柄体固定十分坚固者，有时需用金属切割器来离断柄体与平台的连接部，然后再处理柄体。在切割金属时，需要用纱布严密盖住周围术野，以减少金属碎屑进入组织，同时用冷水冷却。髌骨残余骨质薄，全聚乙烯髌骨假体去除困难时切不可强行撬拨，宜用摆锯沿截骨面切断假体，再适当钻孔，取出 3 个固定桩。

4. 翻修假体的放置　二期关节置换时截骨平面应选择在成活的自体骨处。术前根据可能的截骨平面准备合适长度的异体移植骨。移植骨大小应按照残存的自体骨和软组织情形来选择。尽量使异体骨与自体骨在两者的结合部位直径保持一致。多数翻修术病例的后交叉韧带和内、外侧副韧带有破坏。翻修假体选择的原则是在综合关节稳定性和骨质缺损程度的前提下，尽可能选择限制程度小的假体，通常情况下均选用后稳定性假体。若侧副韧带也有病变或缺损，半限制型假体或旋转铰链型假体可能是最好的选择。

5. 全膝关节置换术后感染的预防　在膝关节这一身体表浅部位内埋藏大块金属异物和骨水泥等材料，增加了感染的机会和严重性。许多微生物能在异物表面产生一层多糖蛋白质复合物保护膜，造成假体周围厌氧菌和需氧菌共生环境，逃避机体的抵抗作用。除非去除假体，否则这类感染病灶很难控制。全膝关节置换术后感染原因很多，相应的预防措施也要从消灭传染源、控制传播途径和保护易感区域着手。增加全身、局部抗感染能力。

（1）消灭传染源：理论上各种急性感染和慢性感染急性发作均是手术禁忌证，应排除手术。因此，术前应首先控制远处感染病灶，缩短术前不必要的住院时间。同时，术前预防性地使用抗生素十分有效，可显著降低感染率已成为广泛共识，这也是最重要的感染预防方法。理想的预防性抗生素应具备：

对葡萄球菌、链球菌等人工关节置换术后常见感染菌高度敏感，组织穿透性好，半衰期长，毒性小，价格便宜。抗生素可根据全膝关节置换术后感染的细菌学经验和药敏试验选用，多以头孢类为主，可并发氨基糖苷类，严重时或对青霉素过敏者，改用万古霉素。预防性抗生素仅术晨使用，特殊情况如类风湿关节炎、长期使用激素或免疫抑制剂的病例提前 1~2d 使用。静脉给药多在术前 15min 内，以头孢曲松钠等半衰期长的药物为佳，双膝手术或手术时间长还可在中途加用一次。术后预防性抗生素使用时间意见仍未统一，一般主张术后维持 3~7d，常规每 8h 一次。

含抗生素骨水泥在体内可持续释放抗生素，保持相当时间内局部药物在有效浓度以上。因此，全膝关节翻修术、既往膝关节周围有感染史的患者可常规使用含抗生素骨水泥，类风湿关节炎、长期使用激素或免疫抑制剂患者也主张使用。因骨水泥聚合产热，部分抗生素会分解，故一般多用万古霉素、妥布霉素或庆大霉素。抗生素添加量以不超过总量的 5% 为宜，避免显著降低骨水泥强度。

（2）控制传播途径：随着术前预防性抗生素的常规使用，以及长期大宗病例的随访分析，目前对空气隔离式手术颇有微词。一般认为，尽管层流手术室设施昂贵，但为保证质量，仍有必要使用。同时，国内外均已达成共识，人工关节置换，特别是全膝关节置换不能遍地开花，应在有相当硬件、软件和人员条件下完成。

严格的术前备皮消毒、粘贴塑料手术薄膜并发碘液擦洗可显著降低感染的发生率。手术室管理包括手术室紫外线消毒，控制手术室人员数目，减少人员在手术室内随意移动，采用防水手术巾、双手套操作，术中抗生素盐水冲洗均可达到控制传播途径的目的。用含抗生素盐水冲洗枪冲洗伤口可减少伤口污染物，保持创面湿润，及时清除血痂、磨屑、骨水泥等异物，也是预防感染的常规手段。

（3）保护易感区域：早期感染多由于伤口内形成的血肿或切口延迟愈合、皮肤坏死等引起；晚期感染大部分为血源性途径感染所致。术中无损伤手术操作，不做皮下广泛分离，避免因一味追求小切口而反复牵拉皮肤。及时冲洗手术野，关闭切口前彻底止血，避免血肿形成等均可保护局部皮肤软组织，避免由外到内的细菌侵蚀。出现切口愈合问题及时处理，早期植皮或皮瓣转移。术后除注意常规的各种伤口局部护理外，关键在于提高机体抵抗力，及时使用预防性抗生素治疗，控制身体其他部位的感染灶，防止血源性感染的发生。术后 1 年以上切不可放松警惕。对有关节肿胀的患者，如怀疑有感染的可能，应先分层穿刺进行细菌培养，而不要盲目切开引流开放换药。在进行拔牙和各种侵入性内镜检查、置管时，也应常规使用抗生素预防。

（二）深静脉栓塞及其预防

下肢深静脉栓塞（DVT）和肺栓塞是术后常见的并发症，同时也是术后早期的主要致死原因。据文献报道如不做预防性治疗，将有 40%~60% 患者发生术后深静脉血栓，0.1%~0.4% 有致命性肺栓塞。即使采用了适当的预防方法，全膝关节置换术后下肢深静脉血栓发生率仍可达 11%~33%。在某些高危人群，如老年、女性、吸烟、糖尿病、高血压、肥胖、小腿水肿、下肢静脉曲张、心功能不全及以往有深部静脉血栓者，发生率更高。以往研究认为人工膝关节置换术后深静脉血栓现象多见于欧美人种，黄种人少见。但近年来随着全膝关节置换术广泛开展，术后 DVT 的发生率正在逐步上升，并已与欧美人种接近。分析原因可能与亚洲人饮食结构的西方化以及医疗卫生水平提高使更多老年患者能够接受手术治疗等因素有关。

大部分深静脉血栓患者早期无自觉症状，体检时可发现小腿、踝部肿胀，表浅静脉充盈，皮肤颜色改变，皮温升高。一般而言，依靠临床表现做出诊断往往时机已晚。肺栓塞典型症状是气短、胸痛和咯血。临床上几乎找不到典型病例，很难判断是否发生。据报道只有不到 1/4 的肺栓塞临床怀疑对象经客观检查得到证实。通气/灌注肺扫描是一种有效的肺栓塞筛选方法，而血管造影则是唯一的确诊手段，但费用昂贵，又是有创检查，应限制其使用。

深静脉血栓形成和肺栓塞的预防主要有：①机械方法：使用弹力长袜、下肢持续被动活动（CPM）、术后早期活动等。②药物方法：经长期临床使用，低分子肝素被证明能有效抑制血栓形成，很少影响凝血功能，因此使用过程无需经常检测出血时间，现已广泛使用，成为术前常规之一。此外，对于高危患者，有必要服用小剂量华法林、阿司匹林等。术前 1d 服用 5mg 华法林，手术当晚服用

10mg，随后依据 PT 和 APTT 检查结果，使剂量个体化，直至患者下床活动。有充足的证据表明局部区域麻醉较全身麻醉能明显减少术后下肢深静脉血栓的形成。这可能与前者能区域性阻滞交感神经，引起下肢血管舒张，血流增加有关。这些预防措施相当有效，有报道能使术后静脉造影 DVT 阳性率从 84%下降至 57%。对哪些患者需要进行常规的抗凝治疗，预防性治疗需维持多长时间，目前意见不一。有人认为如果不加区别地对所有患者都采用预防性治疗。不但增加医疗费用，也增加药物特别是华法林不良反应的发生机会。由于膝关节周围软组织较薄，缺乏富有弹性的厚实肌肉包裹，对血肿的耐受性较差，为减少伤口出血机会，使用预防性抗凝药物应推迟至术后 24h 以后。同时，术前使用抗凝药物，麻醉师因顾虑椎管内出血而坚持使用全身麻醉，得不偿失。因此，65 岁以上患者术后常规使用低分子量肝素抗凝 5~7d，其他 DVT 高危患者在血液科指导下可术前即开始使用多种抗凝剂。

（三）切口愈合不良与皮肤坏死

伤口愈合不良包括伤口边缘坏死、伤口裂开、血肿形成、窦管形成和皮肤坏死，其主要有 2 类因素：①全身因素：患者存在高危因素例如糖尿病、类风湿关节炎长期服用激素或免疫抑制剂，抑制了成纤维细胞的增生；肥胖患者皮下脂肪过多，膝关节暴露困难；营养不良、吸烟等都会减少局部血供，减轻炎症反应，影响切口愈合。②局部因素：以手术操作为主，如肥胖患者组织过度剥离和牵拉；一味追求小切口，皮肤过度牵拉或皮下潜行剥离；止血不彻底，血肿形成；外侧髌骨支持带松解术降低膝关节外侧皮肤的血供，继而影响皮肤愈合；术后功能锻炼过早、过强，不仅降低伤口氧张力，影响组织愈合，而且容易导致伤口持续渗血、渗液，引起感染。此外，皮肤切口应尽可能沿用旧手术切口，不应在其边缘再做平行切口，以防皮肤坏死；皮肤切口长度不应过短，以免术中屈膝状态下操作时两侧皮缘张力过大。

一旦发生伤口持续渗液、伤口红肿等愈合不良迹象时，应予以迅速及时处理，否则可能很快引起深部感染。明显的伤口边缘坏死、皮肤坏死、窦管形成，特别是伤口裂开，要及时进行清创、闭合伤口，必要时植皮。较小的血肿可行保守治疗，或穿刺、冷敷和加压包扎。张力高的较大血肿，影响皮肤血运或有自行破溃形成窦管的危险时，需在无菌手术条件下清理。

对直径 3cm 以内的小范围表浅皮肤坏死，其原因主要是局部血供不良，单纯换药耗时长，容易出现痂下感染，继而发展到关节深部感染，故而应积极切痂，清创缝合，皮肤多能延迟自行愈合。大范围的表浅皮肤坏死，则需行二期皮肤移植。少数膝前软组织全层坏死，露出关节假体的则需要进一步的皮肤、皮肤筋膜瓣和皮肤肌肉瓣等转移修复，常用内侧腓肠肌皮瓣。

（四）髌骨相关问题

髌股关节应力巨大，通常情况是体重的 2~5 倍，下蹲时高达体重的 7~8 倍。很多研究都支持在全膝关节置换同时做髌骨置换，除能明显缓解膝前疼痛、改善上下楼能力外，肌肉力量、关节稳定性也明显增高。尽管是否常规置换髌骨的争论还在持续，但仔细分析历年来发表的相关文献，髌骨置换病例已越来越多。髌骨置换无疑会带来许多并发症，如髌骨骨折、髌骨轨迹欠佳甚至脱位，还有假体松动、假体断裂、髌韧带断裂、软组织过度增生发生撞击等相关并发症日益突出，几乎占全膝关节置换术后并发症的 50%。

1. 髌骨骨折 初次全膝关节置换术后发生髌骨骨折很少见，但类风湿关节炎，特别是翻修术后容易出现。通常与截骨不当、髌骨异常受力和血供受损有关。髌骨置换后最好能恢复原有髌骨厚度，残存不应小于 15mm。髌股关节关系异常，假体偏厚、股骨髁假体太靠前、过伸位放置都会使股四头肌张力和髌股关节压力异常增大；假体位置不当、力线不正或半脱位也使髌骨内部应力分布不均，导致骨折。常规内侧髌旁入路已经切断髌骨内上、内下以及膝上动脉，切除外侧半月板、髌下脂肪垫时还可累及膝外下动脉。术中膝外侧支持带松解时特别容易损伤膝外上动脉，引起骨质缺血性坏死，最终导致髌骨骨折。从保护髌骨血供角度出发，应注意保留髌下脂肪垫；外侧支持带松解时避免损伤膝外上动脉，距离髌缘 2cm 左右，以免损伤髌骨周围血管网；不用中央固定栓较粗的髌骨假体。

髌骨骨折治疗的关键是平衡髌股关节周围软组织。Ⅰ型骨折：假体稳定，伸膝装置完整。一般用保守治疗效果好，很少有并发症。Ⅱ型骨折：假体稳定，伸膝装置破裂。可行伸膝装置修补＋髌骨部分或全部切除术，一般有伸膝无力、活动受限等并发症。Ⅲ型骨折：假体松动，伸膝装置完整，其中Ⅲa型髌骨残余骨床质量好，Ⅲb型髌骨残余骨床质量差，多残留较严重的并发症。①髌骨上下极骨折，如未累及伸膝装置，用管形石膏固定4周，若累及则需切开复位内固定，术后辅助支架治疗。②髌骨内、外缘骨折，多与假体旋转、肢体对线不当或膝外侧软组织挛缩等有关。若髌骨活动轨迹正常，骨折片轻度移位可予保守治疗。骨折片移位较大的，切除骨折片，松解膝侧方支持带。③髌骨中段横形骨折，若不涉及骨水泥界面，骨折移位不明显的，用管型石膏固定4～6周；若髌骨假体松动，或膝前疼痛、伸膝装置功能失常持续1年以上者，可行软组织松解、部分髌骨切除或伸膝装置修复等手术。④水平剪切髌骨骨折，多发生在骨与假体交界面，常引起残存骨质破坏，影响翻修假体的固定，因此多行髌骨部分切除术，用筋膜等组织覆盖。

2. 髌骨弹响征　最初报道的髌骨弹响征主要见于全膝关节置换术患者。最近有资料认为这种弹响现象可同样出现在只置换髌股关节的患者，只是两者在发生机制、出现症状的位置上有所区别。后者多是由于股骨假体滑槽下端向后延伸不够，或者髌骨上极本身结构如骨赘等因素，造成髌骨过度陷入髁间窝，使得在伸膝过程中出现髌骨上极与股骨滑槽下端的撞击现象。治疗多采用关节切开或关节镜下的增生纤维组织清理术，必要时行髌骨返修术。

3. 髌韧带断裂　髌韧带断裂发生率为0.1%～2.5%，断裂部位通常在胫骨结节附近，发生原因与术后髌韧带血供改变、摩擦，或由于手术操作过程中韧带周围或止点部位广泛剥离，或由于术后膝关节活动受限，患者接受按摩推拿受力过大所致。长期卧床的类风湿关节炎患者有严重的骨质疏松，暴露膝关节时易造成胫骨结节撕脱骨折，尤其是长期屈膝挛缩或强直的病例和糖尿病、红斑狼疮等疾病累及结缔组织，造成韧带病变脆弱，股四头肌挛缩，非常容易造成本已骨质疏松的胫骨结节撕脱骨折。

髌韧带断裂是治疗效果最差的术后并发症之一。临床应以预防为主，加强术中规范操作，切忌使用暴力。髌韧带断裂的治疗方法有许多，如石膏制动、肌膜缝合、骑缝钉固定、半膜肌加强、异体肌膜或合成材料移植等，但至今仍没有令人完全满意。即使用半膜肌移植修复，术后仍会出现髌韧带松弛、伸膝装置无力、膝关节不稳、关节活动范围差等并发症，严重影响了全膝关节置换术的临床效果。

（五）假体周围骨折

全膝关节置换术后可发生在胫骨干、股骨干，也可发生股骨髁或股骨髁上，大部分骨折发在术后平均3年左右。

摔倒等轻微外伤常常是骨折的诱因，而骨质疏松则是引起术后假体周围骨折的最危险因素，特别是类风湿关节炎、长期服用激素、高龄及女性患者。由于假体材料的弹性模量远远大于骨，在假体尤其是柄的远方形成应力集中区，特别是假体位置不当引起局部应力遮挡，更易导致骨折。神经源性关节病造成膝关节不稳，术后关节纤维性粘连，采用按摩等方法做抗粘连治疗时用力不当，即可造成骨折。当然，手术操作不当也是假体周围骨折的重要原因：①过多修整股骨髁前方皮质骨，使该区域骨质变薄；或截骨过多形成股骨髁前方骨皮质切迹；或假体偏小、后倾，前翼上缘嵌入到股骨皮质内，使强度减低，形成股骨髁上薄弱点，受到轻微外伤即造成骨折。②术中软组织过分松解，或膝关节外侧支持带松解影响血供，使假体周围骨重建不足，甚至局灶性坏死。③假体安放位置欠佳，对位对线不良，膝关节活动中产生有害的侧方力、剪切力。④假体无菌性松动，聚乙烯磨屑致骨溶解。在诸多因素中，力学因素是最直接的原因，轴向和扭转应力联合作用是导致骨折的直接力量。骨折线常穿过骨结构薄弱处，发生部位与假体类型有关，例如股骨干骨折多发生在带髓内长柄的假体柄端附近；而不带柄的股骨假体，骨折多位于股骨髁。

保守治疗适应于骨折无移位或轻度移位但能通过手法复位并保持稳定的病例，骨折端间距小于5mm，成角畸形小于10°。骨折粉碎程度较轻的患者，也可采用保守治疗，以骨牵引、石膏外固定等方法制动至少3个月。保守治疗骨折不愈合，畸形愈合率较高，而且长期局部制动，多引发膝关节功能障碍。因此，对无保守治疗适应证，或经保守治疗3～6个月骨折不愈合，或骨折同时伴有假体松动者，应选择切开复位内固定术。

手术方法包括髓内针固定、钢板固定和定制假体等。目前许多学者报道采用逆行髓内固定方式来治疗膝关节置换术后的骨折。

逆行髓内钉手术时间短，操作简单，无须破坏骨折附近的骨膜组织，固定确切，可以早期术后活动。术中取髁间窝中点为进针点，在牵引复位下将髓内针击入股骨髓腔，透视下确定骨折对位对线情况。一般来说，髓内针近端应抵达股骨中下 1/3，保证在骨折近远端均有至少 2 个锁钉。在能植入的前提下，髓内针越粗越好，有利于增强稳定性。但是，后方稳定型假体髁间窝封闭，亚洲人许多假体很小，髁间窝的宽度不允许植入髓内钉，都只能髓外固定。常规钢板内固定操作困难，技术要求高，术中需剥离较大范围的软组织，影响局部血供，并且对骨质疏松患者很难获得坚强内固定。如骨折部位偏向近端，可使用髁钢板，通过调整螺钉在髁上的拧入位置，很好地起到骨折整复、固定作用。最近，不少学者引入 LISS 钢板系统固定，不剥离骨膜，螺钉只穿透一侧皮质，同时与钢板紧密锁钉，操作简便，稳定性好，遗憾的是价格昂贵，限制其广泛使用。术前仅根据 X 线片有时很难确定假体是否已有松动，因此手术均应同时准备翻修手术器械和假体。若骨水泥面受累，并发假体松动，宜选用大块自体或异体骨植骨加长柄假体翻修。小心骨水泥操作，避免骨水泥渗入骨折间隙，影响骨折愈合。

五、微创全膝关节置换术

微创技术是 20 世纪后半叶兴起的一项新的外科技术，以最小的侵袭和生理干扰达到最佳的外科疗效，较现行的标准外科手术方法具有更佳的内环境稳定状态。微创技术强调的不仅是小切口，而是在获得常规外科手术效果的前提下，通过精确的定位，减少手术对周围组织的创伤和对患者生理功能的干扰，达到更小的手术切口、更轻的全身反应、更少的瘢痕愈合、更短的恢复时间及更好的心理效应的手术目的。随着影像学技术、导航系统及骨科器械的发展，骨科微创技术在临床上将会获得越来越广泛的应用。

尽管手术切口的长度对患者有一定的诱惑，但是手术技术的改变并不仅局限于满足美容的需求。不以任何方式扰乱和破坏伸膝装置（quadriceps sparing，QS）是微创全膝关节置换手术的根本。经股四头肌肌腱或股内侧肌的传统切口虽可以使手术的显露变得更容易，但对这些肌腱或肌肉的扰乱和破坏会延迟其功能的恢复，并将影响膝关节的活动度。因此，微创全膝关节置换手术，不仅仅是皮肤切口小，或关节切开得更短，而是通过一个不干扰股四头肌的入路而进行的关节置换手术。这意味着手术创伤更小，术中术后失血更少，术后康复更快，早期功能更好。MIS – TKA 有别于传统的 TKA，在操作技术上有下列要求和特点：①皮肤切口通常缩小至 6 ~ 14cm。②伸、屈膝帮助手术显露。③"移动窗口"技术。④股内侧肌的保护。⑤髌上髌下关节囊的松解。⑥不翻转髌骨，避免关节脱位。⑦特定的截骨顺序。⑧缩小配套器械的尺寸。⑨截骨后分次取出截骨片。⑩小腿悬垂技术。

目前有关微创全膝关节置换术优点的报道较多，但多为一家之言，尚存争议。总结各家报道，以下观点基本达到共识：①在整个手术过程中，尽量减少手术对周围组织的创伤和对患者生理功能的干扰，术中出血少，有利于术后机体功能的康复。②这种切口会使髌骨提升或移位，但不会外翻，提高髌骨运行稳定性。③减轻术后疼痛，保护膝部降动脉，减少股四头肌瘢痕，从而使术后股四头肌肌力较好。④患者可以早期离床活动，缩短住院时间。

六、计算机导航下全膝关节置换术

人工膝关节置换术经过不断地改进和完善，已逐步发展成为经典的治疗膝关节疾患的手术，取得了公认的临床疗效。但是，仍有 5% ~ 8% 的失败率，与假体松动和失稳等有关。髌股关节疼痛和屈曲受限等并发症则占 20% ~ 40%，而高达 50% 的早期翻修术与力线不当、假体摆位不当和关节失稳等有关。影响人工膝关节置换术临床中远期疗效的因素主要表现在两方面：一是三维立体空间上的准确定位截骨与假体植入；二是伸屈膝关节等距间隙及韧带等软组织平衡和稳定。通过文献分析得出以下结论：第一是重建的下肢力线应控制在额面上膝内外翻 3°以内；第二是膝关节胫、股骨侧假体的旋转摆位应控制股骨侧假体在相对于后髁轴线外旋 3° ~ 6°，平行于股骨上髁轴线；第三是保持置换的膝关节在屈伸位动态过程中的等距间隙和韧带平衡稳定。然而，传统的手术方法通常是用手工髓内外定位导向装置来进行画线定位截骨，术者仅凭肉眼和手感辅以术中 X 线片来判断假体摆位植入时下肢力线和韧带平衡等情况，有时会因为诸多的人为因素影响手术的精确度，即便是有经验的医生，有时也会发生超过 30°的下肢力线不良等结果，以及旋转摆位与关节平衡问题，术中仍会出现难以估量的因素。因此，传统手术方法的精确度问题往往困扰着手术医生。计算机辅助外科手术系统的临床应用要追溯到 20 世纪 80 年代，至 2004 年，计算机辅助人工膝关节置换手术系统已普遍应用于欧洲和北美，澳大利亚和日本等国也有临床应用报道，目前正成为关节外科的热点之一。

计算机辅助人工膝关节置换手术系统的主要原理是借助于导航子和红外线立体定位装置，术中标定股骨头、膝和踝的中心，在屏幕上实时地显示出下肢正侧位的机械力线，模拟和监控假体置换。人工膝关节置换手术系统具有可用性、安全性和稳定性，可达到 1°和 1mm 的精确度。与传统手术比较，在下肢力线重建方面有所提高。一系列临床研究结果表明，计算机辅助系统手术在下肢力线正确重建、假体的选定和准确摆位植入、韧带平衡、取得置换关节屈伸过程中的等距间隙等方面达到了传统手术难以达到的定量标准，提高了手术质量。手术后的近期疗效满意，中远期疗效还要经过一定时间的随访才能做出评估。尽管如此，计算机辅助人工膝关节置换手术系统在临床上已越来越广泛地得以开展和应用。

（王景信）

第四节　人工肩关节置换术

尽管人工肩关节置换术与人工髋、膝关节置换术在临床上几乎同时开始应用，但无论在实施数量及长期效果方面均不能与人工髋、膝关节置换术相媲美，其主要原因是肩关节活动范围大、患者对生活质量的要求高，而关节重建后的功能康复水平很大程度取决于周围软组织的条件。为避免并发症及改善预后，仔细选择适应证、熟悉肩关节的解剖和力学机制、精确的重建技术都是非常重要的。

一、概述

肩关节特殊的解剖结构使其具有比身体其他任何关节更大的活动度。尽管肩关节通常被认为是一个球窝关节，但较大的肱骨头和较小的关节盂间形成关节，肱骨头并不包容于关节盂内，因此，关节本身并不稳定。盂肱关节必须依靠静力性和动力性的稳定结构才能获得运动和稳定，其中肩袖起到特别重要的作用。有专家认为肩袖不仅能稳定盂肱关节并允许关节有极大的活动范围，还能固定上肢的活动支点。只有通过与支点的反作用，三角肌收缩才能抬高肱骨。无论如何，在肩关节正常的功能性活动中，肩袖必须与三角肌同时收缩才能起到协同作用。

二、假体类型与手术指征

肩关节置换术包括人工肱骨头置换术和人工全肩关节置换术。

人工肱骨头置换术适用于难以复位的粉碎性骨折（Neer 分类法中四部分骨折并发盂肱关节脱位、肱骨头解剖颈骨折或压缩骨折范围超过 40%，以及高龄或重度骨质疏松患者肱骨近端 3 块以上粉碎性骨折者）、肱骨头缺血性坏死、肱骨头肿瘤。

非制约式人工全肩关节置换术适用于肱骨头有严重病损，同时并发肩盂软骨病损但肩袖功能正常者，只有在肩袖失去功能或缺乏骨性止点无法重建时才考虑应用制约式人工全肩关节置换术。

目前，对盂肱关节炎的患者行人工肱骨头还是全肩关节置换术仍存在争议。一般来说，除肩盂骨量严重缺损、肩关节重度挛缩或肩袖缺损无法修补、原发性或继发性骨关节炎、类风湿关节炎、感染性关节炎（病情静止 12 个月以上）者外，应尽量选择行全肩关节置换术。而 Chareot 关节病患者因缺乏保护性神经反射而易使患肩过度使用，肩袖无法修补的肩袖关节病患者的肩盂要承受三角肌 - 肩袖力失衡所产生的偏心负荷，产生"摇摆木马"效应（rocking horse effect），两者均易导致肩盂假体松动，所以应行人工肱骨头置换术。

三、技术要点

术前病史采集及查体要注意以下几点：患肩活动范围（确定患肩属于挛缩型还是不稳定型，以决定软组织平衡重建的方式及预后）、肩袖功能检查（决定行肩袖修补及全肩关节置换术还是因肩袖无法修补行肱骨头置换术）、三角肌功能检查（三角肌失神经支配是置换术的禁忌证）、腋神经、肌皮神经和臂丛功能检查（作为对照，以确定手术中神经是否受损）。

影像学检查的着重点：应在外旋位（30°~40°）X线片上行模板测量，选择肱骨假体型号；同时摄内旋、外旋及出口位X线片了解肱骨头各方向上的骨赘，有无撞击征和肩锁关节炎；摄腋位X线片了解肩盂的前后倾方向，有无骨量缺损及骨赘。必要时行CT或MRI检查。

麻醉：插管全身麻醉或高位颈丛加臂丛麻醉。

手术时取30°半坐卧式"海滩椅"位（beach-chair position）或仰卧患肩垫高30°位，肩略外展以松弛三角肌。取三角肌胸大肌间入路，向外侧牵开三角肌，向内侧牵开联合肌腱（或自喙突根部截骨，向下翻转联合肌腱），切断部分喙肩韧带（肩袖完整时可全部切断），必要时切开胸大肌肌腱的上1/2以便显露。结扎穿行于肩胛下肌下1/3的旋肱后动脉，在肱二头肌肌腱内侧约2cm处切断肩胛下肌肌腱和关节囊，外旋后伸展肩关节，切除清理肱骨头碎片及骨赘，上臂紧贴侧胸壁，屈肘90°并外旋上臂25°~30°（矫正肱骨头后倾角），自冈上肌止点近侧按模板方向由前向后沿肱骨解剖颈截骨（画出颈干角）。在截骨面的中心偏外侧，沿肱骨干轴线方向开槽，内收患肢，扩髓。插入试模，假体应完全覆盖截骨面，其侧翼恰位于肱二头肌肌腱沟后方约12mm，边缘紧贴关节囊附着点并略悬垂出肱骨矩。取出试模，显露肩盂，切除盂唇（注意保护紧贴盂唇上方的肱二头肌长头腱）和肩盂软骨，松解关节囊，在肩盂的解剖中心钻孔，将肩盂锉的中置芯插入孔内磨削至皮质下骨，根据假体固定方式不同行开槽（龙骨固定）或钻孔（栓钉固定），安装调试假体，充填骨水泥，置入肩盂假体。然后，向髓腔远侧打入一骨栓，以防骨水泥进入髓腔远端。置入肱骨头假体，肱骨头的中心应后倾25°~30°，并恰好放在肱骨颈上。后倾角度可以根据假体和二头肌沟、小结节的相对位置决定，也可以根据肱骨内外上髁连线决定。关节活动度一般应达到前屈90°、外展90°、外旋90°。总之，应保证肱骨头假体植入合适：①肱骨头在关节腔内对合良好。②肱骨颈长度适当。③不会发生近段肱骨在关节内发生卡压现象。彻底冲洗伤口，复位肩关节，检查关节活动度及稳定性。缝合肩关节囊及肩胛下肌腱，将肱二头肌肌腱一并缝合固定，以增强肩关节前方稳定，如后关节囊过松，可将松弛的后关节囊缝于关节盂的边缘。如果术中行大结节截除，应重新用涤纶线原位固定。

四、并发症

1. 肩关节不稳定　肩关节是人体活动范围最大也最不稳定的关节，其稳定性主要取决于周围软组织，特别是肩袖的完整性。因此，手术中不但要将假体安放在合适位置，更重要的是要维持肩周软组织的平衡，否则将会发生症状性肩关节半脱位或全脱位以及肩峰下动力性撞击征。据报道，术后不稳定的发生率为0%~22%，占所有全肩关节置换术并发症的38%。术中可行前抽屉试验和外展外旋患肩检查前方稳定性，行后抽屉试验和前屈内旋患肩检查后方稳定性，Sulcus试验检查下方稳定性。

2. 前方不稳定　以下因素与前方不稳定有关：肩盂和肱骨假体的后倾角度之和为35°~45°，三角肌前部功能障碍，肩胛下肌撕裂，后方关节囊过紧。由于三角肌前部功能障碍会引起难以纠正的显著性不稳，故手术中应竭力避免损伤三角肌。预防措施是经三角肌胸大肌入路时不要切断三角肌起点，显露过程中要时刻牢记腋神经的位置，避免发生损伤。临床上，除非并发肩袖撕裂或喙肩弓损伤，单纯的假体后倾不足并不能导致明显的不稳，而单纯肩胛下肌断裂即会产生术后患肩前方不稳定。术者手术技术不佳、软组织质量差、假体型号过大、术后理疗不当被认为与此相关。此外，肱骨假体偏心距（offset）也与肩胛下肌的功能与完整性有关，使用肩盂假体厚垫或大型号的肱骨假体会增大偏置距，增加肩胛下肌缝合后的张力，并可导致肩峰下结构性撞击征。后方关节囊过紧是引起前方不稳定的另一原因，内旋患肩时会迫使肱骨头前移。因此，术中做后抽屉试验时，若肱骨头假体在肩盂上的滑动距离小于其直径的 1/2，应考虑松解后方关节囊。

3. 后方不稳定　后方不稳定最常见的原因是假体过度后倾。对慢性骨关节炎患者，外旋受限、腋位 X 线片提示肱骨头半脱位，则表明后方肩盂有偏心性磨损。术前行双侧肩关节 CT 扫描能更清楚地显示磨损程度，有助于术者正确定位肩盂的中心和锉磨方向。较小的肩盂后方缺损可通过锉低前方肩盂或缩小肱骨假体后倾角度来纠正，较大的缺损则需要选用较大的假体或植骨来填补。陈旧性肩关节后脱位患者常继发肩关节前方软组织挛缩和后关节囊松弛，从而导致后方不稳。因此，对此类患者软组织平衡的目标是：外旋达到 40°，中立位时肱骨头假体在肩盂上的滑动距离不超过其直径的 1/2。松解前方软组织至与后方结构平衡后，选用大号假体使旋转中心外移可保证肩关节稳定性。适当地减少肱骨假体后倾，即使肱骨头偏离了脱位方向，又使假体内旋时偏置距增大，从而紧张后关节囊，提高肩关节的稳定性。若完成上述操作后仍然存在后方不稳，可行后方关节囊紧缩术。近期，Namba 等又提出动力性重建的概念，将冈下肌和小圆肌止点移位到肱骨近端后侧，当上臂内旋前屈时（后脱位的姿势），肌腱被动性紧张防止脱位。此外，不慎切断后方肩袖和关节囊、肩盂假体过小也能引起肩关节后方不稳。截骨时小心保护后方软组织，选用肩盂骨床所能承受的最大前后径假体即可避免。

4. 下方不稳定　肱骨假体放置位置过低会引起三角肌和肩袖松弛，继而导致肩关节下方不稳定和继发性撞击征。正常的肩关节，肱骨头可向下移动的距离是肩盂高度的一半。由于肱骨假体被安置于髓腔内，其下移距离也不应超过这一范围，否则不能维持正常的组织张力。

5. 肩袖损伤　肩袖损伤的发生率为 1%～14%，占全肩关节置换术常见并发症发生率的第 2 位。术后肱骨头假体不断上移提示冈上肌变薄、肩袖断裂或强大的三角肌和力弱的肩袖之间力偶失衡。对于大多数术后有慢性肩袖损伤症状的患者，可进行严密观察。使用非激素消炎药，热敷，加强三角肌、肩袖和肩胛带肌的锻炼常有效。只有当患者症状显著、出现明显的功能障碍或术后发生急性外伤时才考虑手术治疗。

术中避免损伤肩袖的方法：直视下使用骨刀行肱骨头截骨术（至少对肱骨头后方部分）；同时避免截骨过低或靠外（损伤上方肩袖），或肱骨头后倾过大时截骨（损伤后方肩袖）。若出现肩袖撕裂，应尽可能修补。术前存在撞击征表现时应同时行肩峰成形术，根据术中修补的情况决定康复进程。

手术中对肩关节病损的旋转诸肌尽可能给予修复，它将直接影响肩关节功能的恢复。对肩关节周围软组织挛缩者应全部松解，必要时可分别采用肩峰成形术或肩锁关节切除成形术，以改善肩峰下间隙或肩锁关节的活动度。

6. 假体松动　Cofield 等报道全肩关节置换术后 10 年，翻修率约为 11%，而其中肩盂假体松动是主要原因。Torchia 等报道 Neer 型全肩关节置换术后平均随访 12.2 年，肩盂松动率是 5.6%。

与假体贴合的肩盂骨床能更好地传导假体所承受的负荷，从而减少异常应力导致的假体磨损或松动。沿肩盂解剖轴线使用带中置芯的球面锉能减少刮除软骨后手动锉磨造成的反复调试和骨床歪斜，并改善肩盂的倾斜度。

人工肱骨头假体的选择目前有 2 种：一种是骨水泥型假体，另一种是紧密压配型假体。首先因肱骨近端骨髓腔呈圆形，而不似股骨颈截面为前后略扁的椭圆形，故肱骨假体与髓腔间容易旋转；其次因为上肢是非负重关节，无重力作用，术后可使假体柄有拔出松动的倾向；而髋关节为负重关节，髋关节假体在术后当患者行走时使假体下沉可与髓腔压紧。所以，为防止肱骨假体向上松动，建议使用骨水泥型。在使用骨水泥时最好用骨块作为塞子置入骨髓腔，以防止骨水泥过度向远端髓腔扩散。

假体周围的透亮带与骨质疏松和骨床止血不佳有关，使用现代骨水泥技术，38 例患者中仅 1 例出现超过 50% 骨水泥 - 假体界面的透亮带。脉冲式冲洗、使用蘸有凝血酶的纱布或海绵彻底止血和置入假体后维持加压是其技术要点。

7. 术中骨折　术中骨折，主要是肱骨骨折，约占所有并发症的 2%。类风湿关节炎的患者由于骨质疏松，发生率要高一些。仔细显露和精确的假体置入技术是减少术中骨折的关键。术中强力外旋上臂使肱骨头脱位易引起肱骨干螺旋形骨折，所以在脱位前必须彻底松解关节前方软组织，并在肱骨颈处使用骨钩协助脱位。外旋肩关节时，肱骨头后方的骨赘抵在肩盂上也会妨碍脱位；内旋位插入鞋拔拉钩有助于切除骨赘，同时降低后关节囊的张力，利于牵拉肱骨头以显露肩盂。

避免肩盂骨折的方法主要是正确定位肩盂的轴线，这在由于偏心磨损致肩盂变形的骨关节炎患者中尤为重要。在正常的肩盂上，轴线通过肩盂中心并与关节面垂直，此中心点即在肩胛颈水平肩胛骨上下脚（crura）连线的中点，由于它不受骨关节炎的影响，且前关节囊松解后易于触及，所以可作为术中定位的参考标志。

8. 术后活动范围受限　肩关节置换术后应达到以下活动范围：上举 140°～160°，上臂中立位外旋 40°～60°，外展 90°，内旋 70°，并可极度后伸。术后活动范围受限往往由于软组织松解不够或关节过度充填所致。

手术时可通过松解软组织增加活动范围：肩胛下肌和前方关节囊冠状面"Z"字成形术有助于改善上臂中立位外旋；松解后下方关节囊可改善上举和上举位旋转；松解喙肱韧带有助于增加前屈、后伸和外旋；松解后方关节囊可改善内旋、内收和上举；在上述方法不见效时甚至可以松解胸大肌以增加外旋角度。

关节过度充填一方面是因为假体型号偏大，另一方面可能是假体的位置不当所致。要重建正常肱骨头高度，肱骨假体应比大结节高约 5mm，因此肱骨截骨面应紧贴冈上肌的止点内面，否则假体位置会偏高，使关节囊过度紧张而限制上举，并引起肱骨头周围肩袖肌腱在喙肩弓下发生频繁撞击。此外，假体在髓腔内必须处于中立位。假体击入过深或截骨不当都会导致假体内翻，当前臂悬垂于身体一侧时，肩关节被不协调填充并使得大结节异常突起，导致肩袖松弛、盂肱关节不稳定和动力性撞击征，影响肩关节功能。

9. 神经损伤　肩关节置换术后神经损伤的发生率较低，主要为臂丛损伤。切口（三角肌胸大肌间入路）过长是发生损伤的危险因素。术中显露时，上臂处于外展 90°位或外旋和后伸位会牵拉臂丛造成神经损伤。当然，避免神经损伤的前提是熟悉肩关节解剖关系：腋神经在肩胛下肌下缘穿入四边孔，肱骨外旋可增加肩胛下肌离断处与腋神经的距离，利于保护腋神经；肌皮神经可在距喙突根部 5cm 内进入喙肱肌，切断喙突后需避免过长游离联合肌腱。

10. 其他　异位骨化和感染的发生率分别为 24% 和 0.8%，其预防措施与其他关节置换术相同；肩盂磨损和中心性移位是肱骨头置换术特有的并发症，行全肩关节翻修术即可消除症状。

（金　伟）

第五节　人工肘关节置换术

一、概述

现代人工肘关节置换术始于 20 世纪 70 年代，主要有两种类型：铰链型与表面置换型。表面置换型假体的凹侧用高密度聚乙烯，凸侧用金属材料制成，可很好重建肘关节正常旋转中心，用于骨组织无严重缺损、软组织损伤不严重、肘关节无明显屈曲挛缩者效果较佳；铰链型用金属材料制成，其远期松动并发症高，主要用于肘关节周围骨肿瘤切除、创伤或其他病变导致骨缺损以及肘关节严重屈曲挛缩的患者。表面置换型又可以分为半关节与全关节置换两种，对于严重类风湿性关节炎患者选用肘关节置换术可以很好缓解疼痛，改善关节功能。

二、适应证

人工肘关节适用于：①严重创伤，引起肘关节疼痛、畸形及强直者。②类风湿性关节炎致肘关节畸形和强直者。③肘关节创伤或成形术后形成的连枷关节。④肱骨下端良性或低度恶性肿瘤。

三、禁忌证

（1）肘关节周围肌肉瘫痪无动力者。

（2）肘部没有健康皮肤覆盖者。

（3）肘关节周围有活动性感染病灶者。

（4）肘部有大量骨化性肌炎者。

（5）神经性关节病变。

（6）儿童及从事体力劳动的青年。

四、手术方法

（1）麻醉：臂丛神经阻滞麻醉。

（2）手术入路：肘后正中直切口或"S"形切口，游离并保护尺神经，在肱三头肌肌腹－肌腱交界处切开制成基底附着于尺骨鹰嘴的舌状瓣并翻转，从尺骨近侧骨膜下剥离并翻转肘肌暴露桡骨头，这样整个关节腔均得以显露，再进一步行骨膜下显露肱骨下端和尺骨上端。

（3）切除病变的关节囊、关节内的瘢痕组织、增生的滑膜及骨赘。

（4）切除肱骨远端关节面及骨组织，保留肱骨内、外髁，在扩髓时也要小心以免内、外髁骨折。切除尺骨鹰嘴关节面，保留肱三头肌在尺骨鹰嘴上的止点。切除桡骨头，保留环状韧带。若为肱骨下端肿瘤，要在距肿瘤边缘2cm处切除肱骨下端，采用铰链型人工肘关节。

（5）扩大肱骨和尺骨骨髓腔，试装人工肘关节满意后，冲洗髓腔，充填骨水泥，插入正式的肱骨和尺骨假体。充填骨水泥时要小心，避免尺神经灼伤。多余的骨水泥应清除干净，避免留下锐利的边缘以免术后活动时损伤肘部软组织。

（6）彻底止血，冲洗伤口，尺神经常规移至肘前皮下。放置引流管，修复肱三头肌后缝合皮肤。

五、术后处理

负压引流管的拔管指征同肩关节置换术。术后一般用长臂石膏托固定肘关节于肩曲90°位三周，疼痛减轻后就开始手指、腕和肩关节功能锻炼，3周后去除石膏托进行人工肘关节功能锻炼，但要避免用力过度，避免提拉过重物体。

（金 伟）

第六节 人工指关节置换术

一、概述

人工指关节主要用于掌指关节和近侧指间关节的置换。制作材料有硅橡胶和金属两种，硅橡胶人工指关节的近、远期疗效均较好，临床应用的种类也较多，主要有 Swanson 式、茎片式（niebauer）和关节囊式。金属人工指间关节有铰链型轴式和球臼式，其疗效次于硅橡胶人工指关节。

二、适应证

（1）类风湿性关节炎，关节强直、畸形者。

（2）陈旧性掌指关节或近侧指间关节骨折与脱位，导致关节强直、功能障碍者。

（3）不能用软组织手术纠正的关节偏斜而其关节动力正常者。

目前由于人工指关节的材料、设计和固定等问题尚未满意解决，应严格掌握适应证。

三、禁忌证

（1）局部有感染性病灶存在者。

（2）关节部位无良好的皮肤覆盖，软组织以瘢痕替代者。

四、手术方法

（1）人工掌指关节置换术：手术在臂丛神经阻滞麻醉下进行。采用掌指关节背侧纵弧形切口，如为类风湿性关节炎多个掌指关节受累，拟一次手术完成者，可采用掌指关节背侧横切口。关节外粘连予以松解，纵行切开腱帽或从伸肌腱中央劈开，横行切开关节囊，增厚的滑膜要切除，很好显露掌骨头和近节指骨基底。在掌骨颈平面截骨，切除掌骨头约 1cm，截骨时掌侧应多切除 1mm 以利于关节屈曲。选用适当型号的髓腔扩大器扩大掌骨远端与近节指骨的髓腔。选择与髓腔扩大器同样型号的人工掌指关节，分别插入髓腔内，试行关节伸屈活动，感到满意后，彻底止血，修复关节囊和伸肌腱，缝合伤口。术后用石膏托固定掌指关节于伸直位 3 周，然后进行关节功能锻炼。

（2）人工近侧指间关节置换术：指神经阻滞麻醉，采用近侧指间关节背侧纵弧形切口。从伸指肌腱的中央腱束正中劈开，要注意避免损伤中央腱束的抵止点。切除近节指骨远端 0.5~1.0cm，扩大髓腔后插入人工指关节。术后用石膏托固定患指 2~3 周，去除固定后进行关节功能锻炼。

人工指关节断裂和感染是人工指关节置换术失败的主要原因。因此，提高人工指关节材料性能和预防及控制感染是提高疗效的关键。

（金　伟）

第七节　人工跖趾关节置换术

一、概述

人工跖趾关节常用的材料是金属和硅橡胶。Swanson 于 1952 年首次报道了用金属材料制成的人工跖骨头，之后虽有各种人工跖趾关节的设计报道，但较普遍用于临床是始于 1974 年高性能硅橡胶材料制作的人工跖趾关节问世后。

人工跖趾关节的设计可根据第一跖趾关节的形态和大小来确定，既要符合原跖趾关节的解剖特征和生理特点，保证第一跖趾关节的伸屈，还要防止踇指的旋转。通常人工跖趾关节有铰链式和非铰链式两种类型，且有规格、大小不同的型号，以供临床选择用。同时，还要配备成套的器械，以利手术操作。

二、适应证

人工跖趾关节适用于外伤、类风湿性关节炎、踇外翻及退行性骨关节炎引起的强直、畸形、疼痛，经保守治疗无效，而踇趾血供、皮肤覆盖及动力良好的患者。

三、手术方法

在硬膜外麻醉下，取跖趾关节背侧纵弧形切口，踇长伸肌腱牵向外侧，切开跖趾关节背侧关节囊，切除跖骨头远端和近节趾骨近端，以能容纳人工跖趾关节为度，扩大髓腔，插入人工关节，仔细止血后缝合切口。术后石膏托固定 2 周，解除固定后进行功能锻炼。

（金　伟）

第五章

四肢手术后康复概要

第一节　概论

一、术后体位与同功能位

"良肢位"是日本的称谓，就是良好的肢体位置，其实称为功能位更为确切，是指使肢体持续保持在相应的功能姿势，即使以后发生挛缩，引起的障碍也相对较少，仍可存留一定的功能。功能位最早起源于骨科非手术治疗时代，是在使用石膏外固定时采取的肢体位置。随着现代关节外科和创伤外科的进展，手术治疗和早期介入处置的方法得以迅速开发，术后体位是指手术后将患肢放置在能最大程度地达到手术疗效的位置，这与功能位是两种不同的概念。

如何决定术后体位有一定的原则，所要求的术后体位能贯彻手术的目的，或者说不影响手术的疗效。当肌肉或者肌腱完全断离时，缝合后必须将患肢体位安放在被缝合的肌肉或肌腱充分松弛且无张力的位置。例如 Chiari 骨盆截骨手术，由于术中操作时需要将髂腰肌和臀中肌等从髂骨内、外壁附丽处剥离松解，术后应将患侧髋关节放在外展屈曲位，使被剥离的肌肉在相对松弛状态下尽可能接近原附丽处重新附着。一般而言，在术后 3 周内，需要限制被缝合的肌肉和腱性组织的主动活动。

肌肉在部分撕裂、没有完全断离时，手术缝合后宜将肢体放置在能够有利康复的位置；而施行坚强的内固定手术，术后则可进行肢体高举运动，以促进组织肿胀的消退。

进化迄今，人类的肩关节和髋关节仍与四肢爬行动物有着某些类似的解剖结构，休息时髋关节轻度外展屈曲位，肩关节也大致如此，这种基本体位相对放松，肌肉松弛，处于安定状态，即便是要求的术后体位，也不过是在这些体位的基础上再加改良而已。例如，肩袖断裂修补手术，由于不做内固定，术后需要固定较长时间，功能位制动或维尔波（Velpeau）弹性绷带缠绕过久后不可避免地引起挛缩。用维尔波弹性绷带缠绕制动肩关节 6 周，其引起的不适不言而喻，即便是四肢动物，将前肢贴紧胸部包扎固定的话，也会感到非常不自在。在吊床上休息时的状态能使肩关节和髋关节解除紧张，如果术后体位可以达到充分放松的话则康复处置可简化许多。

膝关节和肘关节具有类似的解剖学功能，膝关节依靠髌骨和髌韧带装置，平滑地进行伸膝、屈膝动作并且限制膝关节过伸运动，肘关节通过尺骨鹰嘴发挥相同的伸屈功能。股四头肌、肱三头肌分别附着在这些关节的近侧端，建立起伸展功能。骨骼肌和骨紧密贴合，一旦发生骨折，两者间容易发生粘连，影响伸屈功能。因此，为了防止由于疼痛反射引起的伸肌短缩，按照 AO 的处理原则，对股骨骨折，尤其是股骨远端部位的骨折，在术后 4~5d，采取股四头肌的伸展位置，即保持膝关节屈曲 90° 的体位，并施行固定。术后 5~6d 起，随着疼痛的逐渐缓解，解除外固定，开始助力主动运动。同样，对于肘关节处理也是术后保持、固定于屈肘 90° 的体位，待到手术 4~5d 后，疼痛有所减轻，开始进行助力主动运动训练。然而，固定于屈曲 90° 的术后体位也不可持续过久，肘关节制动 3 周以上和膝关节制动 3 周时间都会造成同样的不良结局，导致伸肌与骨的粘连，残留关节伸展障碍，改善、矫正这种功能障碍非常困难。

以往，对于膝部韧带损伤的修补术或重建手术，术后都是外固定 6 周以便损伤韧带愈合，恢复功能。现在，主张在韧带能够承受的张力范围内使用具有活动功能的支具或特制石膏固定方法，采取固定期间能有部分活动的措施，以最大限度地减轻术后挛缩的形成。

二、等长运动的作用

手术结束后需要必要的镇静安定，关节制动，在此期间，进行等长性肌肉收缩运动十分重要，等长性运动能锻炼肌肉，又不影响关节的固定。尤其是对于因为某种原因必须延迟介入助力主动运动训练的患者来说，这种等长性运动是进行手术部位周围肌肉锻炼的唯一方法。等长性运动的意义除了维持固有的肌肉力量外，还可以促进静脉回流，有利手术创伤的及早修复。不仅仅是股四头肌，等长性运动还包括内收肌、外展肌、臀中肌以及三角肌等。如同对踝关节、腕关节和手指等不需要安静制动的部位施行主动运动的意义一样，要积极鼓励从术后即刻起就进行等长性肌肉收缩运动。

三、助力主动运动的意义

从手术后 4~5d 起，手术引发的疼痛和肿胀逐渐缓解，开始由"术后体位"进入助力主动运动。助力主动运动介入时，必须手法柔和，动作幅度宜小。手术后，患者对手术引起的疼痛特别敏感，存在不同程度的恐惧感，一旦肌肉受到轻微刺激容易引起僵硬对抗的反应。运动初始时先练习缓慢、脱力（不用力）、轻微的且患者可接受的活动，待患者能够进行主动活动后再逐步增加关节活动范围，但应注意以不诱发疼痛为限。

术后早期开始助力主动运动，对促进患肢静脉回流，减轻肿胀，恢复关节和肌肉协调运动具有非常重要作用。通常需要 3 周时间来恢复经受手术侵袭的软组织，对此进行 3 周的外固定的话则会造成关节的挛缩，然后必须再通过运动锻炼予以纠正。所以，在使用坚强内固定方法的关节外科，手术后早期就开始助力主动运动已作为一项康复的原则。至于关节活动度的训练，术后早期 ROM 练习导入应用 CPM（continuous passive motion），其具有被动运动功能，对预防挛缩有一定的疗效。骨科手术后康复处置不仅仅在于解除挛缩，更应着重于如何避免或减轻挛缩的发生。

四、早期负荷和功能协调训练

对于快速捷径的康复而言，手术后及早地介入负荷状态下的康复锻炼非常重要。在受到动态性活动的束缚下，下肢的手术后训练大多是在卧位和坐位姿势时进行。在术后早期限制负荷运动是有必要的，但如果从术后早期开始在可承受的范围下给予功能性负荷，采取站立位动态训练则更有益。原本，下肢具有在站立姿势下通过各组肌肉相互间向心性和离心性收缩达到平衡的功能，因此，这种训练模式对躯干、髋、膝及踝关节的多关节联合运动，提高关节和肌肉功能十分关键。

与步行所采取的屈髋、伸膝的动作有所不同，下肢直腿抬高动作（SLR）产生股四头肌的等长性肌肉收缩运动是除了足部功能外的动态活动限制的训练，在能够进行负荷行走后，SLR 的训练效果较差，而且，还应该知道 SLR 训练时髋关节要承受相当 2 倍肢体重量的应力，以及由此可能引起的不良反应。

对于中枢神经系统而言，限制步行会对神经、运动系统的协调功能造成不良的影响，然而以往对肌力和关节活动度等的康复治疗仍以静态训练为主。现在康复的理念有所进步，采取术后早期就进行ROM 锻炼以防止失用性肌力减退，增强肌力，早期负重行走，并且介入神经、运动系统的功能协调训练，体现了更具有生理性和功能性康复的意义。

（柴　瑛）

第二节　基本康复处置

在四肢的外伤以及关节的手术后，采取后续康复治疗的目的是：迅速恢复关节活动和肌肉力量，能够达到正常的日常生活活动和行走能力。四肢手术通常会累及邻近大关节，容易使关节发生挛缩。为了避免引起关节挛缩，在允许的范围内，从术后早期就开始进行邻近关节的运动是四肢术后康复的重点。

一、术后体位

（一）目的

手术后在不影响末梢血液循环前提下，将患肢搁置在适宜的支架上以减轻肌肉紧张，减少疼痛。患肢抬高的时间根据肿胀消退情况而定。

（二）方法

术后将患肢的远端抬高，高度原则上应超过手术部位。尤其是下肢，手术后使其置于备有柔软衬垫的搁架上，通常使用有侧板的内面衬有海绵织物的勃朗（Brown）搁架上（图5－1）。如果是髋关节的手术，术后宜将手术侧下肢远端置放在勃朗搁架上，并且保持髋关节和膝关节轻度屈曲的体位（图5－2）。术后必须限制下肢产生旋转活动时，则要使用能够防止旋转的小腿石膏管型加上横板条十字固定的方法（图5－3）。施行从小腿至足趾部位的手术时，在术后宜将小腿以下部位抬高，放置在远端垫高的搁架上（图5－4）。对于大腿直至邻近膝关节部位的手术，在术后要使膝关节屈曲90°，小腿高置搁架中，并且条带横向缚扎固定（图5－5）。在上肢部位的手术后，可以利用三角枕将患肢抬高（图5－6）。

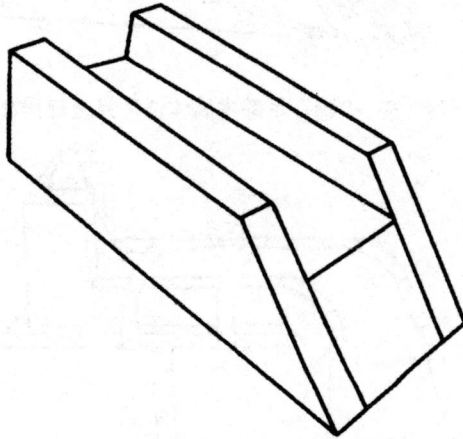

图5－1　内衬软垫的勃朗架可避免压迫引起腓神经麻痹

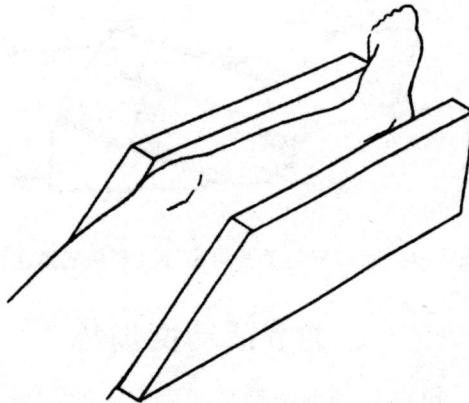

图5－2　髋关节术后体位髋、膝关节轻度屈曲位

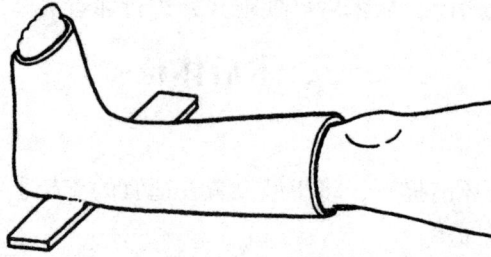

图 5-3 下肢防旋石膏固定髋关节术后防止旋转时使用

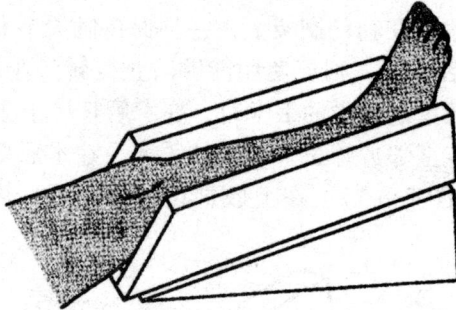

图 5-4 小腿、足部术后体位而且足部抬高

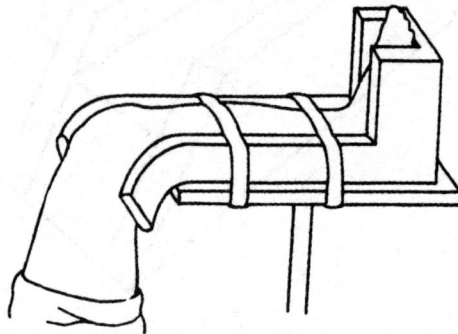

图 5-5 膝关节周围术后体位屈膝 90°固定

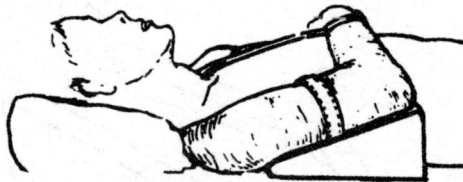

图 5-6 上肢术后上肢抬高位（利用三角枕）

二、关节活动度训练

关节活动度（range of motion，ROM）的训练是手术后康复的一个关键措施。手术后由康复治疗师指导进行关节活动的手段包含助力主动运动，或者利用诸如关节连续被动运动器具（continuous passive motion，CPM）等开展的关节活动训练，以及具有肌肉收缩的主动运动。

具体来说，关节活动包括有骨的运动和关节囊内的运动两种内容，上述提及的是迄今普遍沿用的关节活动度的训练，属于骨的运动形式。然而，仅仅进行这种运动训练是不够完整的。根据相互连接的骨端解剖结构特点，关节形成与之相适应的各种不同的关节面，因此，关节囊内的运动是正常关节组合运动的一部分，而且，这种关节滑移所产生的在一定活动范围内的生理性运动非常重要，其能够在维持关节的稳定性以及吸收、缓解外力的冲击方面承担关键的作用。

（一）助力主动运动（active - assistive exercise）

1. 目的　术后要求的体位限制解除后进行助力主动运动，随着肌肉和关节协调运动的恢复，继而酌情逐渐增加 ROM 的练习。这种助力主动运动在 ROM 训练中不易诱发疼痛而有一定治疗效果，并且也能改善肢体末梢血液循环。

2. 方法

（1）康复治疗师介入的助力主动运动：进行下肢助力主动运动时，由康复治疗师托起并把握膝和踝关节，以对抗地心引力，让患者练习下肢活动。在每次锻炼结束前稍微加力以增大关节活动的角度，但是，必须避免因为动作生硬，用力过大或运动过度而诱发疼痛（图 5-7）。如果患者自行进行主动运动的话，操练方法是首先使足跟抵住床面，然后再努力进行下肢轴向滑移，练习膝、髋关节的屈曲、伸展运动，在运动过程中应该尽量使用肌肉力量，减小足跟与床面的滑行摩擦。上肢训练时，宜先在仰卧位开始助力主动运动，然后再过渡到坐位姿势下练习。

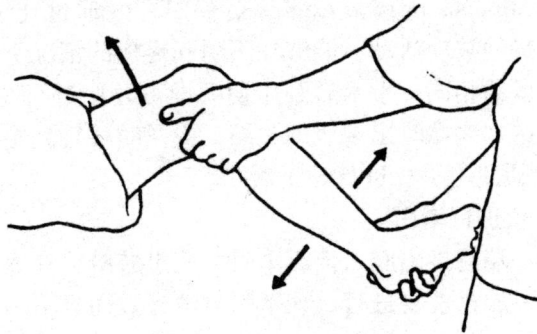

图 5-7　助力主动运动

（2）悬吊疗法（suspension therapy）：使用具有弹性装置的悬吊器械进行的助力主动运动。

（二）主动运动（active exercise）

主动运动是指不需要借助外力辅助，患者自己能够主动进行的锻炼（图 5-8）。开始训练时宜先练习对抗肢体重力的运动，逐渐加强运动量，能够顺利完成后，再酌情过渡到对抗阻力，增强肌肉力量的训练。

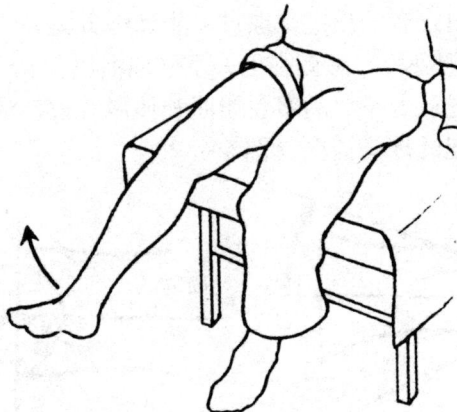

图 5-8　端坐位下膝关节主动运动

（三）被动运动（passive exercise）

被动运动对于避免或减轻机体组织的挛缩形成非常重要，还可作为解除残留挛缩畸形的一种手法矫正手段（图 5-9）。

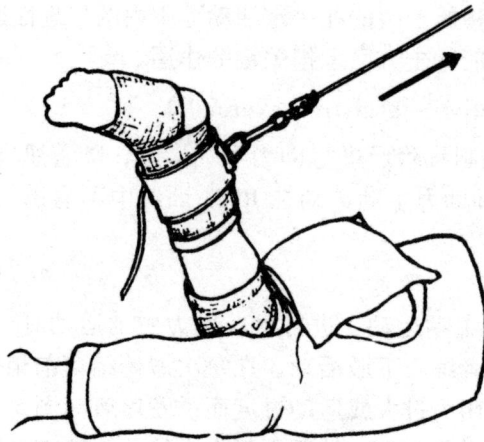

图 5 - 9 俯卧位持续牵引

1. 关节连续被动运动（continuous passive exercise，CPM）   通过连续被动运动器械（CPM）使关节进行重复、缓慢、匀速、圆滑的被动活动，能够在不引起疼痛的情况下训练关节恢复活动功能。CPM 训练的目的与上述的助力主动运动相同，手术后卧床期间即可开始进行练习。在 CPM 训练过程中必须注意观察，如果在关节活动度达到终端时出现肌肉收缩，应及时移行到主动运动的训练方式：

2. 手法治疗   由康复治疗师使用手法进行矫正治疗。

3. 牵引疗法   利用重力持续进行牵引。

使用牵引器具，将牵引的一端连接患肢，依靠牵引力使患肢维持在要求的位置，间隔一定时间后解除牵引，放松患肢，如此牵引—放松重复进行，该牵引方法有效而且不易引起疼痛发生（图 5 - 9）。

（四）关节运动学基础

关节并非铰链式连接，而是球形面与凹面的组合，关节面彼此相对滑动发生位移。关节的运动都遵循凹凸法则，凹的法则是运动时关节面位移方向与骨的运动方向相一致，凸的法则则相反，关节面与骨各自向相反的方向移动。理解这种关节囊内的运动很是重要。如果在关节活动度训练中仅仅依靠骨的运动，而将关节囊内滑移运动置之不顾的话，这种铰链式运动锻炼会诱发疼痛（图 5 - 10，图 5 - 11）。

关节运动训练时首先要使被治疗者及其所治疗的关节充分放松，实施前说明治疗手法及其目的，如可能出现疼痛则预告疼痛发生的部位、性状、程度以及如何应对。开始实施时动作宜缓慢柔和且有节律，反复 5 - 10 次，然后根据被治疗者的反应采取进一步训练方案。

1. 肩带骨的运动训练   采取侧卧位，患侧在上，下肢屈曲以保持稳定体位，治疗师位于患者背侧，朝向患者头侧，挟持患者肩胛带进行上举、后牵、屈曲和伸展等被动活动，运动时要注意避免胸腰部代偿性旋转活动，同时了解运动引起的疼痛情况（图 5 - 12）。

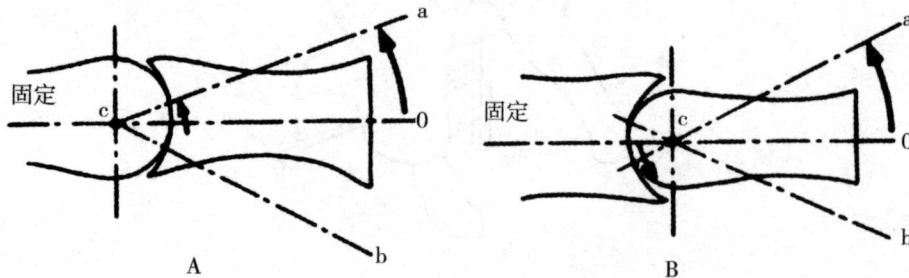

图 5 - 10 关节运动的凹凸法则

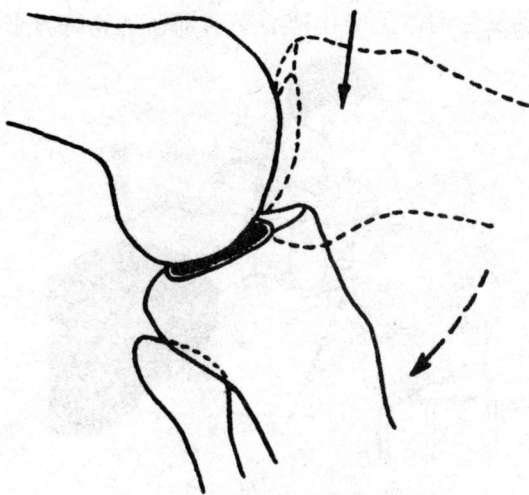

图 5 – 11 膝关节运动的凹凸法则

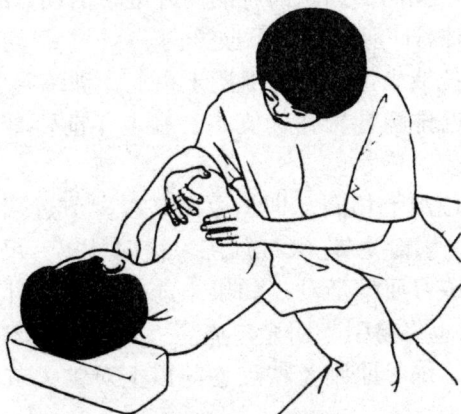

图 5 – 12 肩胛带下压

2. **肩关节的运动训练** 卧位在床，使患侧肩关节移至床的侧缘，练习肩关节的屈曲、后伸、外展、内收、水平屈伸动作，仰卧位时训练肩关节内、外旋活动。训练时注意固定肩带骨，ROM 易受重力影响尽量使动作圆滑柔和（图 5 – 13）。

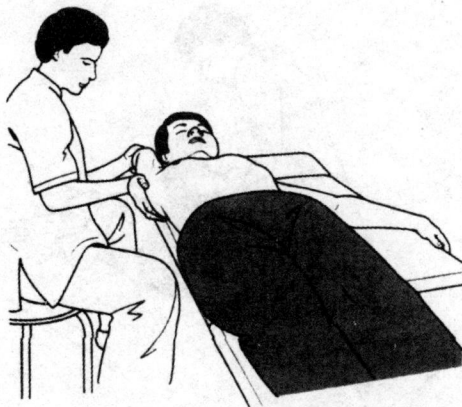

图 5 – 13 肩关节提伸

3. **肘关节的运动训练** 仰卧位，患侧肘关节移至床侧缘，训练肘关节的屈伸活动，练习屈肘时需前臂外旋引向患者头侧，伸肘动作时前臂内旋朝向患侧下肢方向，训练时需固定肩带骨和上臂近端。也可用手拉肋木通过下肢屈伸运动发生的体重变化施力于肘部，达到练习牵伸目的（图5-14）。

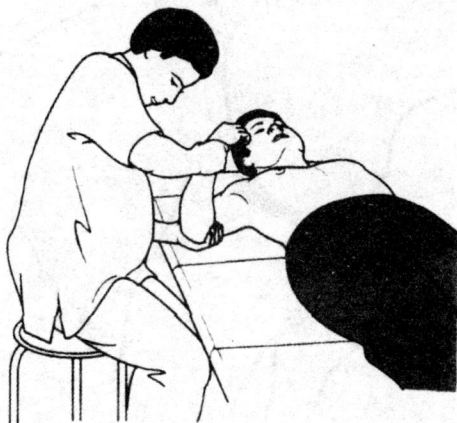

图5-14 肘关节屈曲

4. 前臂的运动训练 体位与上类同，训练前臂的内外旋转活动。练习外旋活动时需屈肘90°，将前臂引向患者头侧，练习内旋活动时需伸肘并引向下肢方向。

5. 腕关节的运动训练 仰卧位或坐位下将肘部搁于桌上，训练腕关节的掌屈、背伸、桡屈和尺屈，练习时以桡腕关节（桡骨远端和近排腕骨）作为支点，在老年前臂骨折训练时务必确实固定好骨折及其远端部位，避免引起再次骨折。

6. 对掌关节的运动训练 体位与上相同，训练原则是以关节近端骨为轴心，充分保持固定，把持远端骨并围绕近端骨端开展运动。掌腕关节（CM）练习桡向外展、尺向内收、掌屈和背伸动作，掌指关节（MCP）和指间关节（IP）练习屈伸活动。如果未能从早期及时开始训练则往往容易引起不同程度的ROM功能障碍，而且训练时也多易引起明显疼痛。

7. 指关节的运动训练 体位、练习原则及特点均与以上对掌关节的运动训练内容相同，主要练习指关节的屈伸功能。

8. 髋关节的运动训练 卧床，患侧髋关节移至床侧缘，治疗师同侧站立，面向患者头侧。仰卧位下练习屈髋、外展、内收活动，屈膝90°时练习髋内、外旋动作，在侧卧位下训练伸髋活动。在屈髋时，治疗师需用手扶持并按压患者大腿后侧的远端部位；做髋外展、内收以及内、外旋活动时，治疗师两手分别把持患者大、小腿部位；伸髋动作时，治疗师一手置于患者髂前上棘并协同大腿固定患者的骨盆，另一手把持患者大腿远端进行训练，伸髋练习时要避免腰椎过度伸展（图5-15）。

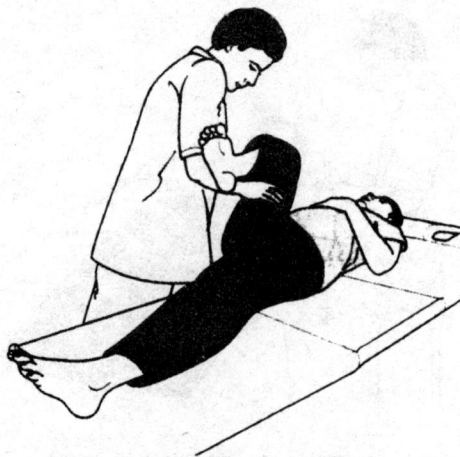

图5-15 髋关节屈曲

9. 膝关节的运动训练 俯卧位，患膝靠床侧缘或者采取坐位，固定大腿远端下训练膝关节屈伸活动。膝关节屈曲受限明显时，可在坐位姿势下对患者小腿前侧施压。如果屈膝受限，ROM在90°左右时，采取单膝（患膝）站立，然后下蹲，利用体重缩短臀部与足跟间距离的练习方法较为有效。也可在坐位姿势下使患膝前伸，小腿悬空下垂或再加载进行训练（图 5 - 16）。

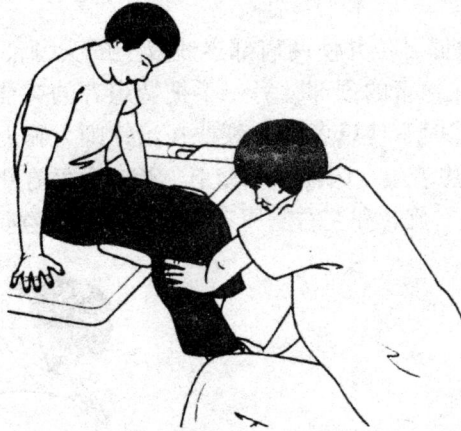

图 5 - 16 膝关节屈曲

10. 踝关节的运动训练 仰卧体位下练习踝背伸和跖屈活动。治疗师一手扶持固定大腿远端，如在背伸训练时，另一手保持患者足跟，同时用前臂抵押足底并向近端推压；在跖屈训练时则抓捏跟骨的前方向远端推压。注意背伸练习时宜使距骨向后移动，跖屈训练时使其向前移动（图 5 - 17）。

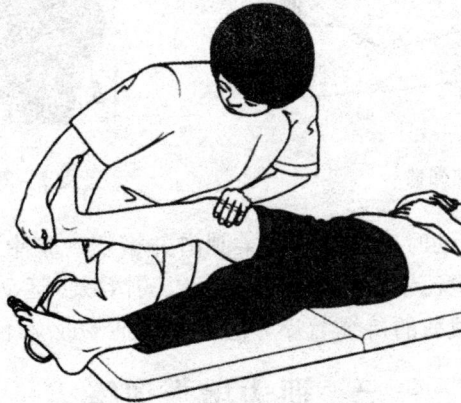

图 5 - 17 踝关节背屈

11. 足趾关节的运动训练 仰卧位或坐位下练习踝内翻、外翻、外展和内收活动，训练时治疗师一手把持固定小腿远端，另一手从足的基底部逐渐移向远端，并且将足部轻微压向近侧为宜（图 5 - 18）。

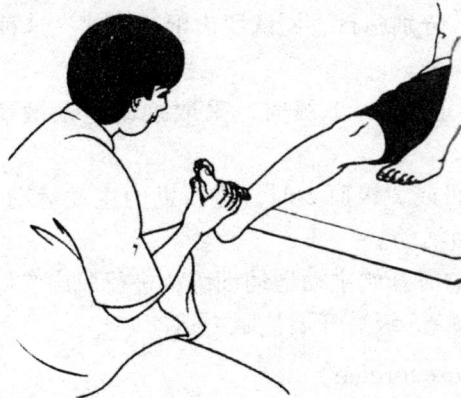

图 5 - 18 踝外翻

12. 趾关节的运动训练　采取坐位或仰卧体位，仰卧位时治疗师位于患足踇趾侧。跖趾以下关节都是训练屈曲和伸展的活动，且都固定关节的近端，把持关节远端进行练习。注意观察在站立和行走时屈趾肌肉的紧张度。

13. 颈部关节的运动训练　取仰卧位并使两肩部连线以上的头颈部位伸出床的顶缘，治疗师坐在位于治疗床头侧的椅子上，一手托住患者的颈部，另一手把持患者的头枕部，训练颈部的屈曲、伸展、左右旋转和左右侧屈动作，运动间隙时宜使患者的头颈枕在治疗师大腿上得以休息（图 5 – 19）。

14. 胸腰部关节的运动训练　患者坐在床顶缘或凳上，治疗师站在患者的后侧方，架持住患者的躯干部，训练胸腰椎的屈曲、后伸、左右旋转和左右侧屈动作，练习时注意防止患者向前跌倒（图 5 – 20）。

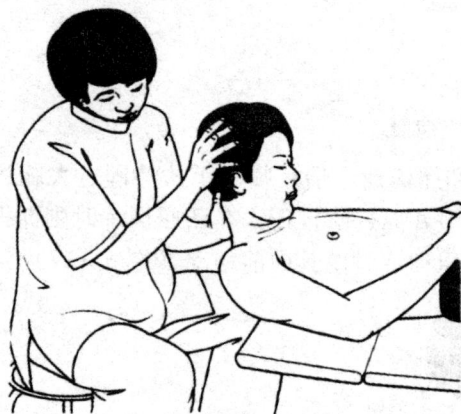

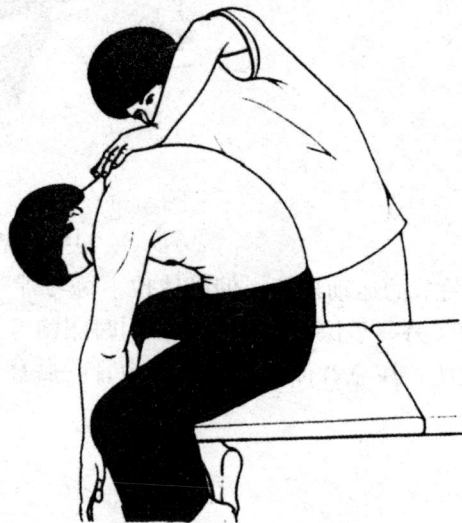

图 5 – 19　颈部屈曲　　　　　　　　　　图 5 – 20　胸腰部屈曲

注意事项：开始练习 ROM 运动时，动作需轻柔圆滑并密切观察患者表情，尤其注意有无疼痛及其状况。较为薄弱的关节对疼痛反应比较敏感和明显，可以酌情减少运动次数，减缓反复练习的速度，也可选用重量悬吊或利用滑轮等低载荷的持续治疗方法。关节活动改善不明显时可施加手法辅助治疗。

三、肌力增强训练

四肢手术后肌肉力量减弱，如果伴有末梢神经损伤时会引起去神经性肌萎缩，大多由于手术后疼痛、局部制动，时隔长久后导致失用性肌萎缩。

（一）肌力增强运动

根据所锻炼肌肉的肌力情况，分别施行不同的肌肉锻炼形式，这种运动形式包含被动运动、助力主动运动、主动运动和抗阻力运动 4 种。

1. 被动运动　当肌力检查评定为 0 ~ 1 级时，采取被动运动锻炼方式，使患者的关节得到被动活动。

2. 助力主动运动　在达到 1 级或 2 级肌力时，进行助力主动运动。借助外力帮助，使患者努力主动收缩肌肉，诱导产生并增大关节活动。

3. 主动运动　恢复到 3 级肌力时开始主动运动训练，进行肌肉收缩运动以对抗肢体的地心引力。

4. 抗阻运动　当肌力增加到 4 ~ 5 级后开展抗阻力运动。

（二）等长运动（isometric exercise）

1. 目的　手术后，在要求保持术后体位的期间内需要进行等长性运动。等长性运动能够在关节固定，限制活动的状态下，维持肌力，防止肌肉萎缩的发生，并且通过肌肉收缩"泵"的作用改善末梢血液循环。这种等长运动从手术后第 1d 就开始，一直持续进行到关节能够主动运动。在手术前就要指导患者，通过演练掌握如何练习等长性运动。

2. 方法

（1）股四头肌的练习

a. 主动收缩：在仰卧位下，采取立正样姿势练习肌肉收缩，康复治疗师用手分别触摸患肢髌骨的上下两端，确认股四头肌和髌韧带发生紧张提拉变化，每次收缩动作保持6s时间（从1数到10的时间），然后放松，重复练习直至感觉肌肉疲劳（图5-21）。

b. 抗阻力收缩：康复治疗师施力向下固定髌骨，不使其向上移动，嘱患者用力收缩股四头肌，以此方法维持和增强肌肉的力量（图5-22）。

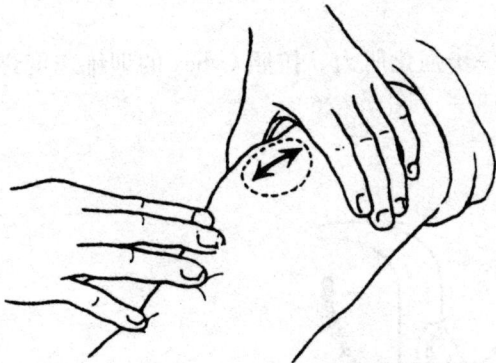

图5-21 股四头肌等长运动　　图5-22 股四头肌抗阻等长运动

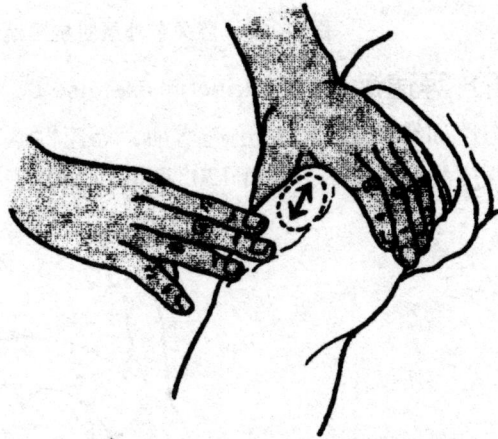

（2）髋关节外展肌、内收肌的练习：康复治疗师用手分别把持、固定患肢膝部和踝部的侧方，然后嘱患者向阻挡侧做类似踝关节的内翻或外翻样的动作，整个下肢同时同方向用力，以此练习大腿部内、外侧的肌肉、臀中肌和内收肌（图5-23，图5-24）。

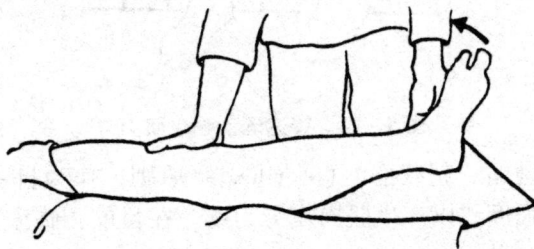

图5-23 股四头肌外侧肌的等长运动

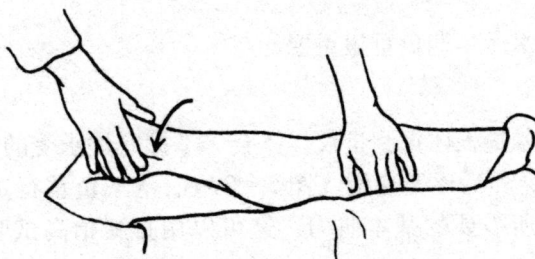

图5-24 股四头肌内侧肌的等长运动

（3）三角肌的练习：利用墙壁或固定障碍物练习、强化三角肌。

（三）等张运动（isotonic exercise）

随着关节活动度（ROM）的扩大以及主动运动的增大，开始进行等张性运动。采取用手或者利用沙袋、弹性带等器具进行抗阻运动的方式增强肌力（图 5 – 25）。

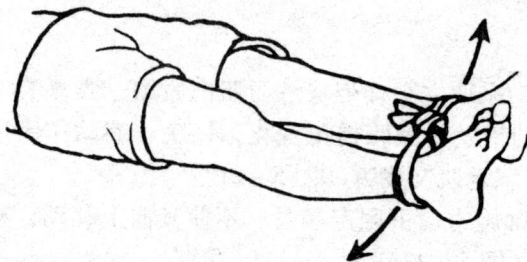

图 5 – 25　髋关节外展肌抗阻运动对抗弹性带拉力下髋外展以增强肌力

（四）等速运动（isokinetic exercise）

动态性训练使肌力得以迅速增加，等速性运动可进一步强化肌力。按照 Cybex 的训练速度谱，常见的训练速度为每秒 60°、每秒 120° 和每秒 180° 三种收缩速率（图 5 – 26）。

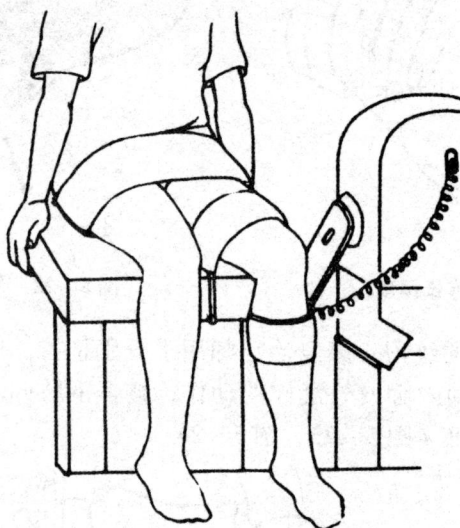

图 5 – 26　等速运动强化肌力

注：在肌力增强训练中，遵循"超载荷"（over load）原则，作为自主训练运动，指导患者掌握进行等长性运动和等张性运动的强度，以产生肌肉疲劳为度。在目前，临床上还难以确定肌力增强训练的量化标准。

四、行走训练

下肢术后，行走训练对于术后早期负重很重要。

（一）负重量的测试

扶持平行杆，两下肢下方各垫入体重测量仪，体会、掌握允许承受的负重量。通常，初始负重量占体重的 1/4，一般为 10 ~ 20kg，然后逐渐递增（图 5 – 27）。从不负重行走向负重行走过渡时，首先要检查、确定患肢是否达到步行所需的基本肌力，这可以用直腿抬高试验（SLR）作为测定指标（图 5 – 28）。

（二）使用助行器行走

一般来说，老年人使用助行器可以避免跌倒的危险。即使不要求负重行走，步行时蹬足或足部踮地也能增加些稳定性，不易倾跌（图 5 – 29）。

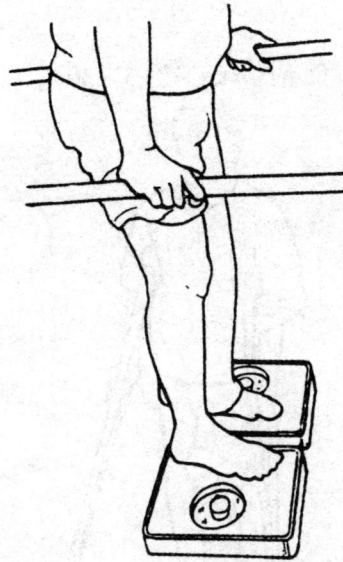

图 5 - 27 测量负重量
手扶平行杠，测重仪下垫足下，掌握患肢负重量

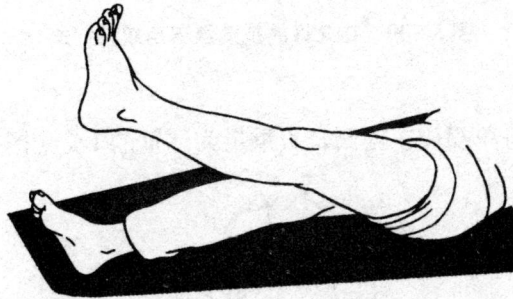

图 5 - 28 开始负重步行时先进行直腿抬高训练（SLR），以获得步行所需肌力

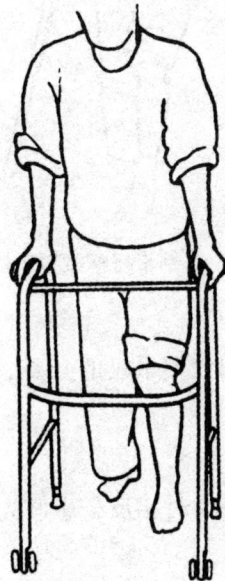

图 5 - 29 利用助步器练习步行（老年人从助步器开始站立行走）

（三）使用双拐行走

利用双拐三点式行走，患肢蹑足，负重约5kg（图5-30）。

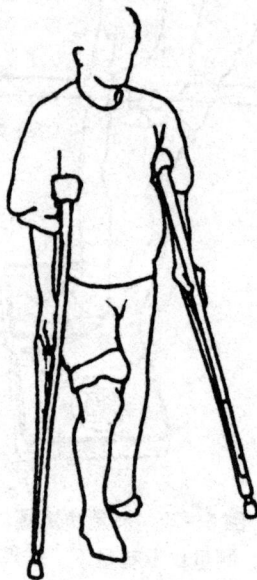

图 5-30　在允许的负重量下用双拐行走

（四）使用单拐行走

使用单拐练习步行，但是将单拐放在健侧，负重量为体重的1/2（图5-31）。

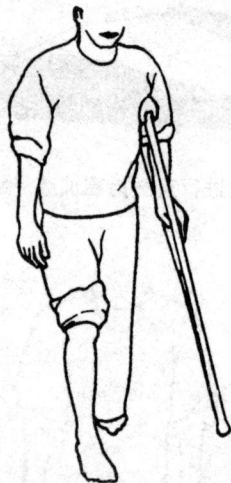

图 5-31　单拐步行拐杖置于健侧行走

（五）使用手杖行走

将手杖用于健侧步行。老年人有长时间使用手杖的必要。

（六）阶梯行走训练

一旦平稳步行后，进入上下阶梯训练。

登梯时，健肢先行，带动患肢向上；下梯时相反，患肢先行，健肢随后（图5-32，图5-33）。

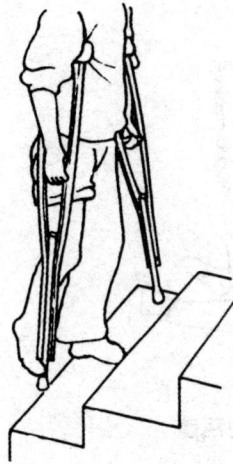

图 5 - 32　阶梯训练上梯健侧先行　　　图 5 - 33　阶梯训练下梯患侧先行

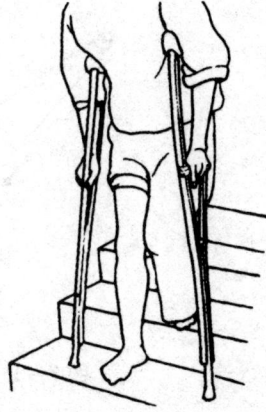

（柴　瑛）

第三节　关节伤病悬吊疗法

预防挛缩的最好方法是手术后早期开始关节活动度（ROM）的训练，但是在 ROM 训练中不可诱发疼痛，一旦引起疼痛甚至疼痛有所加重，则康复训练就不能顺利进行下去。

助力主动运动是手术后首先采取的 ROM 训练形式，由于活动时受肢体重力影响小，运动幅度不大，助力手法轻柔，不易引起疼痛。术后早期开始这种运动，对减轻疼痛，改善静脉反流，减少肿胀的形成有一定的疗效。还可以促使肌肉进行各种收缩运动，加强主动肌和拮抗肌的协调性，有利于肌肉功能的恢复。

助力主动运动可有两类方法，一种是由康复治疗师介入的方法，另外一种是由患者自身进行的悬吊疗法（suspension therapy）。悬吊疗法需要预先在康复治疗室或病房内安装固定的框架、弹力拉钩及吊带等器具，然后才能进行锻炼。

一、髋关节

（1）向健侧侧卧位，悬吊患侧，进行患髋屈曲和伸展活动（图 5 - 34）。

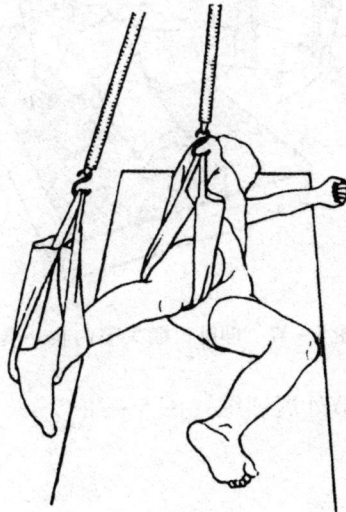

图 5 - 34　髋关节伸屈活动

（2）患者自行牵拉吊绳，屈曲髋关节（图5-35）。

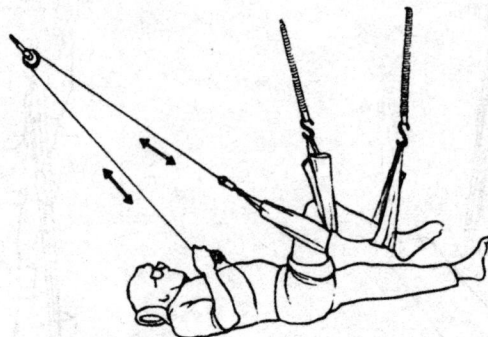

图5-35　利用悬吊滑轮自行练习屈髋

（3）在悬吊下，进行下肢直腿抬高训练（图5-36）。

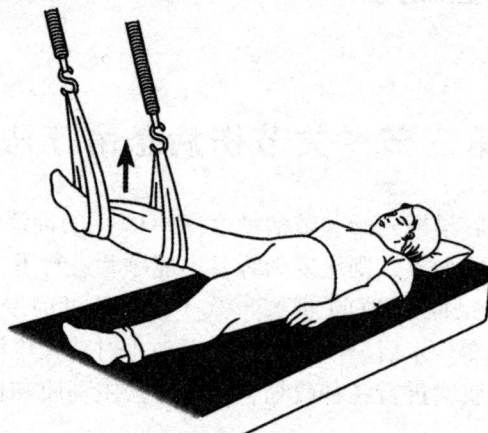

图5-36　悬吊下直腿抬高运动

（4）在仰卧位悬吊下，进行髋关节内收、外展运动（图5-37）。

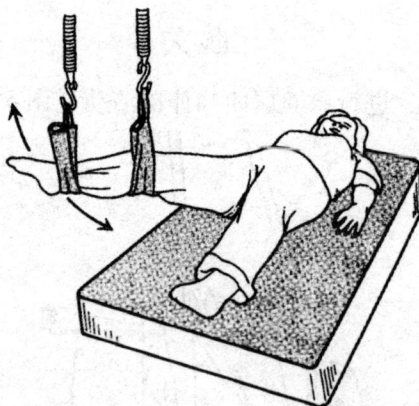

图5-37　仰卧位髋关节内收外展

（5）在侧卧位悬吊下，进行髋关节外展训练（图5-38）。

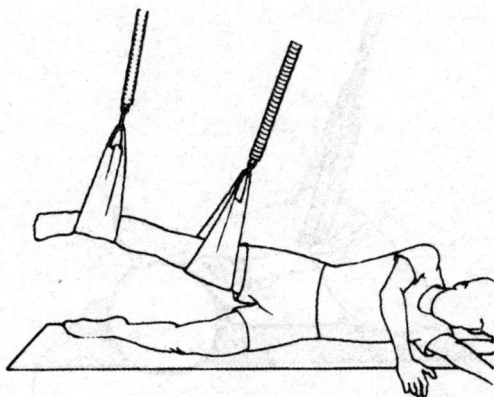

图 5 - 38　悬吊下训练髋外展运动

二、膝关节

（1）向健侧侧卧，悬吊患侧，进行患膝屈曲和伸展活动（图 5 - 39）。

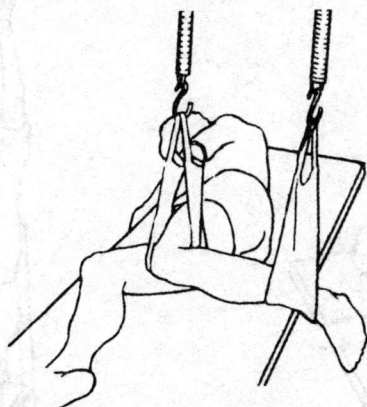

图 5 - 39　利用悬吊侧卧位练习膝屈伸运动

（2）仰卧位，患者自行牵拉吊绳，屈伸膝关节（图 5 - 40）。

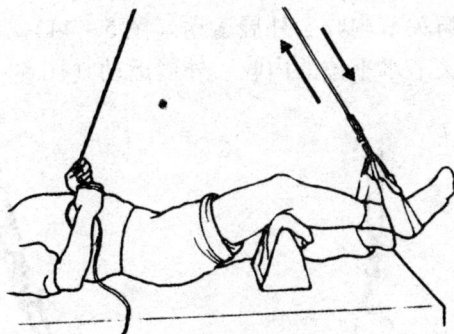

图 5 - 40　利用悬吊滑轮练习膝屈伸运动

（3）在仰卧位悬吊下，小腿下置圆枕，进行膝关节屈伸运动（图 5 - 41）。

三、肩关节

（1）向健侧侧卧，悬吊患侧，进行患肩前屈、后伸活动（图 5 - 42）。

（2）在坐位悬吊下，患者自行牵拉吊绳，前屈肩关节（图 5 - 43）。

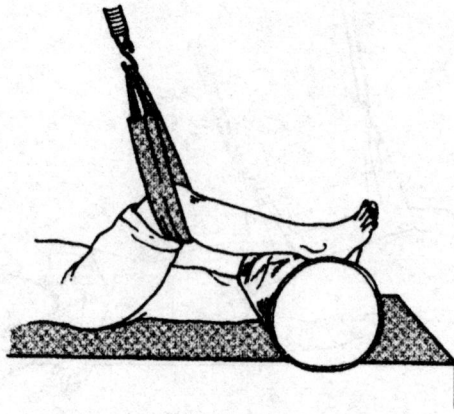

图 5-41 悬吊下翻滚圆枕练习屈伸膝

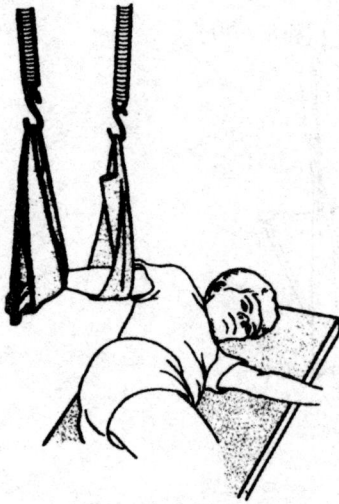

图 5-42 侧卧位练习屈伸肩

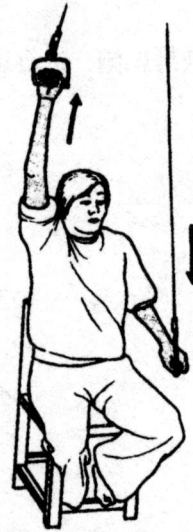

图 5-43 坐位利用滑车练习屈曲

（3）在仰卧位悬吊下，进行肩关节内收、外展运动（图 5-44）。

（4）在坐位悬吊下，进行肩关节水平位的内收、外展运动（图 5-45）。

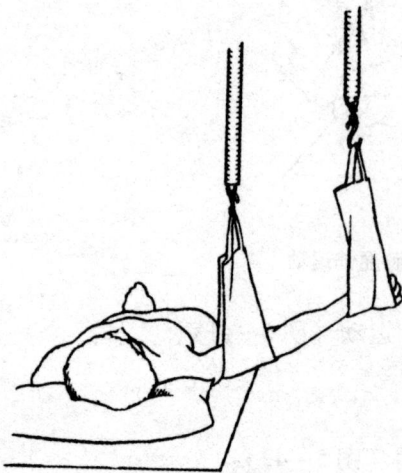

图 5-44 仰卧位悬吊下肩关节内收外展

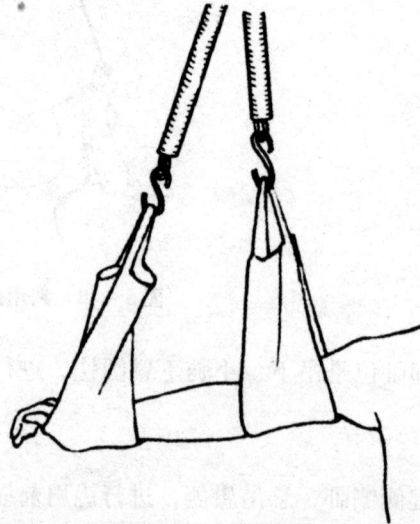

图 5-45 坐位悬吊下肩关节水平位内收外展

（5）在仰卧位悬吊下，进行肩关节前屈旋转运动（图5－46）。

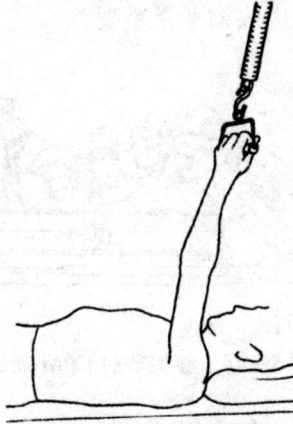

图5－46 仰卧位提拉吊绳上肢前屈旋转训练

四、肘关节

在坐位悬吊下，练习肘关节屈伸运动（图5－47）。

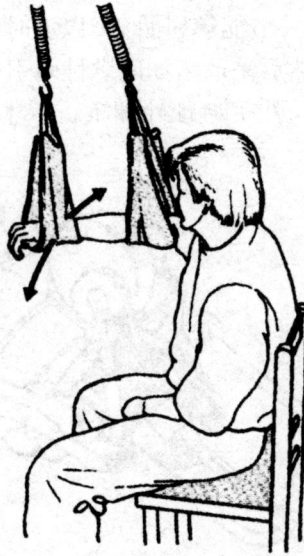

图5－47 坐位悬吊下练习屈伸肘运动

（柴 瑛）

第四节 关节持续被动运动

关节持续被动运动（continuous passive motion，CPM）是使关节柔和、流畅、重复地进行被动运动的康复器械，这与推拿手法（manipulation）并不相同。

Salter 认为 CPM 的主要功用为：①防止挛缩，获得 ROM；②促进软骨、肌腱、韧带、皮肤等组织创伤的愈合；③减轻肿胀和疼痛。

从解除术后体位的限制开始，使用 CPM 作为术后早期 ROM 训练的方法。与助力主动运动相比较，CPM 相对更不容易诱发疼痛而又具有疗效，已有报道在关节内骨折时，CPM 对软骨的愈合也有疗效。

现在，CPM 已在临床上广泛地用于髋关节、膝关节、踝关节、拇指关节、肩关节、肘关节、腕关节、指关节等，成为四肢手术后常规使用的康复器械。

CPM 适用于人工关节置换术、骨折、滑膜切除术、关节松解术以及韧带损伤等术后的康复。CPM

如今已被普遍使用，但是，如果仅仅是改善关节的活动度而没有肌肉收缩的话，仍然会遗留功能障碍，因此，在 CPM 达到最大活动度时发生肌肉收缩非常重要。

1. 用于膝关节的 CPM（图 5-48）

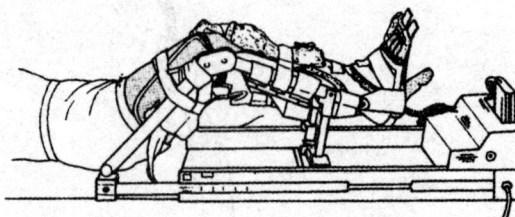

图 5-48　膝关节的 CPM 训练

（1）适应证，人工膝关节置换术、滑膜切除术、关节松解术等术后。

（2）术后第 1d 开始进行。

（3）测量并掌握运动前的关节活动范围、可能引起疼痛的关节活动度，设定运动速度，以慢速起始，慢匀速为主。

（4）每日进行 2~3 次，持续练习 1~3h，也可长时间连续锻炼。

（5）可与主动运动协同进行，当膝关节能够屈曲 90°以上时更应积极进行主动运动训练。

（6）CPM 训练一般进行 2~3 周，然后采取诸如间歇性牵引等被动运动方法来增加关节的活动度。

2. 用于踇趾的 CPM（图 5-49）　可在踇趾外翻矫正手术后，对踇趾的 MP 关节进行 ROM 功能训练。

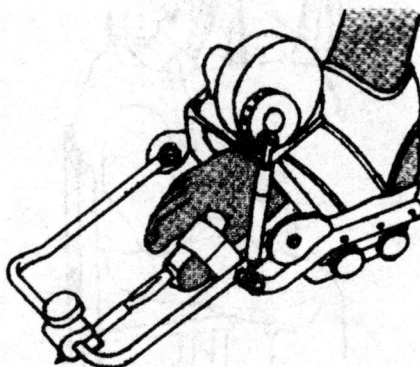

图 5-49　踇趾关节 CPM 训练

3. 用于肩关节的 CPM（图 5-50）　可在肩袖损伤、人工肩关节置换、肱骨外科颈骨折等手术后使用，能够训练屈曲/伸展、外展/内收、外旋/内旋等各方向的组合动作。

4. 用于肘关节的 CPM（图 5-51）　可在肘部和前臂手术后使用，能够训练肘关节的屈曲和伸展运动，也可行走练习时同时进行。

5. 用于腕关节的 CPM（图 5-52）　可在介入桡骨远端骨折的康复时使用，能够训练腕关节的背伸/掌屈、桡偏/尺偏运动。

6. 用于手指的 CPM（图 5-53）　可在手指骨折、肌腱损伤后康复介入时使用，能够训练手指关节的完全屈伸运动。

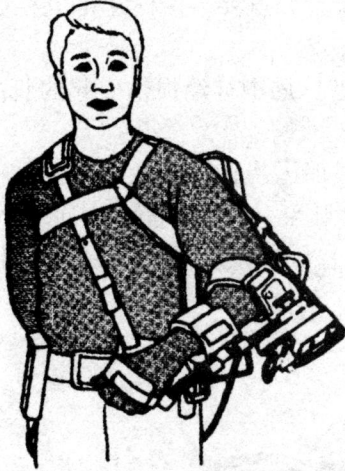

图 5 – 50　肩关节 CPM 训练

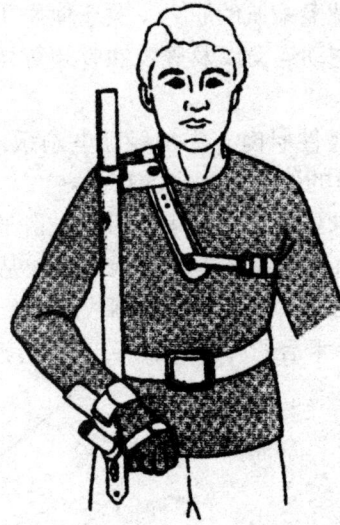

图 5 – 51　肘关节 CPM 训练

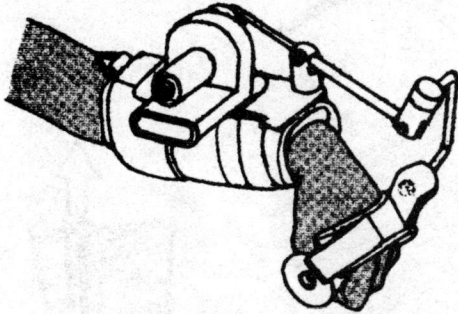

图 5 – 52　腕关节 CPM 训练

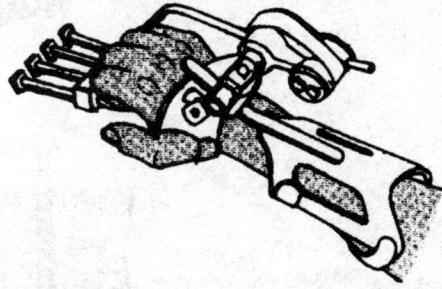

图 5 – 53　手指关节 CPM 训练

（柴　瑛）

第五节　电疗的康复作用

电疗法是用电刺激肌肉组织的方法，包括治疗性电刺激（TES）和功能性电刺激（FES）两种，在康复阶段，经常使用 TES 和用作镇痛的经皮神经电刺激（TENS）进行治疗。

一、治疗性电刺激（TES）作用（图 5 – 54）

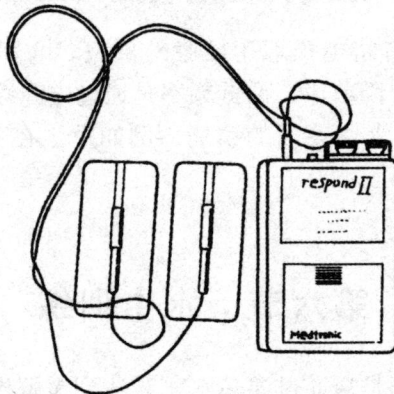

图 5 – 54　TES 理疗仪

1. 增强失用性萎缩肌的肌力　关于使用 TES 能够防止肌肉萎缩和增强肌力这一点已经得到普遍公认，但是 TES 和主动运动以及等长性收缩等运动同时进行十分重要，这样才可以在四肢康复中使肌肉恢复功能。

2. 刺激失神经性肌肉　失神经性电刺激对于防止可逆性周围神经损伤引起的肌肉纤维化和神经支配功能恢复后肌力的低下有一定的疗效。

3. 预防深静脉栓塞　对于手术后患肢肿胀，利用空气加压装置间歇性地挤压小腿的治疗方法早已被临床使用，然而作用效果毕竟有限。现在从足部存在静脉泵（即足底静脉丛）这个角度来认识，考虑充分发挥静脉泵的作用，为此研制成 A－V（动－静脉）脉冲系统（图 5－55）。临床上对于防止深静脉栓塞，减轻手术后的肿胀具有一定的治疗效果。

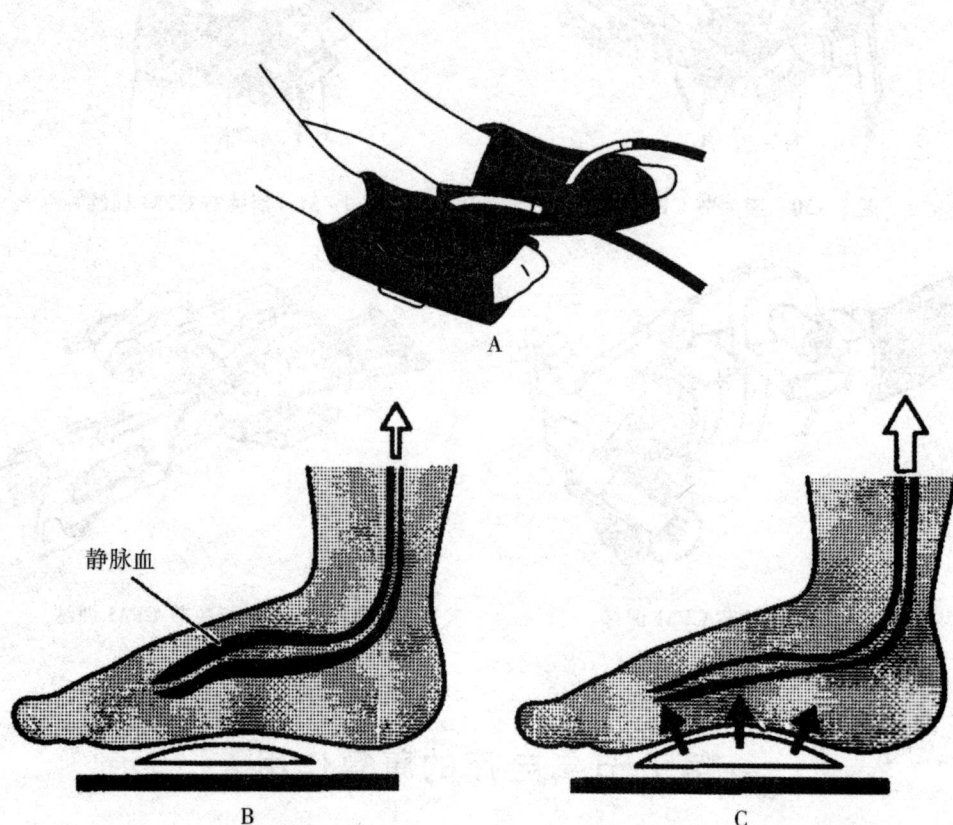

图 5－55　A－V 脉冲系统
A. 足部气压式循环改善仪；B. 足底静脉丛充血状态；C. 挤压足底部促进血液向上半身回流

二、经皮神经电刺激（TENS）

多使用于损伤引起的疼痛，也有将电极埋于硬膜外部位。电刺激的效果基于步态控制原理（gait control theory），高频率刺激法是从脊髓节段，而低频率是通过内源性镇痛介质发挥镇痛效果。

TENS 适用于从急性痛以至各种慢性疼痛的镇痛，例如发生在手术后、外伤后、神经损伤后的疼痛，还有断端以及幻肢痛、灼性痛等。

（张昭涛）

第六节　水中训练

对于骨关节疾病，进行水中训练是指通过温热水刺激达到缓解疼痛，维持、改善 ROM 和肌力，提高步行平衡能力，从而达到增强体力的目的。此外，温水浴的舒适感和运动的乐趣也可带来一定的成就感和精神愉悦的效果。

一、局部水中训练

（一）水中活动度训练

对疾病的部位进行局部水中训练，依靠水的浮力可练习助力主动运动、主动运动、被动运动（图5
-56，图5-57）。

（二）水中增强肌力训练（图5-58）

根据肌力情况利用水的浮力进行训练。肌力小于3级者利用水浮力作为助力进行运动，肌力3级者
用水浮力作为支持，肌力4~5级者进行反浮力运动。抗阻运动在水中不仅是等张性运动，就是等动力
运动也可施行。动作缓慢时水抵抗就小，动作迅速时运动负担也随之增加（表5-1）。

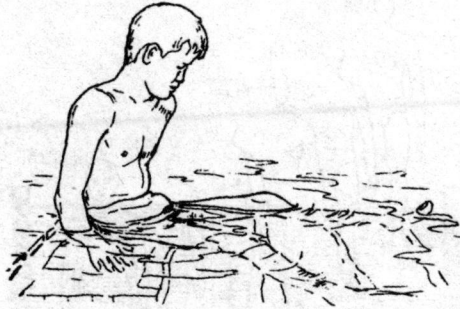

图5-56 利用水浮力进行阻力、主动SLR运动

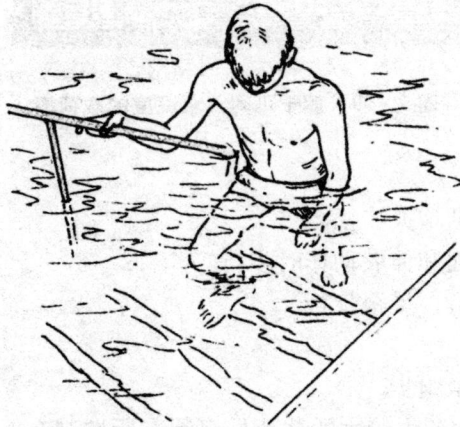

图5-57 立位下练习屈膝、踝关节背屈被动运动

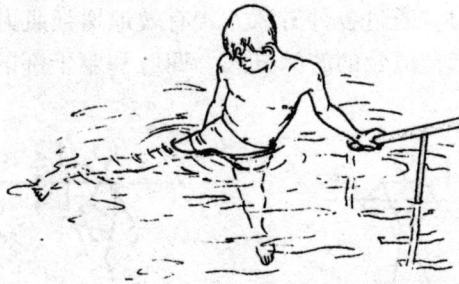

图5-58 作为水中抗阻训练的髋关节外展

表 5 - 1 水中主动运动

1. 水浮力作为助力朝向水面的运动	助力主动运动
2. 水浮力作为支持水平方向的运动	主动运动
3. 水浮力作业阻力朝向水底的运动	抗阻主动运动
4. 水上上举动作从水中向上空提升	抗阻主动运动

（三）水中步行和平衡训练

水深与浮力有关（图 5 - 59），在水中容易做到不载荷或部分负重。由于深水机体在水中的平衡与在陆地上不同，能够进行平衡训练。此外，也能在水中增强下肢肌力，这是最适当的训练方式。

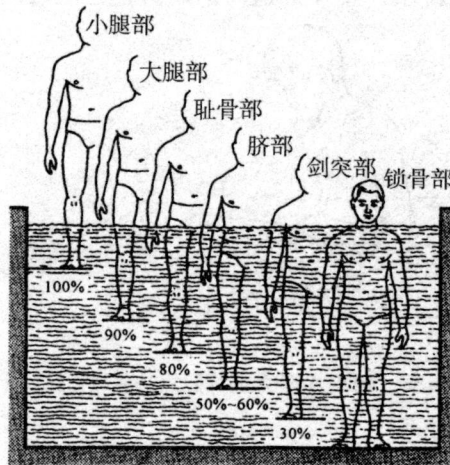

图 5 - 59 躯干不同入水深度的载荷率

步行训练需在以下指导下进行。

（1）按通常的前后步行法逐渐增大步幅。

（2）练习髋、膝关节同时屈曲和伸展动作时步行。

（3）练习伸膝步行、足尖步行、足跟步行。

（4）练习在水中跳跃训练。

（5）练习在水中全力步行直至跑步。

注意：在水中快速步行的话会产生较大的载荷，必须有所控制。

二、全身水中训练

游泳疗法可以提高机体的耐力，通过各种游泳方式有效地增强肌力。必须根据上肢、下肢和躯干不同的训练部位，结合治疗目的，选择适合的游泳方式。四肢和躯干部的水中训练可采取 Badelon 的方法进行（图 5 - 60）。

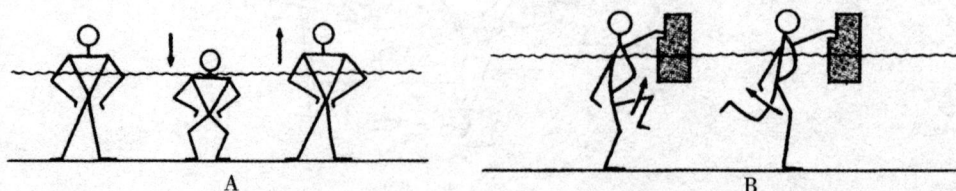

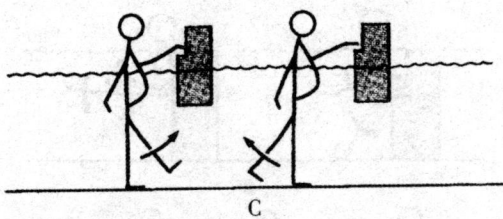
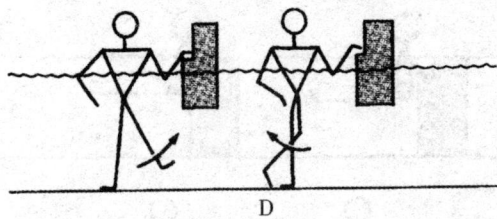

C   D

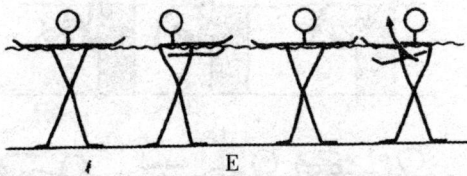
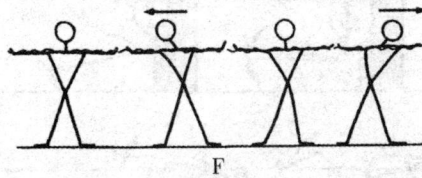

E   F

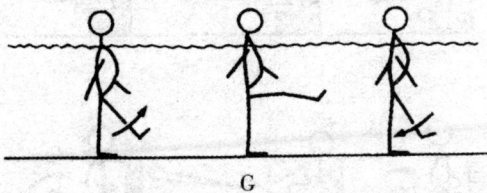
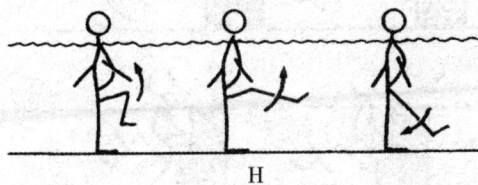

G   H

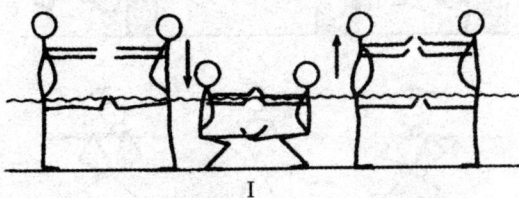
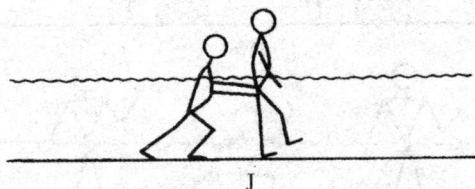

I   J

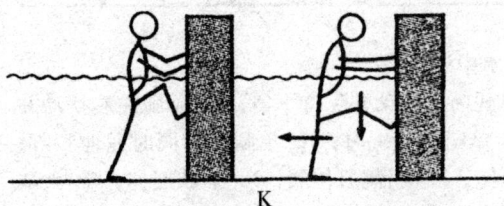
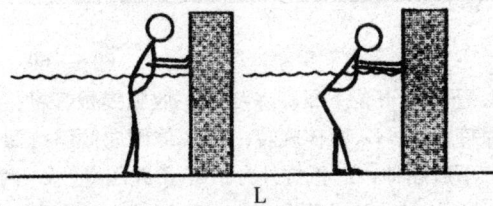

K   L

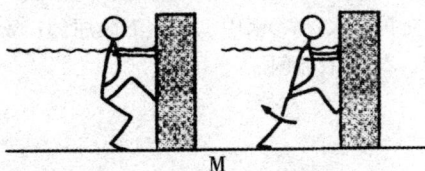
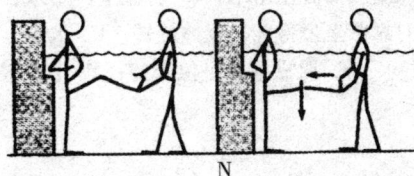

M   N

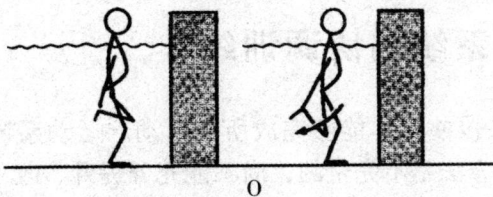
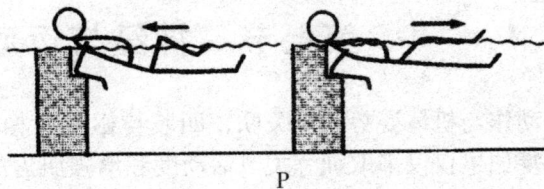

O   P

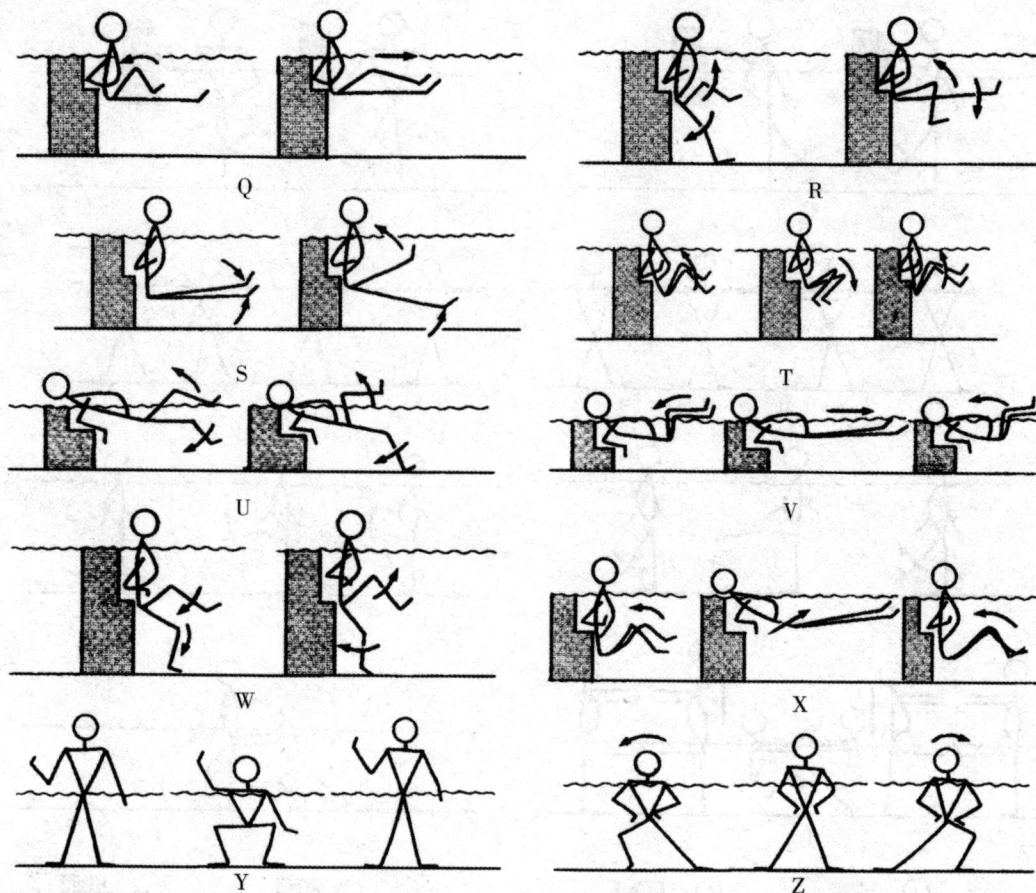

图 5-60　全身水中训练

A. 下肢分开位下屈膝练习；B. 收腿提臀练习；C. 单腿前后摆动并保持平衡；D. 单腿左右摆动并保持平衡；E. 躯体旋转；F. 躯体侧向倾斜练习；G. 单腿摆动练习；H. 单腿摆动同时屈伸膝部；I. 下肢屈伸；J. 抵抗外力；K. 单腿压壁；L. 两手压壁；M. 屈髋肌伸展；N. 下肢屈伸；O. 大腿肌拉伸；P. 肘撑卧位击水；Q. 肘撑坐位击水；R. 肘撑坐位下肢交替屈伸；S. 肘靠壁坐位分、并腿；T. 肘靠壁坐位抱膝，躯体旋转；U. 水中、水上交替击水；V. 水中、水上下肢屈伸；W. 肘靠壁立位击水；X. 肘靠壁坐卧位交替；Y. 上下肢屈伸；Z. 左右倾斜

（张昭涛）

第七节　神经与运动系统的协调训练

　　肢体动作与机体姿势因果关联，四肢与躯干互相联接使人体能够完成所有活动。运动系统一旦损伤，其康复如果仅仅采取训练关节活动度和增强肌力的方法是不完全的，尚不能充分提升、改善受伤部位的功能，必须及时进行整合运动传导链（kinetic chain）的神经与运动系统的协调训练。

　　四肢手术后，由于关节周围的损伤、石膏外固定、手术侵袭、长期卧床以及年龄老化等因素，使得关节内固有的机械感受器（mechanoreceptor）损伤，加之肌肉、韧带损伤改变了关节动力学和运动学，影响神经肌肉传导，最终导致正常的神经、运动系统的协调功能迟钝障碍。并且，在完成正常动作时，这种协调功能在对应静态状态下避免同一组织受到持续应力作用，而在动态状态下为完成动作，促成关节的始动、连续、停止或转换成其他动作方面是必需的，此外，在对应突然遭受外力、关节位置变化等方面的作用必不可少，这些对肌肉支配的关节非常重要。以此为目的的神经、运动系统的协调训练不仅在于使日常或体育运动等的动作变得圆滑流畅，还可避免机体承受持续过度的载荷以及预防外伤损害。

一、协调训练目的

（1）训练足趾、足底的控制能力以改善机体的制动能。
（2）在免荷负重下促进下肢多关节运动链的整合。
（3）为避免单侧肢体过度载荷而提升两侧肢体之间功能替换的能力。
（4）避免同一组织持续承受应力。
（5）改善对应突然遭受外力的反应，建立防御能力。

二、协调训练实施

为了诱发足趾部的控制功能，促进信息从足底输入，裸足下进行练习。设置外力刺激、不稳定板等的训练以提高神经、运动系统的制御能力。

训练程序分为免荷期、部分负重期、完全负重期、家庭练习期，依次进行。

（一）免荷期

（1）进行足趾、足底的抓地训练（图5-61）。

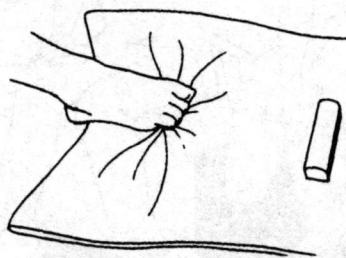

图5-61 足趾关节的抓地训练

（2）为恢复负重感觉，治疗师用手向上推压足底，或者用足底踩压墙壁，进行下肢的等长性训练（图5-62）。

（3）作为躯干和肢体各关节的联合运动，仰卧位下模拟练习骑自行车运动（图5-63）。

（4）如膝部以下功能障碍时，屈膝支撑桌面进行髋关节负重练习（图5-64），如膝部以上至躯干障碍时，可以在坐位下压膝，进行足部关节的负重训练（图5-65）。

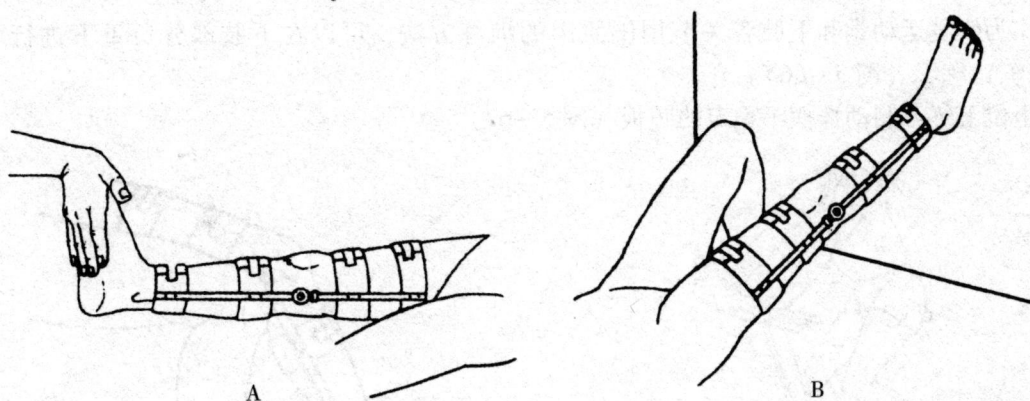

图5-62 下肢等长性训练
A. 促使足底负重感觉恢复的下肢等长训练；B. 促使足底负重感觉恢复的下肢等长训练

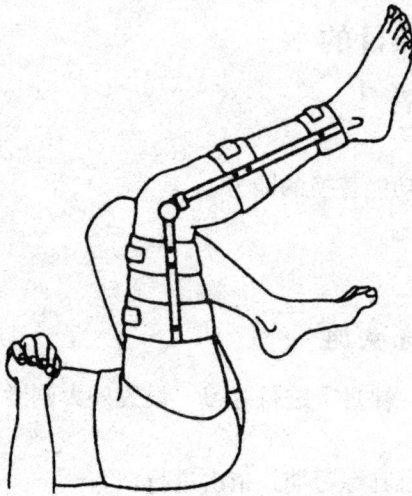

图 5 - 63　仰卧位模拟骑车训练

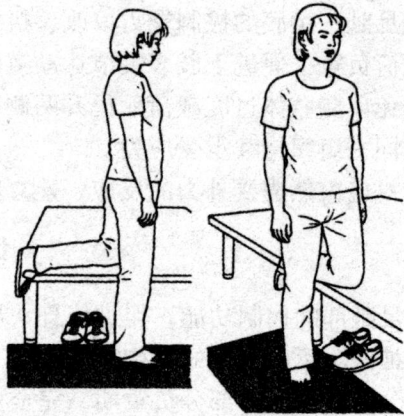

图 5 - 64　髋关节负重感觉维持训练

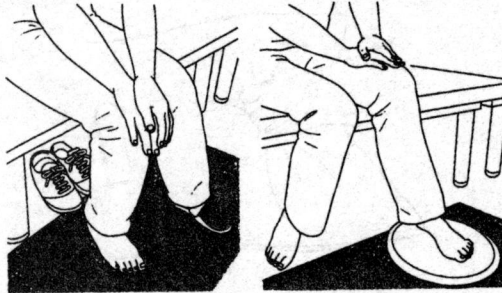

图 5 - 65　足关节负重感觉维持训练

（5）健侧肢体进行动力性负重和不稳定板的训练。

注意：足趾和足底抓控训练：相对地面的制止移动为基本姿势，在免荷下练习。具体方法是用足趾抓住床单或毛巾，抵抗外力移动而用力维持在原位置。

（二）部分负重期

（1）作为恢复运动觉和下肢各关节周围肌肉的训练方法，可以在下肢部分负重下进行骑自行车（特制训练车）练习（图 5 - 66）。

（2）坐位下练习制动摇摆不稳定的圆板（图 5 - 67）。

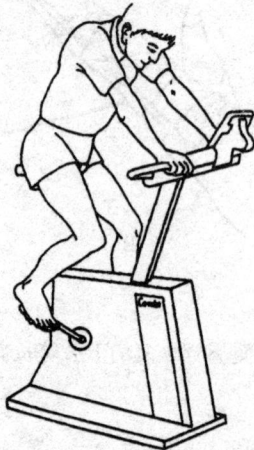

图 5 - 66　增强下肢肌力训练

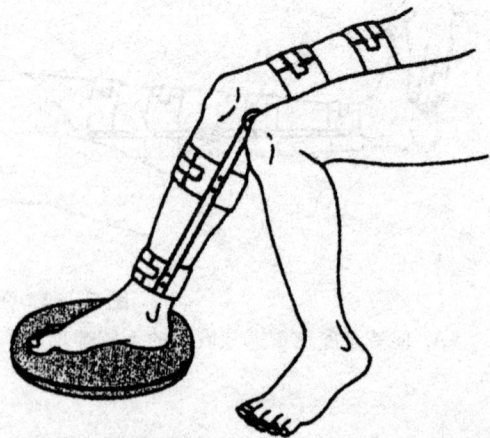

图 5 - 67　坐位下下肢控制活动盘训练

（3）在矫形支具辅助下，立位练习制动摇摆不稳定的圆板（图 5 - 68）。

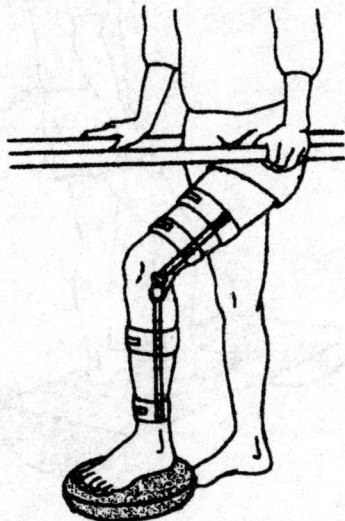

图 5 - 68　下肢站位负重下控制活动盘训练

（4）在水中进行行走训练。

（三）完全负重期

（1）两足站立，在施加外力下进行平衡练习。

（2）反复交替进行向前半步进位和向后半步退位，在避让遭受外力下练习平衡（图5 - 69）。

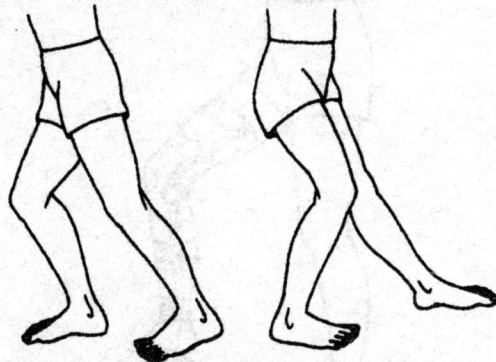

图 5 - 69　半步前进、后退训练

（3）同上反复进行半步进位和半步退位练习，在不稳定板上训练平衡（图 5 - 70）。

（4）站立在大型活动板（不稳定摇摆板）上练习平衡并训练遭受外力的反应（图5 - 70）。

注意，半步进位和半步退位：向前半步位时，相当步态从站立位初期过渡到中期体位，前足负重；向后半步位时，相当步态从站立位的中期过渡到后期体位，后足负重。这个进退步法在突遭外力下机体容易采取动态性防控措施，以利避免受伤，但是对这种不稳定姿势的平衡训练非常重要。

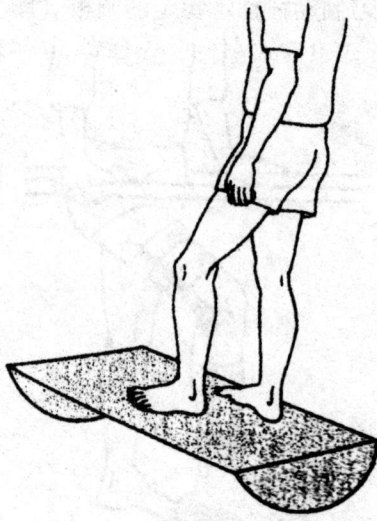

图 5－70　大型活动板上平衡训练

（四）家庭练习期

（1）用大浴巾铺垫足下。

（2）用单足转动并固定圆球（图 5－71）。

（3）在汽车或轨道车内练习平衡。

（4）骑自行车练习，在泳池内积极行走。

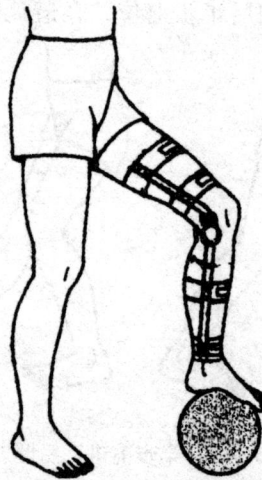

图 5－71　下肢控球训练

三、协调训练适应证

（1）四肢关节疾病的非手术治疗或术后训练。

（2）四肢骨折的术后训练。

（3）下肢截肢后义肢操作训练。

（4）脊柱疾病的非手术治疗或术后训练。

（5）体育运动训练。

（6）高龄者。

（7）失用性病变。

（8）神经、肌肉疾病。

（张昭涛）

第八节　矫形器的使用

四肢手术后通常使用矫形器进行康复。

一、功能性矫形器

（一）用于骨折的功能支具

如发生在股骨或肱骨骨干等部位的不稳定性骨折，以及考虑到内固定不够坚固时，通常使用特殊的功能支具进行外固定，这些支具能完整、紧密地贴并发包绕大腿或上臂，有效地提高外固定性能（图5 -72）。

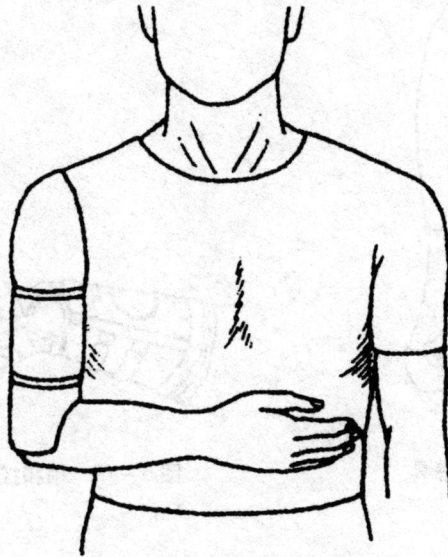

图5-72　上臂骨折的功能辅具固定

（二）外展支具

多用于肩袖损伤修补术后以保持肩关节0°位，并且间歇性地练习下垂动作，这样能够获得较良好的活动范围。

（三）限制运动度的支具

膝部前交叉韧带（ACL）损伤重建术后使用限制活动范围的支具。根据生物力学分析，当膝关节屈伸活动度为30°～100°时会增加ACL的张力，因此在术后早期必须控制其活动度以免影响组织修复，然后再酌情逐渐增大训练角度。

二、免荷矫形器

下肢损伤或手术后，通常需要在避免负重而加重下肢损伤或维持术后固定的前提下，进行不负重的行走练习，穿着这种支具训练时可将所受到的载荷转移到患部以外的部位。临床上多使用坐骨支持支具、髌腱支持支具（patellar tendon bearing，PTB）等。

三、防止挛缩的矫形器

使用目的在于防治关节的挛缩。矫正因损伤引起的挛缩除了进行被动运动外尚应使用支具治疗（图5-73～图5-75）。

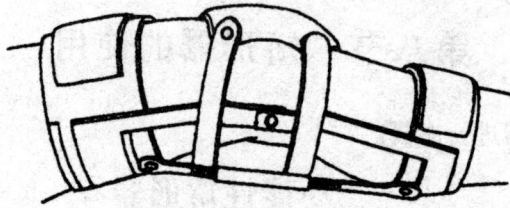

图 5 - 73　屈膝挛缩矫形的可控辅具固定

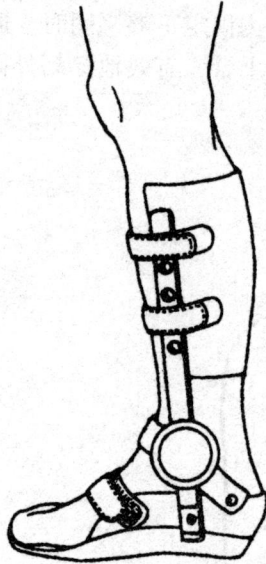

图 5 - 74　小腿矫形辅具

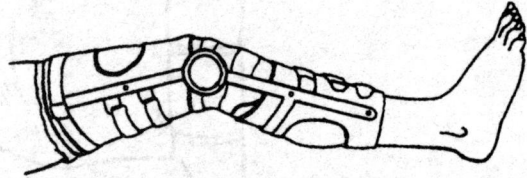

图 5 - 75　锁扣控制式膝部矫形辅具

（张昭涛）

第九节　移动辅具的使用

　　移动能力中至关重要的是行走活动，其相关的辅具包含手杖、拐杖、助步器以及轮椅等。辅具的选择不仅与使用的目的、场所、频率等 ADL 有关，更主要的是辅具须与身体能力互为匹配。除此以外，适宜的辅具尚需满足以下要素：具有一定的强度、质量宜轻、使用顺手、体积小、美观、价廉和易修理。

一、手杖与拐杖 （crutch）

　　手杖具有单脚或多脚支撑不同类型，质轻巧携带方便，但载荷有限，且手、腕功能受限者使用不便，适宜于下肢轻、中度且单侧功能障碍者。根据机体应力部位（腋下、肘、前臂等）不同拐杖也有数种类型，以腋下作为支点的拐杖最有代表性，能使机体完全免荷，支持力确实，临床使用最多，尤其适用于骨科术后、骨折或关节外科后的行走练习、关节炎等，低位或不完全截瘫以及下肢截肢者也多选用，特别是在人工关节或骨折后需要逐渐递增载荷的康复治疗时更为适宜。使用使注意在腋下受力的拐杖顶端辅以软垫以保护腋窝神经和血管。

　　辅具使用前需调节长度，人体站立位下屈肘 30°，手的位置约在股骨大粗隆部位，这时手至足尖前、外方各 15cm 处两者间的距离为适宜的手杖长度，如果是调节拐杖长度，则在此基础上使腋窝与拐杖顶点之间再留出 2 ~ 3 横指的空隙（图 5 - 76）。

　　使用辅具不同行走步法也有所不同。手杖辅助行走有 2 点步法和 3 点步法，2 点步法（two point gait）是指患肢和手杖同时动作，与健侧交替着地载荷的行走方法。通常是健侧握杖，健肢着地承载时患肢和手杖同步等距前伸跨出，俟后者着地，重心交替承载后健肢跟进前移，该法步速较快（图 5 -

77）。3 点步法（three point gait）是指步行中大部分时间肢体和手杖处于 2 点着地的状态，即手杖、患肢和健肢依序分别前移的步法，往往适宜于行走不稳或起始练习步行的阶段（图 5 - 78）。拐杖步法也有数种，其中 4 点步法（four point alternative gait）是指步行中大部分时间处于 3 点着地的状态，即一侧拐杖前伸后对侧肢体紧跟前移，然后另一拐前伸，其后对侧肢体向前跨进。这种步法稳定性好，可以将步行周期拆解练习，有利于开始步行练习或平衡较差时采用（图 5 - 79）。3 点步法是两拐杖和患肢 3 个支撑点同时前伸移动，俟着地后健侧再向前跨进，这是免荷步行的重要手段，在要求完全免荷行走时使用（图 5 - 80）。2 点步法是一侧拐杖和对侧下肢同时前伸跨步，着地承载后另一侧拐杖和对侧下肢再行前移，如此交替行走，有如通常步行动作，其特点是能保持一定步速（图 5 - 81）。此外，还有拖曳式（交替）步法 [tripod（shuffle）alternative gait]，将双拐先后向前伸出，着地后作为支撑点同时拖曳双下肢前移，多为双下肢麻痹的移动步法（图 5 - 82）。拖曳式（同时）步法基本与上相同，不同的是双拐同时前移伸出，往往在适应拖曳式（交替）步法后再过渡到本步法（图 5 - 83）。挪移步法（swing to gait）是双拐先行前移，着地后借助拐杖支持提起双下肢向支点挪近的移动，多在两下肢麻痹（下脊髓损伤等）后开始步行练习阶段采用，该步法特点是比较以下的摆动步法稳定，但前移速度较慢（图 5 - 84）。摆动步法（swing through gait）基本上与挪移步法类同，只是两下肢每次前移幅度较大，向前摆动后下肢落脚点位于双拐支点的前方，其特点是前移步速较快，但要求上肢肌力协调和具有一定平衡能力（图 5 - 85）。

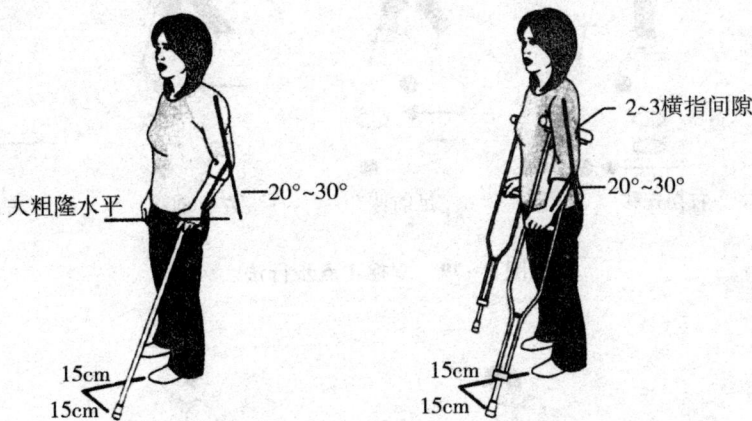

图 5 - 76　手杖（左图）和拐杖（右图）长度的调节

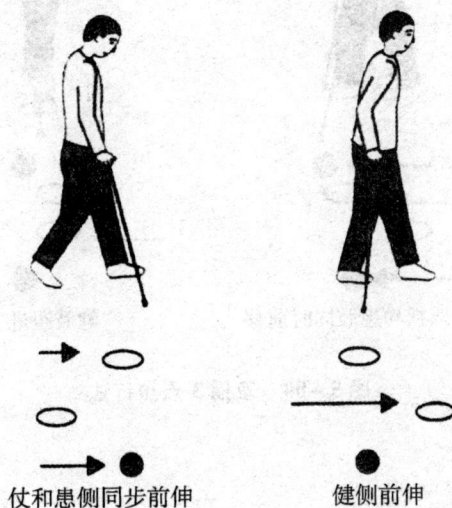

仗和患侧同步前伸　　健侧前伸

图 5 - 77　手杖 2 点步行法

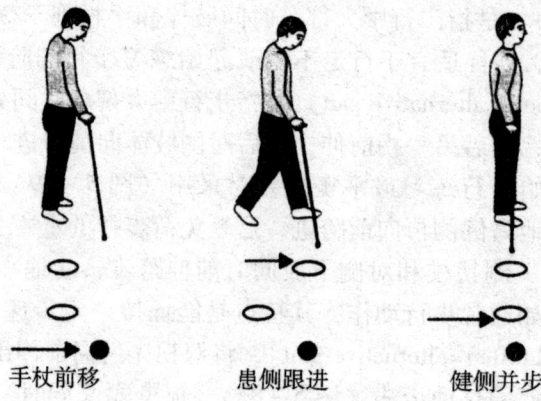

手杖前移　　　　患侧跟进　　　　健侧并步

图 5 - 78　手杖 3 点步行法

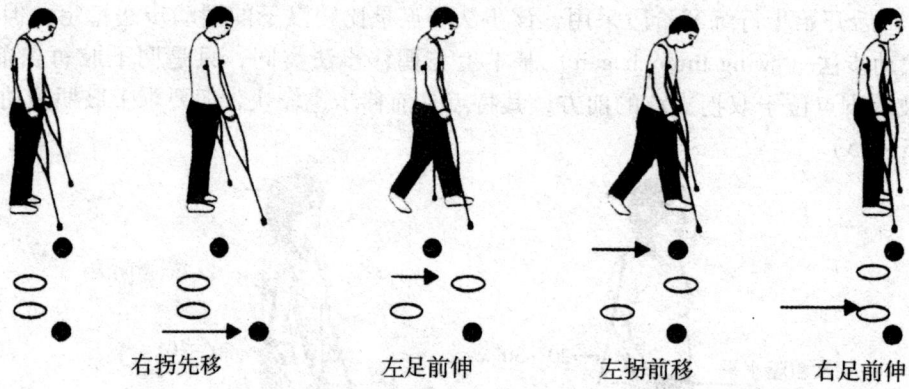

右拐先移　　　　左足前伸　　　　左拐前移　　　　右足前伸

图 5 - 79　双拐 4 点步行法

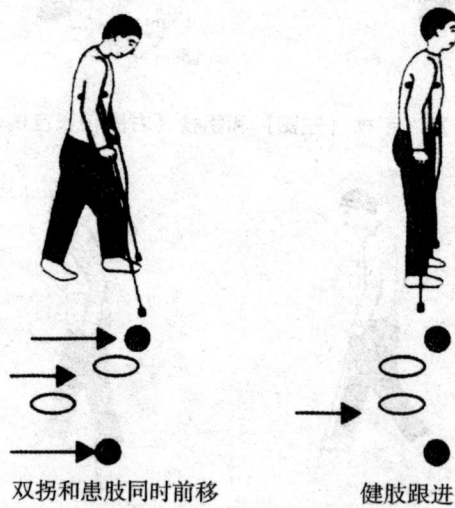

双拐和患肢同时前移　　　　健肢跟进

图 5 - 80　双拐 3 点步行法

一拐和对侧下肢同步前移   余下同步跟进

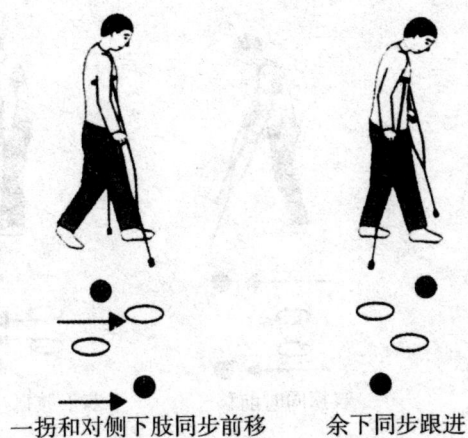

图 5 – 81 双拐 2 点步行法

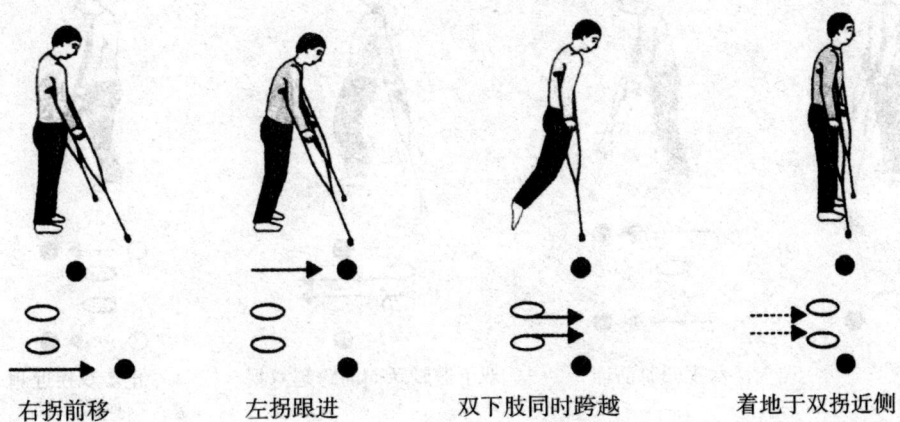

右拐前移   左拐跟进   双下肢同时跨越   着地于双拐近侧

图 5 – 82 双拐交替拖曳步行法

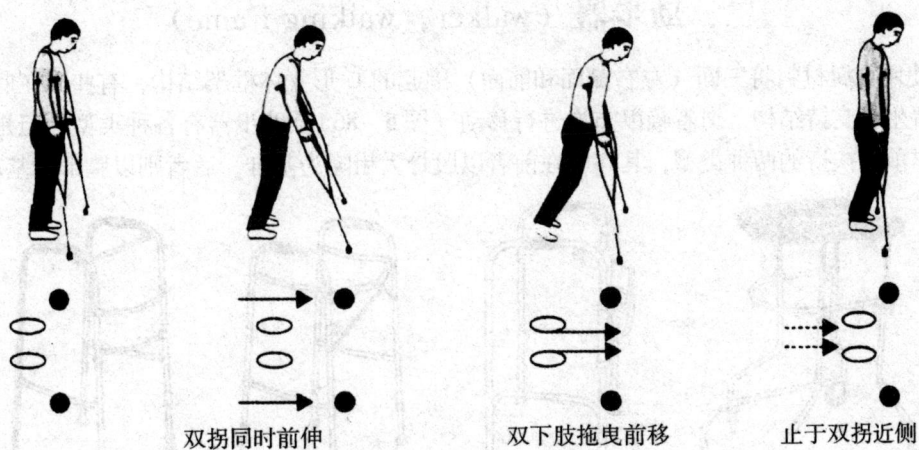

双拐同时前伸   双下肢拖曳前移   止于双拐近侧

图 5 – 83 双拐同步拖曳步行法

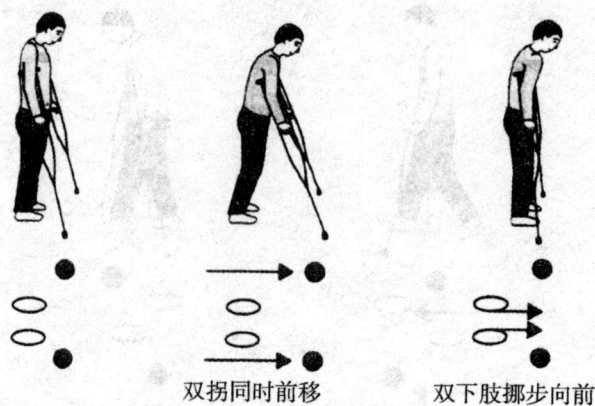

双拐同时前移   双下肢挪步向前

图 5 – 84   双拐挪步步行法

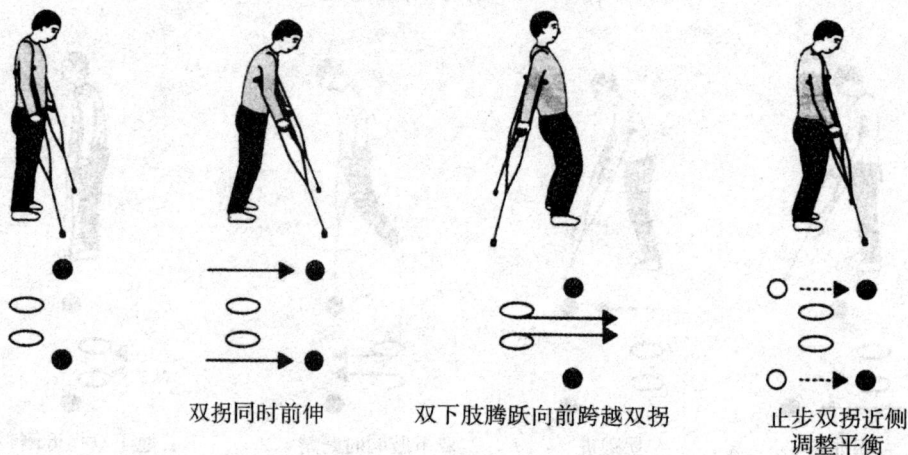

双拐同时前伸   双下肢腾跃向前跨越双拐   止步双拐近侧
                                                                调整平衡

图 5 – 85   双拐跳跃步行法

二、助步器（walker，walking frame）

助步器是使用金属材料将三面（左右侧面和前面）围起的 U 形立体框架结构，有些尚在底部装有移动车轮或在中部配置坐骨支持结构，患者赖以支持进行移动（图 5 – 86）。助步器有各种类型，但是基本上分为用两手扶持或依靠前臂扶持的两种类型，其高度在前者以股骨大粗隆为基准，后者则以胸部为基准。

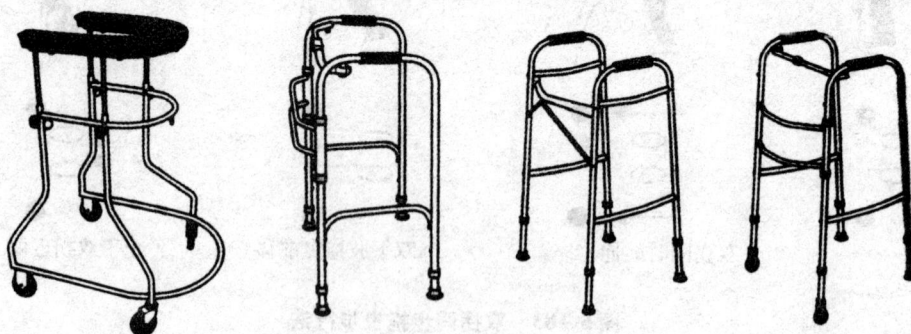

图 5 – 86   各种助步器

助步器的支持面大，稳定性好，能够辅助平衡，减轻行走引起的疲劳，减少行走时可能跌倒的忧虑，籍此可由于能够站立、行走使得生活变得丰富，特别适应于老年人以及两下肢麻痹者使用，底部装有车轮的步行器多为类风湿关节炎、脑性麻痹、小儿麻痹症后遗症等使用。

（隋玉华）

第六章

常见骨科疾病的康复

第一节　关节损伤的术后康复

关节损伤经过手术治疗之后，常发生关节活动障碍，尤以并发关节内骨折，且骨折愈合迟缓或形成骨不连，需长期固定者更为严重，甚者发生关节僵硬。其原因不外关节内粘连与关节外肌肉粘连与挛缩。对关节活动障碍的预防及治疗，莫过于早期进行康复锻炼。根据关节损伤的病理及治疗，康复治疗可分为3期。

一、早期康复

自伤后或手术后3周或6周之内，视关节损伤的严重程度及部位而异。此期主要病理生理为软组织肿胀及软组织愈合。因创伤疼痛引起反射性肌肉痉挛，致其回血"唧筒"作用消失，肢体肿胀，关节周围损伤的软组织未愈合，活动关节的杠杆不稳；外固定的限制，妨碍了受伤关节或伤肢关节的活动。康复措施如下：

（1）抬高患肢、消除肿胀。

（2）肢体末端的关节进行活动锻炼。上肢的手指、下肢的足趾多没有包括在外固定之内，每日应多次进行活动锻炼。

（3）固定肢体中的肌肉行等长收缩，每日进行多次，每次15～20min，做成百次的收缩。

此2种锻炼在早期康复中甚为重要，由于患肢肌肉收缩，既可促进肢体的静脉及淋巴回流、减少肌肉间的粘连、消除水肿，又可减慢肌肉萎缩、有利不愈合软组织修复。两者均有利于以后的功能恢复。

（4）损伤关节的活动需视治疗及固定方法的不同，而采用不同的锻炼方式。

（5）连续被动活动（CPM），可早期活动关节。

早期活动关节的有利条件是关节内与关节外软组织尚未形成粘连或有粘连尚未完全机化，此时锻炼的难度不大，可较快地恢复功能。但早期锻炼需以治疗原则为指导，锻炼活动时，要避免发生不利于损伤关节愈合的活动。因此，应在医师指导下进行锻炼。

二、中期康复

自伤后3～6周起至8～10周。软组织已愈合但发生粘连，经固定的关节其关节囊、韧带等粘连或挛缩，肢体肌肉明显萎缩、力量减弱但尚未挛缩。此期康复目的是恢复肌力及活动关节。

康复措施：

（1）关节损伤基本愈合除去固定者，逐渐增加肌力锻炼，肌力达3级以上后，逐步增加抗阻力锻炼。关节活动锻炼在肌力控制之下后，逐步增加活动范围。由于关节损伤初步愈合，用力屈曲关节或被动屈体关节应当慎重。

（2）尚带有外固定的患者，锻炼的方式同早期康复者，不过此时肢体肿胀消退，以练习肌肉力量与末端关节活动为主。

三、晚期康复

此期关节损伤已愈并发除去外固定，主要病理改变是关节内外软组织粘连、韧带挛缩、肌肉萎缩与挛缩。康复治疗的目标是增强肌力、克服挛缩与活动关节。

（一）肌力的锻炼

肌肉力量的增强有赖于持续地、渐进地锻炼。经过早、中期康复，肌力有了部分恢复。关节损伤愈合后，肌力达3级者，增强肌力的措施，主要是在抗阻力下进行锻炼：从最简单的上肢提重物、下肢缚沙袋等开始，到各种机械性物理治疗，如划船、蹬车等以及配有音乐的器械锻炼。既提高了患者锻炼的兴趣，又有客观的记录，便于评价。

（二）关节活动练习的3种形式

1）主动锻炼关节活动，对不同的关节，练习活动的范围有所不同：髋关节以伸、屈为主，也要练内收、外展与内、外旋转，直到能盘腿坐；膝关节主要为伸屈活动，应先练伸直，以便能稳定站立；距小腿关节则以90°位为主，有足下垂首先练到此位，再练背屈与跖屈；上肢肩关节的活动范围大，练习的重点是外展与上举，其他范围练习也要进行；肘关节以伸屈为重点，但屈曲比伸直对日常生活更为重要；腕关节背屈为功能位，首先练习达到此位；前臂的旋转活动对各种生活、工作都是重要的，要采取多种锻炼方式来达到。应定期测量关节活动的范围，客观记录以资比较。

2）被动活动，此处所指是自身控制的被动活动。例如，膝关节屈曲障碍，自身被动活动的方法有：坐于床上屈膝，患者双手合抱住小腿前面中下部，以双臂的拉力将膝关节被动屈曲；另一方法是站立于床头，双手握住床栏，屈膝下蹲，以自己躯干的重量向下压，以被动屈曲膝关节。每日上下午各锻炼1～2h。此种被动屈膝，当撕开粘连时疼痛。被动屈膝的力量及程度，患者本人可以控制，逐日渐进，慢慢发生效果。

上肢锻炼，如手握单杠，以身体重量下坠，被动使肩外展及上举。屈肘练习，可将前臂置于桌面或墙壁上，以身体上半的压力，向前向下压迫该臂，使肘关节被动屈曲。此种被动活动在任何简陋设备条件之下，均可实施，而且是有效的。

有各种物理治疗设施的，在主动锻炼时，通过其阻力亦有轻微被动活动的作用。

3）主动控制下有节律地主动被动交替活动练习：此种方法主要用于膝关节屈曲与肘关节伸直。

（1）屈膝锻炼：有人坐于椅子上或床边，腘下置小枕，以容许膝关节屈曲达90°以内。于小腿下端踝上置沙袋，患者主动伸膝至直，借助沙袋下压小腿及小腿重力，迅速屈膝，除主动屈膝力外，尚有沙袋下压被动屈膝力。如此反复伸膝、屈膝练习，并形成一定速度与节律，可协助屈膝活动的恢复。

（2）伸肘练习：患者平躺床上，臂外展90°，前臂外旋，手心向上，用绳索系一重物，绳索握于掌中，先屈肘，然后放松伸肘，借重量向下垂，牵按肘伸直，如是有节律反复进行。

此种锻炼的先决条件是：肌力达4级以上，关节有一定活动度，有一定耐力，能控制不使重量被动加于关节以致创伤。重量由小开始，逐步加大。

还有一些现代的关节练习器，如配有音乐等，可提高患者锻炼的兴趣。

（三）理疗

如电、热、超声等治疗，可缓解疼痛、促进血运，可作为自己锻炼的辅助。但实施切勿过度。

（四）手法治疗

对于关节粘连与肌肉挛缩较重者，自己锻炼效果甚微者，可行手法治疗。但应有先决条件：①关节损伤或关节内骨折已愈合坚实，手法治疗时不致发生再骨折。②身体不能太虚弱，有主动锻炼能力。③肌力在3级以上。④能积极配合，术后能忍痛锻炼。

方法：以膝关节为例，于麻醉下行手法治疗，术者抱住小腿以双臂之力或加躯干力，使膝被动屈曲，当听到组织撕裂声并膝关节屈曲角度增加时，谓之奏效。

撕开关节内外粘连的方式有2种。一为分次断开，即第1次使膝屈曲接近到90°，术后经练习固定此活动度之后，第 2 次屈膝超过 90°。此种方法的优点是，一次撕伤组织较少，术后疼痛肿胀不重，一般体质可以耐受，术后锻炼轻易。另一种方式是一次屈膝超过 90°，在体质强壮者、术后能坚持活动者效果较好。如果术后不能坚持锻炼，则因出血肿胀、疼痛不能活动，又有粘连的危险。

（隋玉华）

第二节　膝关节镜手术后的康复

膝关节镜手术后科学的康复训练是容易被外科医生所忽视的，而这正是获得手术预期疗效至关重要的一个环节。术后缺乏有效的康复训练或训练方法的失误对手术效果会产生很大的消极影响。因此，掌握膝关节镜手术后的康复原则，针对不同患者以及不同手术方法的个体化的术后康复指导，是患者在接受关节镜手术后进行康复训练的关键。

一、康复原则及训练方法

（一）康复原则

膝关节镜的术后康复既要有助于增强膝关节伸屈肌群的肌力，又须尽量降低髌股关节间的压力，这为制订术后康复计划提出了较高的要求。基于这一准则，1980 年美国辛辛那提运动医学研究所提供了一整套"髌骨保护计划"（patellar protection program），旨在指导膝关节紊乱的保守治疗及术后康复。按照这一方案，整个康复过程循序渐进地分为 4 个阶段：

1. 起始康复阶段（initial rehabilitation）　指在消除疼痛，并同时减轻肌肉萎缩及炎症反应。膝关节术后可用冰袋加压包扎患肢，以减少关节积血及患肢肿胀。非类固醇类抗炎药物（nonsteroid anti-inflammatory drugs，NSAIDs）的应用，如双氯芬酸（商品名扶他林）或布洛芬（缓释芬必得），有利于减轻疼痛及炎症反应。患肢股四头肌等长收缩可有效地防止术后肌肉萎缩的发生。术后早期患膝的CPM 锻炼有利于关节的活动。动物实验表明，术后早期的 CPM 锻炼还有利于提高关节软骨修复的质量。

2. 中间康复阶段（intermediate rehabilitation）　这一阶段的康复目的在于不增加疼痛、肿胀的前提下发展肌力。NSAIDs 的辅助治疗仍可能是必要的。发展肌力的方法包括结合渐进抗阻训练进行的终末伸膝锻炼及各种体位下的直腿抬高训练，锻炼过程中如患肢出现疼痛及肿胀，除应做相应的对症处理外，尚应酌情降低训练强度。

3. 递进康复阶段（advanced rehabilitation）　此阶段的目标是获得正常的关节活动范围、获得最大的肌力并提高肌耐力。增强肌力的方法与前两个阶段相似，条件允许时可借助于各种各样的装置协助进行训练。游泳和骑自行车是增强肌耐力的有效训练手段。

4. 恢复活动阶段（return to activity）　这一阶段是让患者选择某一项或几项特定的活动方式继续进行发展肌力和增强耐力的训练，直至患膝的功能达到发病前的正常水平。

（二）发展肌力的训练方法

1. 股四头肌等长收缩　是有效防止肌肉萎缩、增强肌力的一种早期康复手段。股四头肌是伸膝装置中的动力部分，股外侧肌和股内侧肌的扩张部有着重要的稳定和平衡作用，其中股内侧肌斜行纤维（vastusmedial oblique，VMO）对维持髌股对线具有更重要的作用。取仰卧位，对侧膝关节屈曲以避免腰椎的压力。患侧股四头肌做等长收缩，每次收缩持续 5~10s，如此往复进行。每次收缩的时间不宜过长。等长收缩使肌肉无氧代谢产生乳酸，刺激肌肉微循环血管扩张，利于肌组织摄取营养。对术后有些患者因为害怕疼痛而不愿做股四头肌自主收缩者，可用经皮电神经刺激（transcutaneous electrical nerve stimulation，TENS）的方法使股四头肌收缩，刺激强度应介于其感觉和运动阈之间，每次刺激时间约10min；对不能耐受 TENS 带来的疼痛和不适的患者，可于电刺激前用冰袋按摩。

2. 直腿抬高锻炼（straight leg raises）　可以在仰卧、俯卧和侧卧位进行。但是应该注意，健侧卧位患肢的直腿抬高及髋外展是禁忌的，原因在于这非但无益于 VMO 的锻炼，反而加强了股外侧的肌力，加剧了 VMO 与股外侧肌之间的失衡，从而加重了患膝的疼痛。仰卧位的直腿抬高锻炼的原动肌为股四头肌，胭肌为拮抗肌，这样可使股四头肌、胭肌的肌力均得到增强，有利于增强患膝的稳定性。最近的解剖学研究表明，VMO 起源于内收大肌腱的大部分和内收长肌腱的一部分，而且髋内收时 VMO 的电活动显著高于股外侧肌，因此患侧卧位进行患肢的直腿抬高髋内收锻炼，对选择性增强 VMO 的肌力有显著的疗效。

3. 终末伸膝锻炼（terminal knee extension） 即在屈膝小于 30°的范围内对抗重力做伸膝锻炼。其理论依据在于肌电图研究表明在伸膝活动的最后 30°时 VMO 的活动非常活跃，因而可选择性地增强 VMO 的肌力。这种锻炼具有显著的临床疗效，患者对这种锻炼方式也较易耐受，这缘于伸膝最后 30°时髌股关节间压力较低而较少导致膝前痛影响锻炼进程。锻炼时，可在患膝下垫一枕垫，保持屈膝约 30°，而后使足跟抬离床面直至患膝伸直，如此循环往复进行。

所有这些锻炼均必须在无痛的条件下进行，而且必须遵循选择性发展 VMO 肌力，同时最大限度地减少髌股关节间压力为原则。一般而言，锻炼的强度为每日 2 次，每次 10～15min，并根据患膝的功能状态按股四头肌等张收缩→直腿抬高（各种体位）→终末伸膝锻炼→渐进抗阻训练的顺序循序渐进地进行。

经典的渐进抗阻训练（progressive resistive exercises，PRE）是由 Delorme 于 1945 年首次提出的，其原理基于重负荷、少重复次数的练习有利于发展肌力，中等负荷、多重复次数有利于发展耐力的原则。其设计的，具体方法为，先测某一肌群完成重复 10 次的最大负荷量（repetition maxlmum，RM），取该量为其后负重抗阻练习的基数，分 3 组进行。第 1 组，取 10RM 的 1/2 量，重复 10 次；第 2 组取 10RM 的 3/4 量，重复 10 次；第 3 组用 10RM 全量，重复 10 次。每组练习中间休息 1min，每天进行 1 次。每周复查 10RM 1 次，据此修正练习时的实际负荷量，并以此作为下一周锻炼的基数。

对膝关节镜术后康复过程中需发展肌力的患者，不能完全照搬以上方法，而应根据患者的情况严格按照个体化、量力、安全和循序渐进的原则进行。

（三）增强关节活动范围的练习（ROM 练习）

增进关节活动范围是指由于组织粘连或肌痉挛而导致关节功能障碍的康复练习，因此其主要目的是对活动受限关节进行牵伸（stretching）但又不损及正常组织。

Vildik 的研究表明，纤维组织具有黏弹性（viscoelasticity），表现为以下几个特性。

1. 非线性的应力 - 应变关系 随着牵伸应力的增大，组织内受牵伸的纤维数也逐步增加，组织长度相应增加，抗应变强度也渐渐增大。

2. 滞后回线（hysteresis loop） 在组织受应力牵引延长后，去除应力后组织长度不沿原来延长的轨迹恢复，而是要延长一点。

3. 蠕变（creep） 在组织受牵伸而延长后维持应力，组织还可以继续缓慢地延伸，并且在反复多次牵拉后也有类似的蠕变，表现为牵拉至同样长度所需的应力逐步减小。

4. 应力松弛（stress relaxation） 在组织受应力牵伸而延长后，如维持长度不变，组织内因受牵伸而提高的张力随时间的延长而逐步下降。

根据以上特性，Vildik 认为：短时间、大强度的牵伸，主要作用于黏滞弹性，当牵伸力去除后，组织倾向于恢复原长；长时间、中等力量的持续牵伸则作用于黏滞弹性和黏滞性，当牵引力去除后，不完全恢复原长，因而可获得较好的持久效果。

临床上因膝关节周围肌腱组织、软组织的紧张，可通过影响髌骨对线导致膝前痛。胭肌紧张可使足背屈受限及代偿性足内旋、股骨内旋，从而使 Q 角增大；同样，膝反张、膝过伸可通过引起胫骨外旋而致 Q 角增大，这都可以是膝前痛的原因。因此，牵伸胭肌、腓肠肌、比目鱼肌、股四头肌、屈髋肌及外侧的髌胫束，不仅是康复治疗中的一个重要环节，也是预防工作的重要组成部分。

大多数牵伸训练应该由患者单独完成，少数则需借助于被动牵伸完成。不同的治疗组可根据以上原则及患者的具体病情而编制不同的锻炼体操。近年来有报道将本体感觉神经肌肉强化技术（proprioceptive neuromuscular facilitation，PNF）应用到牵伸锻炼中，具有满意的临床效果：其原理是当原动肌牵伸至最高峰时，拮抗肌亦将收缩，通过本体反射弧中的神经肌肉通道，被牵伸的肌肉会进一步放松，从而更加利于牵伸。将 PNF 技术应用于腘肌的牵伸锻炼，常可迅速改变股四头肌腘肌之间的不均衡的力量比，从而在短期内纠正膝关节的屈曲畸形。

（四）耐力训练（endurance or aerobic training）

这是指以发展体力、耐力为目的的医疗训练活动。作为一种运动形式，耐力等于力、距离、重复次数的乘积。因此，耐力量指在一定强度下、一定时间内（15 ~ 30min）重复同一运动周期的运动。

有氧代谢能力是呼吸系统摄氧、循环系统运输氧的能力的反映，并与参与能量代谢的酶系统的活性有关，因此有氧训练实质上是一种增强呼吸、循环、代谢功能的锻炼方法。在进行中等强度（40% ~ 79%最大吸氧量）的运动时，机体内有氧代谢最为活跃，因此有氧训练也就是中等强度的耐力训练。

膝关节镜术后患者康复治疗中常用的耐力训练方式包括游泳、水疗、骑自行车等。骑自行车操练时，座位应抬高以减少患膝的屈曲度，从而减少髌股关节间作用力。自行车操练可在快速转速下进行，以加强肌肉的活动强度和耐力；同时也可进行腓肠肌、比目鱼肌、髋肌和腘肌的活动。近年来兴起的水疗（hydro therapy）有较多的优点，它借助水的浮力为助力，可以用于加强肌力及增强关节活动范围练习，并且由于可以最大限度地放松肌肉从而既利于减轻疼痛，又有助于交替锻炼原动肌与拮抗肌。适当地控制好运动量还有利于肌肉的耐力训练。

（五）膝关节持续被动活动

自 Salter 在 20 世纪 70 年代提出关节的持续被动活动（CPM）的概念以来，CPM 已成为关节外科康复中的一个重要内容越来越多地被骨科医生所接受。关节的持续被动活动至少有以下意义：

（1）术后早期开始的 CPM 可以抑制痛觉信号的上传而缓解术后的疼痛，或在无痛状态下达到训练的目的。

（2）通过关节活动对滑膜的刺激以及通过摹拟正常的关节活动环境，增加关节软骨的营养和代谢。

（3）促进关节软骨的修复和向正常的透明软骨转化。

（4）避免因制动引起的关节软骨退变及组织粘连。

（5）促进关节功能恢复。

膝关节是临床上应用 CPM 最广泛的关节。借助于下肢 CPM 装置，对关节镜术后的膝关节进行持续被动活动训练，不仅很容易被患者接受，而且的确对术后康复是非常重要的。对关节软骨成形术、半月板部分切除和盘状软骨成形术、关节松解手术包括 ALRR 手术等，CPM 应列为常规康复项目。

在使用 CPM 时应遵循早期使用、循序渐进、个体化指导的原则。

二、术后的等长、等张收缩锻炼及等动收缩锻炼

所有损伤的康复过程中，均须保持本体感觉。而制动后，首先萎缩的是慢颤肌纤维，这可能是由于慢颤肌纤维容易发生正常本体感觉的消失。紧随慢颤纤维萎缩其后的是快颤肌纤维的退化。因此，在康复训练中应先进行慢颤肌纤维的康复治疗，然后再进行快颤肌纤维的康复；前者要求肌肉长时间的收缩，而后者则要求肌肉在短时期内承受较大的力。疼痛是快颤肌纤维功能恢复的最大抑制因素，因此快颤纤维的锻炼应于疼痛、肿胀消失后（无痛条件下）进行。

快颤肌纤维适应抗阻训练，它比慢颤肌纤维的反应好，但随着年龄的增长，快颤肌纤维逐渐萎缩而慢颤肌纤维逐渐占据主导地位，在进行康复训练时应顺应这一生理变化。

尽管早期的等长收缩锻炼有利于防止肌萎缩及发展肌力，但由于等长收缩锻炼时肌力多集中于关节运动范围的一个点上，无益于长期的肌力发展。等张收缩锻炼可在一个重量抗阻上进行关节全范围的活动，肌力输出和抗阻负荷随着不断改变的关节角度和力矩而不断变化，因此阻力负荷不能大于运动周期中最低的肌力输出，这样在每一周期中大部分时间所承受的负荷均偏低，所以等张收缩锻炼不能取得最佳的临床效果。

等动收缩锻炼，又称等速锻炼（isokinetic exercise），是应用专门设备（如 Cybex 等动测试训练仪）控制每一肢体进行全关节活动范围中的活动速度，保证关节以恒定的速度进行活动锻炼，从而提高某肌群的作用效率，使其在短时间内较快增强肌力。关节活动的速度可以根据需要任意设定，超过限定的速度时，装置本身可将肌收缩产生的过多的力转换成相应的阻力（accommodation resistance），这样既使肌肉始终保持最高张力状态，又保护了关节不受损伤。

等速收缩锻炼还兼有等张和等长收缩锻炼的特点。当设定的关节活动速度较慢时，如 3r/min，其形成的等速力矩（isokinetic torque）相当于等长力矩的 81.2%，即运动特性接近于等长收缩，将速度设定加快至 15r/min，则其形成的等速力矩相当于等张力矩的 66.6%，接近于等张收缩。

Cybex 仪是近年来兴起的一种用于等动训练的装置，目前已在全世界范围内得到广泛应用及迅速推广。该仪器不仅可以帮助患者进行康复训练，还可测试患者肌肉的强度、肌力、耐力和张力发展的速度，为康复过程中的监测及康复后的效果评价提供了有效的客观指标。

三、几种常见关节镜手术的术后康复

膝关节镜术后的最初 48h 内应予冰袋冷敷或加压包扎，以减轻关节的肿胀、积血及其他因手术创伤而带来的不适。术后 24h 内最好能适当补液，并经静脉给予抗生素，24h 后抗生素改为口服。止痛药物作为常规应用，以防止或减少术后的疼痛，一般可口服布洛芬（缓释芬必得），或双氯芬酸钠（diclofenac sodium，商品名扶他林），均可获得较好的止痛效果。阿司匹林等水杨酸类药物应忌用，因为可能抑制血小板活性，增加出血，并且可能刺激胃肠道。术后 24~48h 后可拆除伤口的敷料，改用创可贴贴敷直至 1 周后切口愈合。淋浴可于手术 48h 后进行，但盆浴则应待切口愈合之后。

（一）半月板手术后的康复

关节镜下半月板手术后的康复应根据不同的术式及患者的个体情况给予个体化的康复指导。半月板术后当天即应开始股四头肌的等长收缩锻炼。半月板游离缘部分切除的病例，可允许早期活动及部分负重。半月板较复杂的术式，术后 3~5d 可借助拐杖下地行走，活动量应控制在每天 2 次，每次 10~15min。手术 3 周后可根据患者的耐受情况进行游泳、骑自行车等耐力训练。独立行走、奔跑等活动应于术后 6~8 周方可开始。多数报道认为 ROM 练习及增强肌力的渐进抗阻锻炼应于晚期进行，即术后 6 周之后才能开始。过早地、过重地开始这些锻炼会招致关节的肿胀和疼痛，从而影响训练计划的实施及训练效果。渐进抗阻锻炼及 ROM 练习均应严格按照剂量个体化的原则，结合患者自身情况及患膝的功能状态循序渐进地进行，否则会引起适得其反的后果。对半月板缝合的病例，为减少缝合口的牵张应力，适当地制动仍然是必要的，对可靠的缝合技术和缝合材料而言，2 周的制动及 4 周的限制性的 ROM 训练及部分负重训练，可以促进半月板的愈合和塑型。

（二）软骨成形术后的康复

软骨成形术后的康复训练既应有助于增强肌力，又要防止不恰当的锻炼方式或锻炼强度加重软骨的磨损、退变。软骨组织的修复能力是相当有限的，因此对于软骨退变的患者，单纯的表面成形术仅能获得纤维软骨的替代修复；软骨钻孔成形术可使成骨细胞激活为成软骨细胞，从而获得软骨缺损的透明软骨修复。无论上述何种术式，手术后早期的 CPM 锻炼均有利于促使纤维软骨修复转变为透明软骨修复。CPM 可与早期的股四头肌等长收缩结合进行，有利于增加关节的活动范围。术后 6 周疼痛和关节肿胀消失后，应进行股四头肌特别是 VMO 的渐进抗阻训练。对髌股关节软骨病变的患者，尤应注意避免增加髌股关节间压力而诱发膝前痛。耐力训练可于术后 3 周开始，术后的完全负重行走则应严格地限制在术后 6~8 周以后。

（三）滑膜清理术后的康复

单纯的滑膜清理术因并未涉及关节内的软骨、半月板组织，故原则上负重行走不应有所限制。但是滑膜清理术后组织的充血及关节积血和肿胀，常影响早期关节的活动，成为术后康复的焦点。针对这些情况可采取的措施包括术后冰袋冷敷、加压包扎、患肢抬高。慢速的 CPM 及股四头肌的等张收缩有利于关节的早期活动及关节肿胀的吸收。在无痛和消肿的前提下，1 周后即可进行患膝的伸屈运动。耐力训练应根据患者耐受的情况于手术 3~6 周后开始，其强度应以不引起疼痛及患膝不肿胀为宜。

（四）外侧支持带松解术后的康复

关节镜下外侧支持带松解术（arthroscopic lateral retinacular release，ALRR）后的患者应进行严格、系统的康复训练。随访的结果表明，如 ALRR 术后不能有效恢复股四头肌、腘肌肌力，就不能获得满意的疗效，这两者间有着一定的正比关系。通常，根据患膝术后的情况，ALRR 的术后康复可以划分为 2 个阶段进行。尽管近年来在 AIRR 中引入电切技术大大减少了出血的发生，但是 ALRR 术后早期关节积血、肿胀及因此带来的疼痛等问题仍然十分突出。因此术后康复的第 1 阶段主要应着力于控制关节的肿胀，并防止活动性出血的发生。患膝的冰冻加压是控制关节肿胀的一种有效措施，并且最好于手术结束后立即实施。一般术后第 1 周内每天至少应对患膝进行冰冻加压 3 次，以后再根据需要进行调整。一旦关节积血、肿胀及疼痛得以有效地控制，即可酌情开始股四头肌的等长收缩锻炼及患膝的活动。如果患者能够耐受，还可借助拐杖下地行走。这些康复措施应循序渐进进行，一般以不致引起患膝肿胀、疼痛的最大锻炼量为宜。耐力锻炼可于术后 3~6 周酌情开始进行。手术 6 周后，发展 VMO 肌力的锻炼及相应的渐进抗阻锻炼应在医生的严格指导下进行，科学的训练将有利于提高 ALRR 的远期效果。即使患者痊愈返家后，仍应注意每周进行 2~3 次肌力锻炼，以维持巩固 VMO 的肌力。

（五）交叉韧带重建术后的康复

对交叉韧带重建术后的康复训练方法一直存在争议。传统的手术方法由于不是在等长点重建韧带，因而强调术后的长时间石膏或支具制动。由于移植的自体或同种异体韧带需要 12~18 个月才能恢复到正常的张力，因此，恢复运动的时间经常被控制在 1 年左右。但这种方法不可避免地会导致关节的粘连和退变。

近年来，随着对交叉韧带重建研究的进一步深入，经等长点而不是解剖点重建交叉韧带的理论被广泛接受，加上关节镜下交叉韧带重建技术与固定材料的改进，使得以骨–髌腱–骨移植、经骨隧道挤压螺钉固定方法为代表的关节镜下交叉韧带重建技术日趋成熟。对于经精确定位的韧带等长点重建且固定确实可靠的病例，无须考虑交叉韧带在不同的伸屈位置上可能导致的过度牵伸。因而，在无痛的前提下，CPM 以及主动的肌肉等长与等张收缩训练及 ROM 训练，包括使用 Cybex 等动训练等，对促进早期康复是有帮助的。一般在术后肿胀消退以后就可以逐渐开始负重训练，如果不伴有半月板和关节内其他结构的损伤，对完全负重并无具体的时间要求。只要患者能够进行负重行走，就可鼓励其早期训练，以尽快恢复运动。但对采用不等长方法重建的交叉韧带，为防止其过度延伸，对 ROM 训练仍应控制在较小的范围。

（隋玉华）

第三节　颈肩痛的康复

一、概述

颈肩痛是发生在颈部和/或肩部疼痛，是颈部或肩部疾病共有的症状或症候群，可能是单一的疾病，也可能为几种疾病的局部表现，其病因相当复杂。根据引起疼痛的来源，大致可归纳为肌肉、韧带等软组织受累、神经组织受累、骨关节受累，以及其他疾病所引起者。

在处理颈肩痛患者时，应该首先尽可能明确疾病的诊断，通常要着重是软组织伤病还是骨关节疾病，是颈椎管内疾患还是椎管外疾患。要判断疼痛的性质是局部软组织损伤或疾病所产生的局部表现，或者是脊神经根受刺激所引起的放射痛，还有少数内脏器官疾病亦可引起肩部的牵涉痛，应注意鉴别。要通过详细地询问病史、生活及工作等情况，仔细查体并且采用针对性的辅助检查，如 X 线摄片、化验、肌电图检查，若有必要也可进行 CT 或磁共振扫描等，综合分析做出判断。

颈肩痛的康复治疗包括病因治疗与对症治疗。对病因明确者，应尽可能消除病因；对疼痛明显影响工作者，则常需要及时、有效的对症治疗；对于慢性疼痛患者，还应处理好局部制动与运动的关系，注意区分躯体因素与心理因素的互相影响，合理应用各种康复措施及卫生宣教手段，让患者早日康复。

二、颈椎病康复治疗

颈椎是人体组织结构最为巧妙的部位之一，由于其解剖位置和生理功能的特殊性，无论手术治疗或康复疗法，任何粗暴操作不仅无法达到预期的效果，也很容易发生意外，加速病变进程。治疗效果好与坏，除了与患者的病情、是否配合手术或康复治疗本身以外，应根据每个患者身体情况、心理因素、经济条件等综合分析，因病施治。

（一）手术治疗的康复护理

由于颈椎病手术方法较多，且风险大，术中易发生意外，术后也难免发生各种并发症。因此，康复护理要求高。但除手术本身外，只要坚持术前、术后正确的康复护理指导，则可以减少或避免并发症的发生，使患者顺利康复。

1. 术前康复训练　颈椎手术难度大，术前做好充分的心理和身体准备，对手术成功至关重要。

（1）心理准备：颈椎病多发生于中老年人，症状复杂多样，尤其需要手术者，对手术或麻醉感到恐惧，对手术疗效也产生怀疑。医护人员应对不同患者的心理状况或提出的问题，进行耐心细致的解释，讲明手术的必要性，术中、术后的注意事项，如何预防处理手术的并发症，打消患者对手术的恐惧，以取得患者对医生的信任，得到家属和患者的配合。

（2）术前检查：严格掌握手术适应证，详细全面检查。通过血常规、血沉、出凝血时间、血型、血糖、心电图、腹部彩超、胸片、肝功能及肾功能等检查，以排除主要脏器的其他疾患。如有异常应及时纠正，不影响麻醉和手术。综合评估后选择合适的麻醉方法。

（3）术前训练：①头部中立位的训练，即仰卧位，两眼正视前方。②后路手术要进行俯卧位训练，俯卧时胸腹下垫软枕，额部着床面。③前路手术需进行推拉气管活动的训练。具体方法是：术前 3～5d 开始指导患者做训练，用示、中、环指在颈前皮肤外插入切口侧内脏鞘和血管神经鞘间隙处，拇指以同样方法放在另一侧，先左右活动，摇摆气管和食管，然后逐渐向非手术侧推移，或是用另一手牵拉，每次持续时间逐渐延长。这种训练动作易刺激气管引起反射性干咳等症状，必须向患者交代清楚，以取得配合，此种方法鼓励患者自己训练。

为手术后做准备的训练，主要有：①床上肢体功能的训练，包括上、下肢体的屈伸，持重上举与手、足活动。②术前呼吸功能训练，指导患者练习深呼吸活动，增加肺的通气量，术后患者常因惧怕切口疼痛而不敢咳嗽，应告诉患者术后咳嗽的重要性，教会如何有效的咳痰及咳嗽时如何保护切口。③术前训练床上大、小便，因术后有一段卧床时间，所以要指导如何使用便器，使患者逐渐习惯床上大、小便，以适应术后的变化。

（4）颈托或颈围领：颈椎病的非手术治疗方法之一是带颈托而起到制动、固定的作用。术后为了继续维持制动效果，还需要带一段时间的颈托或颈围领，特别是术前伴有颈部不稳者更需要佩戴。由于每个人的体型不同，颈部的长短和粗细有异，颈托的大小型号也各不一样。因此，术前必须为患者配制合适的颈托或颈围领，协助患者试带，教会使用方法。术前该项准备工作也有利于患者术后早日康复。

2. 术后并发症及处理

（1）颈深部血肿：结扎血管的线头脱落、骨质创面难以止血以及手术涉及血管丰富的颈长肌均可引起手术渗血而形成颈深部血肿。术后当天较多见。严重者可压迫气管而引起窒息死亡。因此，术后患者主诉憋气时，要高度重视。出现严重呼吸困难时，必须立即床旁拆除缝线，取出血块或放出积血。

（2）喉头痉挛：由于手术中对咽、喉以及食管和气管的牵拉，术后几乎所有的病例或轻或重都伴有短暂的声音嘶哑与吞咽困难，于 3～5d 后即可消失，可以此与喉返神经损伤相区别。

（3）植骨块脱落：颈椎前路植骨融合的方法有多种。圆柱状植骨、长条状植骨脱落率较高，方块状植骨脱落率较低，但植入困难。现较多使用自体髂骨植骨、钛网植骨，大大减少了这种并发症的发生。

对脱落之骨块除非压迫食管、气管，影响吞咽与呼吸者，一般无须手术取出，后期大多数被吸收，但应加强外固定，以防造成颈椎过多的成角畸形。

（4）颈前部切口感染：由于颈前部血循环丰富，其发生率一般低于1%，一般浅在的感染易被控制，影响也不大。而深在的感染，尤其是波及椎管的炎症，一般需要将植骨块取出，在充分引流的情况下给予大剂量广谱抗生素和支持疗法。蛛网膜下隙有炎症者，应按化脓性脑脊膜炎给予积极的治疗。

术后体温较高、疼痛加重和颈部活动严重受限者必须重视，并加大抗生素用量。

除以上并发症外，还有可能出现的并发症有植骨块愈合不良及颈椎成角畸形、取骨部位残留痛等。

3. 术后康复护理

1）心理康复护理：颈椎病是慢性病，恢复也需要一定的时间，且术前病情轻重不一样，术后恢复效果也不一样。除此以外，还要看患者是否配合治疗、护理、康复。患者要有一个良好的心态，消除悲观、急躁情绪，树立战胜疾病的信心，这是一种心理康复疗法。只要有良好的心理状态，才有可能配合术后的康复护理活动，也才有可能最大限度地恢复。

2）呼吸道的护理：术后床旁常规准备气管切开包、无菌剪刀和负压吸痰装置，便于急救。由于手术的风险大，术中并发症和术后并发症多，因此，术后患者最好住监护室，向患者家属讲明监测的重要性和必要性，以取得配合。

（1）密切观察患者的呼吸状态、频率和节律的变化，监测血氧饱和度的变化。

（2）如患者主诉憋气或表现出烦躁不安，一定要高度警惕，请医生看患者，并仔细检查颈部有无增粗、切口周围有无血肿、气管是否居中。呼吸困难、口唇发绀、血氧饱和度下降，必须立即拆除切口缝线，清除积血。同时请麻醉科做紧急气管插管给予简易呼吸囊辅助呼吸，必要时行气管切开，转重症监护室给予呼吸机支持呼吸，以改善缺氧。

（3）鼓励患者深呼吸，有效而正确地咳痰，勿用力过猛。如痰液多咳不出来，给予吸出咽喉部分泌物；如痰液黏稠而不易咳出，可行雾化吸入帮助稀释痰液，以利咳出，保持呼吸道通畅。进饮食后可嘱患者多进冷饮食物，以减少咽喉部水肿与充血。

3）切口的护理

（1）术后严密观察切口的渗血情况，监测血压、脉搏、呼吸。每30～60min测血压、脉搏和呼吸各1次，连续6h。病情稳定，可改为2～4h各监测1次。

（2）切口敷料要密切观察，短时间内渗血较多应及时查明原因并处理。如有引流管者，观察引流是否通畅，观察引流的性质和量，引流管内无引流物或引流物过多时，都要注意。

（3）切口疼痛：术后麻醉作用一旦消失，切口会开始疼痛。特别是手术当天到术后48h内，任何微小的动作都可能加剧疼痛，因而患者不敢深呼吸，不敢咳嗽，也更不能配合翻身，甚至不能入睡。严重时还可能影响各器官的正常生理功能。所以，必须有效解除疼痛，使患者休息好，能配合各种康复护理活动，才能尽快恢复健康。

术后2～3d每晚睡前都可以给予有效的止痛药，但应禁止使用有可能抑制呼吸的药物。可给予哌替啶50～100mg肌肉注射，止痛效果明显，但有的人担心用多了会成瘾而害怕使用。其实，2～3d内每日给予肌内注射1次或2次是不会成瘾的，这一点要明确。也可使用曲马朵50mg或强痛定50～100mg肌肉注射，止痛效果明显。随着镇痛泵在临床的广泛使用，已大大减轻了患者术后疼痛，同时也减少了用止痛药的机会。使用镇痛泵容易取得患者的合作，止痛效果也越来越被肯定，患者易接受，比较满意。

4）保持颈部制动的特殊体位：保持头颈部自然中立位，其目的是防止颈部扭转、弯曲，防止发生意外。

（1）搬运方法：患者手术完毕，从手术室搬运到病房的过程中，必须要有一位手术医师或其助手参与，医师站在患者头部，两手分别放于患者的耳后头颈部，同时用力一致，将患者平稳放置床上，置平卧位。在此过程中，保持了患者头颈部的自然中立位，防止了颈椎扭转、过屈或过伸。尤其是放置了植骨块或人工椎间盘者，此方法可预防植骨块的滑出等并发症。值得提醒的是，搬运患者前首先要检测血压、脉搏及呼吸情况，若有变化应停止搬运，并及早处理，以防意外。

（2）病床位置：患者被移至床上后，置平卧位，保持头颈部中立位。术前已做颅骨牵引者，术后根据病情仍需要牵引者继续行牵引，维持颈部制动；无须牵引者，应将事先准备的沙袋分别放置在患者头颈部两侧，以固定头颈部。颈部制动时，患者头枕部下面都应垫以厚度合适的棉垫或垫圈，以达到确实可靠的制动作用，避免患者不适而摆动头颈部和抬头曲颈，即防止颈椎扭转、过屈或过伸。

经颈后路者，颈椎板成形或椎管扩大术者，术后平卧时枕头要垫于枕后，而不能垫于颈后，颈部应悬空，防止椎板下沉压迫脊髓。

5）维持颈部制动的正确翻身方法：对于颈椎手术患者，翻身往往是一个大问题。不翻身，易发生头颈枕部等部位的压疮，翻身又怕发生意外。因此，要正确评估患者，了解手术方式，掌握正确的翻身方法就特别值得注意。

（1）对于颈椎不稳者，术前已行牵引治疗而术后仍需要维持牵引、保持颈部制动，枕部等骨突出部位可垫上气圈，每 1~2h 按摩骨突出部位 1 次，每次 3~5min。

（2）对于只做植骨融合而未采用其他内固定者，术后应尽量减少头颈部活动次数和幅度，可定时按摩头后枕部。并指导抬臀，按摩骶尾部。

（3）经前路、后路椎管减压内固定者，术后 24h 内应减少头颈部的活动，24h 后可采用小动作的翻身。

6）吞咽、进食的康复指导：颈椎手术全麻清醒后 6h 可开始进饮，开始患者可能会出现吞咽时咽喉部疼痛，所以，要指导患者正确进饮、进食。水温不宜过热，选用细管喝水，进食要先流质、半流质，最后进普食。吞咽动作要慢，以防引起呛咳，发生头颈震动，出现血氧饱和度下降，以致呼吸困难等危险。手术后 24~48h 咽喉部水肿反应逐渐消退，疼痛减轻，其吞咽与进食情况应该逐渐好转，如反而加重，应查找原因后，做相应处理。

7）感染的预防：主要包括切口感染、肺部感染及泌尿系统感染的预防。

（1）切口感染的预防：除常规全身预防性使用抗生素外，应注意对切口局部的保护，一旦发现敷料被污染，应及时更换。

（2）肺部感染的预防：要鼓励患者多做深呼吸和适当的正确咳嗽；痰黏稠不易咳出时，给予药物超声雾化吸入，每日 2 次；在给患者翻身后帮助拍背部两侧，以减少肺不张的机会。

（3）泌尿系统感染的预防：对保留尿管者，做好尿管护理和尿道口护理，每日用碘伏消毒擦洗尿道口 2 次。需要长时间保留尿管者，要定期更换尿管和尿袋。对短期内导尿者要尽快拔除尿管。在卧床期间，鼓励患者多喝水，以达到内冲洗的目的。

8）功能康复的指导：术后功能的恢复和重建与其锻炼的好坏有直接关系。脊髓功能恢复者需要加强锻炼，以提高疗效；如无神经恢复，甚至恶化者，也应积极锻炼，以防失用综合征发生。

（1）早期功能锻炼：术后要严密观察患者的神经恢复情况，根据患者恢复程度进行指导四肢功能锻炼。术后麻醉清醒后，生命体征稳定时，可进行握拳、足趾背屈等小关节的活动。术后第 2d 开始协助患者做肢体抬高和关节的活动、肌肉收缩锻炼。锻炼以主动活动为主、被动活动为辅相结合的方法进行。瘫痪患者应进行肢体各关节被动活动和肌肉按摩。早期功能锻炼，一方面可以预防肌肉萎缩和避免关节产生僵硬；另一方面促进了血液循环，防止了深静脉血栓的发生。值得注意的是，对颈椎广泛减压者，在做肢体功能锻炼时切勿使颈部震动或扭曲，以防发生意外。

（2）术后活动：凡颈椎稳定者，如椎管扩大术、钛网植骨内固定术后等，应鼓励患者早期下床活动。对颈椎稳定性较差或术前神经系统症状明显者，相对卧床时间长一些，在恢复期，可在床上运动，上肢以抓、拿为主，下肢主要是以直腿抬高、伸屈活动为主，卧床 1~3 个月后，带颈托或支具逐渐坐起和下地行走。带颈托或支具的时间以 1~3 个月为宜。

（二）非手术疗法的康复

颈椎病是一种常见病，患了这种病的患者大多忧心忡忡，担心病情会逐渐加重，总希望能找到最好的药除掉病根。病情稍重或病情较长者，甚至产生悲观心理。所以，要对患者首先从心理上做好康复指导。

颈椎病是一种慢性病，时轻时重，时发时止，病情可以很长，因此，在治疗上也需要一个相应长的时间，不要希望一两次可完全治愈，一定要长时间坚持观察，长期治疗可显出疗效。有的疾病如脊髓型颈椎病可引起瘫痪，但不是每个患者都可发生，只要治疗得当，也可避免或经治疗好转。晚期患者或手术失败的患者更容易悲观厌世。因此，作为医务人员应对患者进行对症宣教，讲解有关的专业知识，让患者对自己的疾病有一定的认识，以消除恐惧心理；作为患者本人，应多接触社会，保持乐观的态度，培养多方面的情趣和爱好，从而在精神上获得生活的乐趣和信心。所以，要有良好的心态，在医生的指导下做治疗，大多数患者在非手术治疗下，临床症状可缓解，甚至完全消失。

1. 颌枕带牵引

（1）牵引方法：通常采用坐位牵引，年迈体弱、伴有眩晕或病情较重者，也可采用仰卧位牵引。按牵引的时间不同可分为间断性牵引和持续性牵引，症状较轻者可采用间断性牵引，症状较重者宜采用持续性牵引。

牵引时头部稍前屈20°，使牵引力作用于钩椎关节和椎体后缘。牵引重量差异大，一般为患者体重的1/15~1/5，通常从3~4kg开始，逐渐增至5~10kg，常用5~6kg，这样有利于患者逐渐适应。

（2）牵引的注意事项：每次牵引结束时患者应有明显的颈部受牵伸的感觉，但无特殊不适，如有不适应调整。脊髓型颈椎病患者宜取过伸位的牵引，忌前屈位牵引，椎动脉型颈椎病患者前倾角宜较小。坐位牵引时，最好取稳当的靠坐位，选取高低合适、坐垫松软并带有靠背的椅子，一定要保持腰背部舒适。卧位牵引用枕垫保持适当姿势。老年反应迟钝、呼吸功能不全及身体状态虚弱者不宜在睡眠时牵引，以免引起呼吸道梗阻或颈动脉窦反射性心跳停搏。在饱腹下牵引，不但不利于消化，而且还影响呼吸及心血管功能。

在牵引早期应观察患者有何不适，有轻微不适应坚持，不应中断治疗，大多数患者1~3d内都能适应。如牵引一段时间后，患者不适明显且加重时，应请医生协助处理，牵引物的高度距地面要适宜，太低易与地面接触而失去作用，过高则在牵引过程中可能撞及周围物品。牵引物应用牵引绳固定妥当，防止砸伤。在牵引过程中，注意颈部皮肤有无受压，可在局部垫以海绵垫缓解压力，每日清洁牵引部位皮肤。近年来，应用充气式气囊颈椎牵引或电动间歇牵引已逐渐得到普及。研究表明，节律性的牵引和放松兼有牵引和类似按摩的作用，可消除牵引时的疲劳感，并增加疗效。一般牵引2min，放松或减小牵引重量1min，反复交替，每次治疗半小时。

2. 颈部固定与制动　首次使用颈托的患者，要在医务人员帮助下将颈托佩戴舒适，并且告诉患者在开始佩戴颈托的1~3d可有不适感，数天后即消失。太紧会有气闷的感觉，过松而达不到制动的目的。带颈托时最好是在皮肤受压的部位垫薄的棉布或海绵衬垫，以防皮肤受摩擦。告诉患者在使用颈托过程中如症状加重，则应到医院做进一步检查。根据情况选用其他物理疗法。如出现脊髓或神经根受压明显者，则改用手术治疗。

三、肩关节周围炎的康复

肩关节周围炎简称肩周炎，或五十肩、冻结肩等，本病多发生在50岁左右的中老年人，本病可能与受凉、牵拉伤等有关，但具体病因不明。一般认为，随着年龄的增长，软组织发生退行性变，加上轻微的损伤与肩部缺乏活动，可能是重要的诱因。该病起病缓慢，病程长，可达数月或几年。主要病理变化是肩周围肌肉、肌腱、滑囊和关节囊等软组织发生慢性炎症，结果形成关节内外广泛粘连。

（一）康复评定

本病的康复评定主要是动态观察肩部的功能，通常检测患肩外展位内旋和外旋、前屈、外展、后伸等功能的变化。也可按日常生活自理能力进行评定，选择能反映肩部功能的一些动作如以患侧手摸背，摸对侧耳、举手梳头等作为指标。

（二）康复治疗

康复治疗的目的是止痛与恢复肩部的运动功能，采取综合的治疗方法。对早期及疼痛较重的冻结期患者，以减轻疼痛为主，可应用镇痛药及理疗、按摩、针灸等疗法。对疼痛较轻的冻结期及恢复期患者，应着重恢复肩部功能，主要采用运动疗法，辅按摩、理疗等。

（三）运动疗法

通过功能锻炼可促进血液循环和局部营养代谢，松解粘连，牵伸挛缩组织，增大肩部活动范围，增强肌力，防止肌肉萎缩。常用的训练方法包括：

1. 徒手操

（1）立位，腰前屈90°，上肢放松下垂，患肢前后、左右摆动与画圈。

（2）立位，面向墙，足尖距墙20～30cm，以患侧手指尖触墙，并做手指尖攀高运动。

（3）立位，双手在体后相握，伸肘，以健肢带动患肢后伸。

（4）立位，患手触摸腰背部并逐渐上移。

（5）立位，双手在体前相握，上举过头顶，然后屈肘，触摸枕部。

上述动作各重复10～20次。

2. 器械操

（1）体操棒：双手持体操棒由健肢帮助患肢做肩关节各轴位的助力运动。如患手握棒上段，健手握棒的下段上举，称"举红旗"；也可向前方伸，称"拼刺刀"，以增加肩关节上举和前伸运动。

（2）肩关节活动器：患侧手握活动器手柄进行肩部的圆弧运动。

（3）吊环：双手握吊环，用健肢带动患肢进行外展、前屈、后伸等活动。

3. 被动牵伸　被动牵伸是利用外界力量如按摩师、器械或患者自身健侧肢体力量来牵伸的一种方法。根据是否使用器械又分为手法被动牵伸和机械被动牵伸两种。

（1）手法被动牵伸：治疗者对发生紧张或挛缩的组织或活动受限的关节，通过手力牵伸，并通过控制牵伸方向、速度和持续时间，来增加挛缩组织的长度和关节活动范围。手法被动牵伸是最常见的牵伸技术。它与关节的被动活动不同，软组织的被动牵伸是使活动受限的关节活动范围增大，而关节的被动活动是维持关节现有的活动范围，无明显增加关节活动范围的作用。与机械被动牵伸相比，手法被动牵伸是一种短时间的牵伸，一般每次牵伸持续15～30s，重复4～6次。

（2）机械被动牵伸：是指借助机械装置，增加小强度的外部力量，较长时间作用于挛缩组织的一种牵伸方法。其牵伸力量通过重量牵引、滑轮系统或系列夹板而发生作用。牵伸时间至少要20min，甚至数小时。

（二）物理疗法

理疗在肩周炎的康复中应用较为广泛，具有改善局部血液循环、解除肌肉痉挛、松解粘连及减轻疼痛等作用。常用的理疗方法有：

（1）短波疗法：可止痛，改善局部血液循环，松解粘连。两个电极于肩关节前后对置，温热量，每次20min，每日1～2次，15～25次为一疗程。

（2）超声波疗法可消炎，松解粘连。肩部接触移动法治疗，1.0～1.5W/cm，每次8～10min，每日1～2次。

（3）半导体激光：止痛。取穴以阿是穴为主，辅以肩贞、肩井、天穴等穴。每个靶穴照射3min，每日1次。

（4）中频电疗用以止痛：电极对置肩部，电量以患者能耐受为度，每次20min，每日1次。

（三）按摩与关节松动术

按摩常用于各期患者，多采用推、揉、捏、按、擦等手法作用于患部肌肉和痛点，以减轻疼痛、松解粘连、改善关节活动范围。

关节松动术具有缓解疼痛、防止关节退变、改善关节活动范围等作用。

（四）中医中药治疗

中草药湿热敷，用舒筋、活血中药置布袋，加热后贴敷局部。也可采用针灸及拔罐等。

（隋玉华）

第四节 周围神经损伤的康复

一、运动疗法

运动疗法（exercise therapy）也称医疗运动（therapeutic exercise），在我国也称体育疗法或体疗，是利用运动锻炼，通过促进功能恢复或功能代偿的途径来促进机体康复的方法。下面重点谈肌力练习。

（一）肌力练习基本原理

肌力练习（strength exercise）即用来维持及发展肌肉功能的专门练习。根据"超量恢复"的规律，肌肉或肌群做适当的练习，使肌肉产生适度的疲劳后，在休息过程中，肌肉经过恢复阶段达到超量恢复阶段，然后回到运动前状态。如在超量恢复阶段进行下一次练习，可保持超量恢复不使消退，并逐步积累，使肌肉肥大，肌力增强。

肌肉收缩的强度对肌力练习的效果起决定性影响，以最大收缩强度的40%强度收缩时，运动单元募集率较低，且主要募集Ⅰ型肌纤维，对增强肌肉耐力有效；强度增大时募集率增高，Ⅱa型Ⅱb型纤维依次参与收缩，对增强肌力有效。首先要求恢复肌力，而肌肉耐力则在日常生活及工作中也有较多机会锻炼，故宜首先重视高强度收缩的练习。

在实施过程中根据原来肌力水平选择运动方式，如：

（1）肌力为0时，进行电刺激及传递冲动练习，后者即主观努力，试图使瘫痪肌肉收缩的练习，此时大脑运动皮质发放神经冲动，经一定的运动通路向周围传递，其可以活跃神经轴索流，增强神经营养作用，促进周围神经的再生及功能恢复。常与被动运动结合进行。

（2）肌力为1~2级时，仍可采用肌肉电刺激法。此时肌肉已有一定的肌电活动，可以采用肌电反馈电刺激法，即用肌电图表面电极拾取肌肉主动收缩时的肌电信号，加以放大后，用以启动脉冲电刺激以引起或加强肌肉收缩。此法用专门仪器进行。它是肌电生物反馈与电刺激疗法的结合，可能取得较好效果。

此时传递冲动已能引起一定的肌肉收缩，可以与被动运动结合，成为助力运动。应注意强调主观用力，仅给予最低限度的助力，防止以被动运动代替主动运动。助力可由治疗师（士）用手法施加，也可由患者的健肢徒手或通过棍棒、滑轮系统提供。

（3）肌力为3~4级时，应进行抗阻运动，使肌肉在运动中承受较大的阻力以增加肌纤维募集率，从而促进肌力较快的增长。

（二）抗阻练习

1. 等张练习（isotonic exercise） 又称动力性练习（dynamic exercise），即利用肌肉等张收缩进行的抗阻练习。典型的方法是直接或通过滑轮举起重物的练习，如举哑铃、沙袋，或拉力器练习。其特点是其所用重物产生的运动负荷不变，肌肉产生的最大张力也不变，但在一个动作过程中关节处于不同角度时，肌肉收缩产生的最大力矩不同，所能克服的负荷也不同，为了完成全幅度运动，负荷不能太大。加之运动加速与减速时受惯性的影响，阻力矩不能经常与肌肉的最大力矩相称，使运动中一大部分时间阻力矩低于肌肉最大力矩，影响锻炼的效果。

用等张练习增加肌力的关键在于用较大阻力以求重复较少次数的运动即引起肌肉疲劳，即大负荷少重复的原则。Delorme于1945年据此原则提出一种渐进抗阻练习法（progressive resistance exercise，PRE），取得较好效果。其法是先测定重复10次运动的最大负荷，称为10RM值（10-repetition maxlmum），做3组各10次的运动练习，依次用1/2，3/4，及全10RM值做运动负荷。前两组用做准备运动，第三组是主要练习。每周重复测定10RM值，以修正练习时的实际负荷量，使其随着肌力的增长而增加。

2. 等长练习（isometric exercise） 即利用肌肉等长收缩进行的肌力练习，由于不引起明显的关节运动，又称静力练习（static exercise）。等长练习操作简便，应用广泛。其缺点是被认为主要增强静态肌肉；有显著的角度特异性，即只对增强练习角度附近约20°范围内的肌力有效，也有报道对增强肌肉耐力作用较差，同时对改善运动的精确性、协调性无明显帮助。

1953年Hitting和Miiller报道做一次持续6s的、强度为最大收缩的2/3以上的等长练习即可显著地增强肌力。以后不少研究倾向于增加运动次数和负荷，如有人发现20次6s的等长练习效果优于3次6s的练习。以后更有人提出Tens法则，即主张收缩10s，重复10次为1组练习，每次做10组练习，即每次做总共100次累计1 000s的等长收缩练习。等长收缩时间持续一般主张为6~10s，有适当的间歇以利肌肉血液循环，推迟疲劳。可将收缩强度与重复次数做不同的组合，以利于重点增强肌力或耐力。

多角度等长练习（multiangle isometric exercIse，MIE），由于等长练习有姿位特异性，即关节处于某一角度下进行的等长练习，主要募集相应的一部分肌纤维，只对增强关节处于此角度邻近范围时的肌力有效。为了利用等长练习的优点同时克服这一缺点，近来有人提出多角度等长练习，即在条件许可时在整个关节运动幅度中每隔20°~30°做一组等长练习，以全面增强肌力。此法在等速肌力练习器械上进行比较方便。

3. 短促最大收缩练习（brief maximal exercise，BME） 这是Rose在1957年提出的一种等张收缩配合应用的肌力练习方法，最初用在股四头肌练习。其法即在等张抗阻伸膝后维持等长伸膝5s，重复5次。其阻力酌情逐步增加。此法在临床上也有广泛应用。

范振华于1973年将Delorme的PRE与Rose的BME法结合，设计一种股四头肌渐进抗阻练习方法。即先测定膝屈曲45°时的等长伸膝肌力，用测得肌力的80%作起始负荷。每次练习时先用此负荷的1/2做等张抗阻伸膝并维持等长伸膝10s，休息20s；接着用此负荷的3/4重复练习一次，等张伸膝后维持等长伸膝直至肌肉疲劳。如最后一次等长伸膝时间超过10s，即将下一次练习负荷做适当增加。每次超过则每次增加。范氏对129例，135个各种下肢创伤病例的进行观察，平均每次练习可使等长伸膝力矩增加1.96nm。在第一个疗程（10次）平均增长2.60nm。分别占健侧下肢伸膝力平均值的1.7%及2.5%，而未锻炼的健侧相应增加为每次0.07nm。

4. 等速练习（isokinetic exercise） 20世纪60年代后期James Perrine提出等速练习的概念，被以后的研究者认为是肌肉功能锻炼中的一项革命。现已被公认为最先进的肌肉训练方法而被广泛使用。

等速运动是指运动中，运动速度恒定（等速）而阻力可变，运动中的速度预先在等速仪上设定，不管受试者用多大的力量，肢体运动的速度都不会超过预先设定的速度，受试者的主观用力只能使肌肉张力增高，力矩输出增加，而不能产生加速度（运动开始和末了的瞬时加速度和减速度除外）的一种运动。

等速运动时，肌纤维长度可缩短或拉长，引起明显的关节运动，是一种动力性收缩，类似肌肉等张收缩。但运动中，等速仪器所提供的是一种顺应性阻力，阻力大小随肌肉收缩张力的大小而变化，类似肌肉等长收缩。因此，等速肌肉收缩兼有等张收缩和等长收缩的某些特点或优点，是一种特殊的肌肉收缩方式。

等速肌力测试：如果将等速运动中肌肉收缩过程通过等速仪记录下来，经计算机处理，得到力矩曲线及多项反映肌肉功能的参数，作为评定肌肉运动功能的指标，这种测试方法称为等速肌力测试。测试中，等速仪器所提供阻力与肌肉收缩的实际力矩输出相匹配，为一种顺应性阻力。这种顺应性阻力使肌肉在整个关节活动中每一瞬间，或处于不同角度时，都能承受相应的最大阻力，产生最大张力和力矩输出，有利于肌肉发挥最大收缩能力。但在等速肌力测试中，所测得的关节活动力量，如肩关节的内旋/外旋肌力，往往是一组肌群的肌力之和，而不是某一块肌肉的肌力，要了解运动中某块肌肉的活动情况，则需要利于肌电图做半定量分析。等速肌力测试还获得肌肉做功能力，爆发力及耐力等数据，并且一次测试可同时测得主动肌和拮抗肌两组肌力，可了解拮抗肌肌群间的平衡情况。与徒手肌力检查相比等速肌力测试的最大优点是能精确测定肌肉功能并能进行量化（肌力在3级以上可用此法）。

等速肌力训练分向心、离心、短弧及多角度等长肌力训练等方法。其优点为高效；安全；一次可同时训练主动肌和拮抗肌；可提供不同的速度训练；可提供反馈信息，进行最大肌力收缩及次大收缩练习；可做全幅度及短弧度练习。

5. 各种抗阻练习方式的综合利用方案　各种肌力练习的方式视肢体伤病性质，病程阶段，症状，关节活动度及肌力水平和设备条件区别选择。随着病程的推移及功能的进步，抗阻联系的方式可作连续的改变，举例如下：

多角度，次长度等长练习。

多角度，最大强度等长练习。

短弧度，次大强度等速练习。

短弧度，等张练习。

短弧度，最大强度等速练习。

全幅度，次大强度等速练习。

全幅度，最大强度等速练习。

（三）肌力练习时的注意事项

（1）正确掌握运动量与训练节奏：下一次练习在上一次练习后的超量恢复阶段内进行。确定超量恢复阶段根据肌力恢复并有增强，患者自我感觉疲劳完全消除，肌肉有力，再练习积极性高来判断。在较劳累的肌力练习后这种现象多在48h后出现，故肌力练习多隔天进行，可视实际情况适当提前或延后。

（2）注意无痛锻炼。

（3）充分动员患者。

（4）注意心血管反应。

（四）关节活动度练习

牵伸纤维组织的方法大致有：①主动运动。②被动运动。③助力运动。④关节功能牵引法。

二、作业疗法

（一）概念

作业疗法（occupational therapy）的含义是指：受躯体损伤或疾病、心理社会功能障碍、发育或学习失能、贫穷或文化差异及衰老进程所限制的个体，通过有目的的活动（purposeful activity），最大程度地提高独立程度，预防残疾（失能），保持健康。一般认为，作业疗法其实就是将脑力和体力综合运用在日常生活活动，游戏，运动和手工艺等活动中进行治疗，其性质和劳动有类似之处。

作业疗法的内容由教育、治疗和咨询组成。专门的作业疗法活动包括：①教授日常活动技巧。②提高感觉－运动技巧，完善感觉功能。③进行就业前训练，帮助就业。④培养消遣娱乐技能，提高休闲活动的能力。⑤设计、制作或应用矫形器、假肢或其他帮助适应的器具。⑥应用特殊设计的手工业和运动来提高功能性行为能力。⑦进行肌力测试和（romge of motiom，ROM）测试。⑧帮助残疾人适应环境等。以上这些活动分个体、小组或社会结构进行。

（二）作业疗法的自然科学理论基础

人类的生活活动中包含了一系列的适应（adaption），即转变功能以维持生存和健康。生物、心理和环境等因素可以妨碍适应，从而导致功能障碍和疾病。另一方面，人类的自身发展和从事这种活动时，人的躯体和精神状态可以发生良好的变化，良性的变化有利于发展适应。基于这种理论，通过作业活动，就可以发展适应，从而达到预防和治疗疾病的目的。另外，作业疗法也根据人类发育的规律，促进患者生理功能和心理社会状态的改善。

（三）作业的内容和属性

作业的内容包括劳动（work），日常生活活动（daily living task 或 activity of daily living，ADL）和游戏（play）。劳动是指可以创造价值的作业活动，如手工艺（编织等）和园艺（种花等）。日常生活活动是指为达到生活自理而必须进行的一系列基本活动，如床上活动（翻身，坐起，上下床等），更衣、进食、移动、个人卫生（洗浴、上厕所等）和做家务（洗衣服等）等。游戏指打球、下棋、郊游等消遣性活动。

三、物理疗法

物理疗法简称理疗，是研究应用人工的和自然的物理因子（如电、光、声、磁、热等）来防止疾病的一门学科。

（一）理疗作用

1. 物理治疗　①消炎。②镇痛。③改善血循环。④兴奋作用（理疗可兴奋神经及肌肉组织，增强肌肉收缩功能，防治肌萎缩）。⑤促进神经纤维再生。⑥促进瘢痕软化吸收，促进粘连松解。⑦调节中枢神经系统及自主神经系统功能。

2. 物理预防　适当的理疗措施可增强机体的免疫功能，增强抗病能力。

3. 物理康复　可动员机体后备力量，增强代偿，促进恢复。

（二）理疗的作用机制

（1）反射作用。

（2）体液作用。

（3）直接作用：①对机体组织器官的直接作用。②对致病因子的直接作用。

由于人体对物理因子的刺激会产生适应性，因此治疗到一定次数后即使再增加治疗剂量或延长治疗次数，也不再出现疗效。所以理疗要分疗程进行，在两个疗程之间要有一定的间歇期。物理因子可以治疗、防病，但使用不当也可产生相反的结果。为了使理疗获得满意的疗效，必须在诊断明确的前提下，正确掌握理疗的剂量与疗程。理疗应尽早开始。

（三）理疗的方法

1）直流电疗法及低频脉冲电疗法

（1）直流电疗法指应用 50～80V 电压的直流电治病：直流电是一种电流方向不随时间改变而改变的电流，应用较低电压（50～80V）的直流电作为治疗疾病的方法，称为直流电疗法。常用的直流电疗法有平稳直流电、不规则直流电、脉动直流电和断续直流电。当直流电通过人体时，在体内产生了一系列复杂物理化学变化，包括电解、离子水化、电泳和电渗现象，极化现象等。直流电对神经系统的影响包括：①对神经系统产生兴奋或抑制作用。如脊髓通以下行直流电，可使膝反射亢进。②对自主神经系统引起相关的内脏组织器官发生功能改变。③对运动神经及肌肉的影响，断续电阴极可促使神经再生。④对感觉神经及其他器官的影响，直流电对皮肤感觉神经末梢有刺激作用，阴极下产生针刺感，阳极下有烧灼感。因此，直流电的治疗作用主要表现在：①阴极能改善局部组织血循环、营养、代谢和含水量，具有消炎，刺激组织再生，促进溃疡愈合，软化瘢痕，对静脉血栓也有治疗作用。因此直流电阴极有消炎消肿作用。②阳极降低组织兴奋性，具有镇静、镇痛作用。而阴极提高组织兴奋性，具有兴奋刺激作用。③断续直流电能引起肌肉收缩，具有增强肌肉收缩功能、防止肌萎缩的作用。

直流电药物离子导入疗法：兼具直流电与药物双重作用，离子反射作用。

（2）低频脉冲电疗法应用频率小于 1 000Hz 的脉冲电流治疗疾病的方法：对感觉神经和运动神经都有强烈刺激作用。常用：①感应电疗法。②失神经支配肌电刺激法。对于失神经支配肌宜选用具有选择性刺激病肌作用的三角波脉冲电流来做电刺激，它既能使失神经支配病肌充分收缩，尽可能不引起皮肤疼痛，和肌肉疲劳，同时又避免使非病变的拮抗肌产生收缩。对完全失神经支配肌，脉冲前沿取 150～600ms，间歇时间 3 000～6 000ms；部分失神经支配肌，脉冲前沿取 50～150ms、间歇时间 1 000～2 000ms。一般都采用运动点刺激法。常用于治疗下运动神经元病损所致失神经支配肌肉，病程在 3 个月内者都可延缓肌肉萎缩；3 个月至 1 年者，可防止肌肉纤维化，3 年以上虽预后不良，但仍有恢复的可能性。③神经肌肉功能性电刺激疗法。④间动电流疗法：直流电基础上叠加经半波或全波整流后的正弦电流而成的电流治疗疾病。可促进周围血液循环，调节神经肌肉组织的紧张度。⑤经皮神经电刺激疗法：治疗疼痛为主的无损伤治疗方法。禁用于：装有心脏起搏器者、妊娠，颈动脉窦部位。⑥断续直流电疗法：适应下运动神经元损伤所致的弛缓性麻痹，改善肌肉组织营养，提高肌张力，防止肌萎缩等。

（3）中频电疗法频率为1 000 ~ 100 000Hz的正弦交流电治疗疾病：包括：①音频电疗法：频率为1 000 ~ 5 000Hz的等幅正弦电流治病。②干扰电流疗法。③调制中频电疗法。

（4）高频电疗法。用频率高于100kHz的震荡电流及其所形成的电磁场治疗疾病。常用短波、超短波、微波电疗法。短波指波长100 ~ 10m，频率3 000 ~ 30 000kHz；超短波：波长1 ~ 10m；微波：波长1mm ~ 1m，频率300 ~ 300 000MHz。注意微波对成长中的骨组织有损害，能破坏骨骺，孕妇、3岁以下幼儿忌做微波治疗，睾丸避免微波辐射，对癌症禁忌用小功率微波做治疗。

2）光疗法红外线（波长400 ~ 760nm），紫外线（波长180 ~ 400nm），激光疗法各有其适应证及禁忌证。

3）超声波疗法（国内常用超声波频率为800kHz）。

4）传导热疗法（蜡疗能耐受55 ~ 60℃。坎离砂疗法）。

5）水疗法局部水疗有旋涡浴、冷热交替浴；全身水疗有盐水浴、松脂浴、中药浴，水下运动疗法。

6）冷疗法、磁疗法。

7）肌电生物反馈。

四、周围神经损伤后康复治疗的基本方法

1. 电刺激　较常用的电刺激方法是用低频脉冲电疗、干扰电疗法等刺激神经或肌肉，引起肌肉收缩，从而防止或减轻肌萎缩，又称"电体操"。在损伤部位的两端进行适当的离心性或向心性的物理因素的刺激，可能会促进神经的定向生长。已有多种使用电、磁、激光、超声波等做为手段，达到促进周围神经再生的方法。多种物理治疗可能促使离断的神经纤维分泌一种"扩散因子"，增加了引导再生神经纤维的定向生长的信息量，促进水肿消退、炎症吸收，改善组织的新陈代谢，改善神经纤维生长的微环境。在周围神经损伤处采用某些促生长剂药物作离子导入电疗，可能对神经纤维生长有促进作用。一般认为肌力越弱，特别是0级或1级时，电刺激的价值越大。

2. 按摩与被动运动　周围神经损伤后或手术后拆除外固定时应及时进行按摩与被动运动，以活跃局部血液淋巴循环，增强新陈代谢，消肿并松懈瘢痕粘连，预防肌肉缩短和关节挛缩。按摩与被动运动还能通过反射引起肌肉收缩，减轻肌肉的萎缩。周围神经损伤时，肌肉呈现弛缓性瘫痪，按摩手法应强调柔中有刚，但又忌动作粗暴，按摩手法一般从近心端开始到远心端。

3. 传递冲动　在肌肉的主动收缩尚未出现或刚刚出现时，经常性地反复多次地鼓励患者进行主动运动，也就是使相应的大脑运动皮质及脊髓前角细胞兴奋，并发放运动冲动，使之沿神经轴索传导。其作用可能为防止神经元变性、加强轴索流的输出及传导，发挥神经营养作用，从而促进周围神经纤维的再生。这种试图引起瘫痪肌肉运动的练习，就称为"传递冲动"练习。

4. 主动、助力、抗阻运动　增强肌力的最好方法是主动运动。周围神经损伤后的肌肉出现微弱的收缩，就应立即开始主动运动的训练。2级肌力时加做助力运动或负荷运动，肌力3级时加主动运动，4级时做抗阻运动，各组受累肌肉依肌力大小分别进行适当方式练习。

5. 肌电生物反馈训练及肌电生物反馈电刺激　肌电生物反馈法即用电极引出较弱的肌电信号，加以放大以声或光的方式显示给患者，用以诱导患者更好地进行肌肉收缩或放松的练习。此法已成功地应用在3级以下肌力的肌肉锻炼。近年发展起来的肌电生物反馈电刺激法除把肌肉内引出的微弱电信号放大显示于患者外，同时把此电信号增强，重新输入同一肌肉束刺激其收缩，或者用肌电信号放大后，触发一组脉冲电位，对同一肌肉进行电刺激。这样把肌电生物反馈训练与脉冲电刺激疗法即有机地结合起来，除了增强肌力外，通过从中枢到靶器官之间远心及向心冲动的反复接通，有利于恢复及改善肌肉的神经控制，有助于提高运动灵活性、稳定性和协调性，可能对神经或肌腱移位术后肌力的训练有特殊

价值。

6. 实用功能训练　实用功能练习即日常生活活动能力练习（如穿衣、个人卫生、进食等）和其他有实用价值的活动功能练习（如使用各种用具、操作计算机等）。在肢体基本功能恢复不良时进行这些专门训练，可以增强独立生活及参加工作的能力。有时需要在特殊支具帮助下，利用特制工具进行。

五、周围神经损伤在功能恢复期的康复医疗方法

（1）当肌电图显示神经尚无运动动作电位临床检查肌力为 0 级时，应活动未受伤的其余肢体，增强体质；注意保护伤肢，避免加重周围神经损伤。在感觉神经尚未恢复时注意避免皮肤烫伤。指导患者每日做数百次传递冲动和每日一次的轻柔按摩和被动运动；在周围神经损伤处，做每日一次药离子导入电疗约 20min。休息时注意保持患肢在正常功能位，也可安上特定支具，预防肌腱、关节挛缩。

（2）肌电图显示神经已部分再生时，临床检查肌力为 1 级或 2 级时，除继续进行以上治疗及练习外，应增加患肢每日一次负荷主动运动或助力训练，有条件的最好在温水浴池中进行，增加每日一次的肌电图反馈治疗，或肌电生物反馈电刺激治疗。

（3）肌电图显示神经再生或恢复良好，临床检查肌力为 3 级时，继续按摩和药物离子导入治疗、每日一次主动训练或助力训练及肌电生物反馈电刺激治疗。增加部分实用功能训练。

当肌力恢复到 4 级时继续按摩，增加患肢的抗阻肌力训练，也可采用等动训练器训练肌力，加强实用功能训练。若右力手恢复不理想，可训练左力手来代偿。

六、神经肌腱移位术后康复医疗的特殊问题

周围神经损伤严重而神经修复无效时，可以采用神经或肌腱移位术。周围神经和肌腱移位术是一种积极的功能替代法，由于原来的神经或肌肉的功能在移位后发生很大改变，大脑运动区的有关运动定型必须随着发生变化。因此，康复医疗的一个重要任务是积极训练建立起新的中枢运动动作定型。

在肌腱移位术前，应加强该肌力的训练，努力增强其肌力。在神经或肌腱移位术后，应尽早积极进行分阶段有目的的训练。如在膈神经接到肌皮神经术后，通常需固定 6 周左右，固定期间的康复医疗与骨折后固定期的相同。拆除外固定后，首先指导患者吸气时努力主动屈肘，争取神经移位术的初步成功。在这时所有按摩、被动运动均应注意动作应轻柔、小心，肩外展的幅度应从小到大，切忌动作粗暴与突然，避免过重牵拉所移位的神经。在初步训练目的达到后，接着开始训练在缓慢地吐气时，仍然努力保持肘关节主动屈曲，直到训练到正常速度呼气时仍然保持肘屈曲。同时也练吸气时保持肱二头肌松弛。最后，再练随意呼吸时做肘关节的主动屈与伸。经过每天几十次、数百次的刻苦训练，逐渐建立起大脑运动区新的屈肘运动中枢。膈神经移位代肌皮神经达到完全成功。一般 8~9 个月，屈肘肌力可达 3 级以上。上述训练期间，还应配合用电体操，寻找刺激膈神经的合适的"扳机点"完成屈肘动作。采用音频电疗法松解移位术后的组织粘连。肌电生物反馈法与肌电生物反馈电刺激应用于神经移位术后的功能训练中，显然有较好的疗效。

肌腱移位术后约一个月拆除外固定后，这时除了应用物理疗法外，特别要加强肌肉的主动运动。如在腓肠肌移位代胫前肌时，首先做双侧踝关节背伸，从轻到重，每日数十次可，开始手术侧踝背伸的主动运动尚未出现时，可以先做助力运动，若移位后的肌腱稍有随意运动，应采用肌电生物反馈法或肌电生物电刺激法，特别是后一种方法，既训练了肌力，又有利于主动肌与拮抗肌群的协调，效果较好。然后，再转为单侧下肢训练主动背伸踝关节，直到新的踝背伸功能重新建立为止，这时提示大脑皮质运动区新的踝背伸中枢已经建立。

周围神经修复或肌腱移位后的肌力恢复到 Ⅳ 级时，应以抗阻肌力训练法为主，结合实用功能的训练，争取早日恢复功能。

（王立江）

第五节　外伤性瘫痪患者的康复

一旦瘫痪患者生活体征稳定、骨折部位稳定、神经损害稳定或压迫症状缓解、呼吸平稳后，即可进入恢复期治疗。

一、康复治疗

（一）肌力训练

肌力训练的重点是肌力要达到Ⅲ级，可以逐步采用渐进抗阻练习；肌力Ⅱ级时可以采用滑板运动或助力运动；肌力Ⅰ级时只有采用功能性电刺激的方式进行训练。肌力训练的目标是使肌力达到Ⅲ级以上，以恢复实用肌肉功能。肌力训练的强度和着重点取决于损伤的程度（完全或不完全）、时间和平面。从总体上看，截瘫患者为了应用轮椅、拐杖或助行器，在卧位、坐位时均要重视锻炼肩带肌肌力，包括上肢支撑力训练、肱三头肌和肱二头肌训练和握力训练。对于采用低靠背轮椅者，还需要进行腰背肌的训练。为了步态训练，应该进行腹肌、髂腰肌，腰背肌、股四头肌、内收肌等训练。卧位时的训练方法包括举重、支撑，坐位时可利用倒立架、支撑架等训练。总之，应根据不同损伤平面以及损伤时间确定分阶段的训练方案。

肌电触发功能性电刺激治疗是近年来的新发展，其优点是可以将微弱的肌肉收缩（肌力0～Ⅱ级的肌电通过放大，触发机器发出足以诱发肌肉收缩的低频电刺激，从而使肢体产生运动）。这种方式可以使患者看到微弱肌力时训练的效果，对于增强患者的训练意识和主观能动性有较大帮助，已被临床普遍采用。

（二）肌肉牵张训练

肌肉牵张训练包括腘绳肌、内收肌牵张和跟腱牵张。腘绳肌牵张是为了使患者直腿抬高大于90°，以实现独立坐位。内收肌牵张是为了避免患者内收肌痉挛而造成会阴部清洁困难。跟腱牵张是为了保证跟腱不发生挛缩，以进行步行训练。牵张训练是康复治疗过程中必须始终进行的项目。牵张训练还可以帮助降低肌张力，从而对痉挛有一定的治疗作用。

（三）坐位训练

正确独立的坐姿是进行转移、轮椅和步行训练的前提。床上坐姿可分长坐（膝关节伸直）和短坐（膝关节屈曲）。实现长坐才能进行床上转移训练和穿裤、袜和鞋的训练，其前提是腘绳肌牵张度必须良好，关节被动活动度超过90°。坐位训练还应包括平衡训练及躯干向前、后、左、右侧平衡训练，以及旋转活动时的平衡。这种平衡训练与中风和脑外伤时平衡训练相似。

（四）转移训练

转移训练包括帮助转移和独立转移。前者是指患者在他人的帮助下转移体位，可有两人帮助和一人帮助；后者是指患者独立完成转移动作，包括从卧位到坐位转移、床上或垫上横向和纵向转移、床至轮椅和轮椅至床的转移、轮椅到凳或凳到轮椅的转移，以及轮椅到地、地到轮椅的转移等。在转移时可以借助于一些辅助具如滑板等。

（五）步态训练

步态训练首先要分析步态，以确定残疾程度，分析髂腰肌、臀肌、股四头肌、腘绳肌等肌力的功能状况。完全性脊髓损伤患者步行的基本条件是有足够的支撑力和控制力，即脊髓损伤平面必须在胸或胸以下。如果要具有实用步行能力，则平面必须在腰或腰以下水平。对不完全性损伤者，则要根据肌力情况确定步态预后。步行训练的基础是坐位和站位平衡训练、重心转移训练和髋、膝、踝关节控制能力训练。对于以上关节控制肌的肌力经过训练仍然不能达到3级以上水平者，必须使用适当的支具以代偿肌肉的功能。在具备以上条件之后，患者可以开始平衡杠内练习站立及行走，包括三点步和四点步、二点步，并逐步过渡到助行器或双拐杖行走。行走训练时要求上体正直、步伐稳定、步态均匀。耐力增强之后可以练习跨越障碍、上下台阶、摔倒及摔倒后起立等。从功能角度，步态训练后可以达到以下功能性结果：

（1）社区功能性行走要求达到：①终日穿戴支具并能耐受。②能自己上下楼。③能独立进行日常生活活动。④能连续行走 900m 左右。

（2）家庭功能性行走只能完成上述前 3 项活动，但行走距离不能达到 900m。

（3）治疗性步行上述 4 项活动均不能达到，但可借助支具进行短暂步行。这种步行有助于改善患者的心理状态，减少压疮的发生机会，减少发生骨质疏松的机会或程度，改善肌肉的血液循环，减轻肌肉萎缩，促进排尿排便，减少对他人的依赖性等，因此仍具有治疗价值。

（六）轮椅训练

在选择合适的轮椅之后，患者可以选择的姿势是：腰椎后突，骨盆下旋，身体的重心落在坐骨结节上方或后方（后倾坐姿）或相反的前倾坐姿。前倾坐姿的稳定性和平衡性更好，而后倾姿势较省力和灵活。要注意防止骨盆倾斜和脊柱侧弯。轮椅操纵训练上肢的力量及耐力是轮椅操纵的良好前提，在技术上包括前后轮操纵、左右转、进退操纵，前轮跷起行走及旋转操纵，上一级楼梯训练以及下楼梯训练。注意每坐 30min，必须用上肢撑起躯干或侧倾躯干，使臀部离开轮椅面减轻压力一次，以免坐骨结节发生压疮。

（七）功能性电刺激

用功能性电刺激（FES）恢复肢体功能的方法，已经使四肢瘫痪的患者能够用手抓放物体，使截瘫患者在步行器的帮助下能够行走，但这项技术仍处于实验阶段。有利于肢体控制的 FES 系统是由一个多道的电刺激器组成，包括电脑控制装置（开路或闭路控制）、电极（表面或植入）和导线。有时可采用传感器。以较低的电流定量地激活运动传出和感觉传入神经纤维，直接或通过反射途径引起收缩。用于上肢控制的 FES 研究和应用非常复杂，需要仔细选择有适应证的患者，同时还需要进行手部肌肉重建术。通过对每一下肢的 2 块或 4 块肌肉进行 FES 刺激，能够使得截瘫患者站立和短距离行走，但要使这一技术成功地为临床所应用，还得满足安全、可靠、功能要求、能量消耗、使用简便、美观大方和经济方面的种种要求。FES 具体方法多采用脉冲方波。①体表刺激法：治疗时，将电极置于股四头肌或小腿腓肠肌皮肤表面的合适部位（运动点）。损伤平面 C_7 以上的患者腹肌麻痹，躯体控制能力很微弱，手的残存功能很少或基本丧失，常在前臂尺侧腕屈肌或肱二头肌放置电极，以锻炼手臂的功能。②埋入式刺激法：将电极植入需要运动的主要肌群。一般采用低频恒流电脉冲，可刺激多达 32 块瘫痪的肌肉。

（八）物理治疗

1. 低频电刺激疗法　适用于松弛性瘫痪。根据已发生瘫痪的肌肉对直流电及感应电的反应情况，选用合适的电流。如果对先行的感应电流无反应，可用断续直流电或指数曲线电流刺激。用点状电极或滚动电极刺激运动点，每次 10min 左右，1 次/d，10~20 次为一疗程。

2. 超短波疗法　根据瘫痪的肢体将电极分别放在脊髓损伤部位及双足或双肩臂上，无热量或微热量，每次 10~15min，1 次/d，10~15 次为一疗程。

3. 电水浴疗法　不仅有电流作用，而且有水温作用，作用面积较广，对于脊髓腰节段并发马尾损伤引起的瘫痪比较适用。治疗时，把 36~38℃温水注入足槽内，使水深达到小腿中部，另一板状电极置于腰部，接通直流电流，电极极性可相互交替，每次 15~30min，1 次/d，20~30 次为一疗程。

4. 漩水浴　水温 36~38℃，每次 10~15min，1 次/d。在水中通入压缩空气，使水产生旋涡和波浪，可以改善肢体功能。

5. 局部光疗法　将瘫痪肢体放入局部光浴器中，每次 20~30min，1 次/d，15~20 次为一疗程。

（九）作业治疗

脊髓损伤作业治疗主要应用于颈髓损伤者，促进上肢功能的恢复。如果损伤者尚存在三角肌和肱二头肌功能，可以训练借助辅助具进食，即采用腕支具固定关节，利用固定在腕支其上的餐具将食物送入口中。可以使用电动轮椅，可以借助他人帮助完成转移动作和坐位时的臀部减压动作。如果损伤者有一定的伸腕功能，屈肘功能正常，但没有独立的手指功能，可以训练利用伸腕动作脱衣，将衣扣改为尼龙搭扣，可以自己穿脱衣裤。可用手支具补偿抓捏功能进行手部活动，包括书写活动。如果损伤者主要训练手指功能，尽可能独立地进行抓握活动，包括穿脱衣服、家务劳动等，必要时仍需借助手支具如采用手柄加粗的刀、砧板及锅铲等进行厨房活动。厨房设施必须降低高度，使患者可以在坐位进行操作。

（十）肌肉功能重建

肌肉功能重建主要用于上肢功能障碍者，C_5 损伤者可将三角肌后份加腱条移植到肱三头肌上，建立伸肘功能；C_6 损伤者伸肘功能重建同上。此外，可将拇长屈肌腱固定在掌骨面上，将拇指固定，同时将桡侧腕长伸肌固定在指屈肌上，重建手指抓握功能。C_7 损伤者可以将肱桡肌固定在拇对掌肌上，以恢复拇对指功能。因下肢承受力量较大，肌肉功能重建的功能性作用有限。

二、瘫痪并发症的康复治疗

（一）疼痛处理

绝大部分脊髓损伤患者在损伤平面以下均有不同程度的感觉异常，文献报道的发生率在80%～94%。部分感觉异常可以是疼痛，发生率为14%～45%。比较公认的估计是，1/3～1/2的脊髓损伤患者有疼痛，其中有10%～20%达到严重程度并影响日常生活5%严重者需要手术治疗。脊髓损伤后疼痛的性质、程度和分类，目前没有公认的定义，因而给统计带来较大的差异。

1. 疼痛的分类　目前，最常用的是按神经生理特征分类。

（1）周围神经痛（包括马尾）：伤后数天或数周发生，表现为刺痛或烧灼痛，持续时间数秒或数十秒。安静时加重，活动时好转。

（2）脊髓中枢痛：伤后数周至数月发生，表现为持续性刺痛或麻木。活动加重，休息好转。

（3）内脏痛：伤后数周至数月发生，表现为持续性烧灼感。

（4）肌肉张力或机械性痛：伤后数周至数月发生，表现为钝性酸痛，持续时间可变。活动加重，休息好转。

（5）心理源性疼痛：发作特征、疼痛性质和持续时间以及发作诱因、缓解因素可变。

2. 疼痛的治疗

（1）预防性措施：疼痛可以由于感染、压疮、痉挛、膀胱和肠道问题、极度温度变化、吸烟、情绪波动等因素诱发，因而避免这些因素或进行积极的处理、治疗，可以有效地防治疼痛。保持良好的营养及卫生状态、正确地处理骨折和软组织损伤、适当的关节被动和主动活动，以及正确的体位，均有助于避免疼痛发生或治疗疼痛。适当的运动是预防肩袖损伤和肩关节周围炎最有效的方法。在卧位时，患者应该使肩外展的肘关节稍伸展，用枕头支托。

（2）心理治疗：所有慢性疼痛均有一定的精神因素参与，故放松术、催眠术、暗示术、生物反馈、气功、教育等均有助于治疗。

（3）运动及理疗：运动有助于增加关节活动范围，提高肌力，改善心理状态；按摩、理疗和水疗有助于减轻局部炎症，改养血液循环。这些均有助于治疗慢性疼痛。

（4）药物治疗：脊髓损伤患者使用止痛药物非常广泛，但有关药物止痛作用的研究甚步，缺乏科学依据。一般使用的药物为非甾体类消炎镇痛药。麻醉镇痛药只有在疼痛极度严重时才可考虑使用。目前三环类抗抑郁药已广泛用于治疗中枢性和周围性疼痛。单纯使用药物治疗的有效性只有22%，因而最好和其他措施配合使用。

（5）电刺激：各种神经电刺激已广泛应用于止痛和解除痉挛，经皮神经电刺激（TENS）在脊髓损伤的应用开始于1967年。常用的方法为脉冲方波，频率20～200Hz，电流强度以患者能耐受为度。可供选用的治疗部位有穴位、局部、脊髓相应节段 1 次/d，每次 20～30min。但有部分患者的疼痛在电刺激后加重，特别是中枢性疼痛患者。此外，还有可能造成膀胱逼尿肌和括约肌协同异常。采用植入电极的骶段硬膜外电刺激止痛和解除痉挛的短期效果较好。但也有上述不良反应,长期治疗效果均不太理想。深部脑电刺激止痛近年来已开始试用,但效果尚有待确定。

(6)神经外科手术:手术治疗包括神经干切断术、交感神经切除术、脊髓前外侧或后根切断术和脊髓切断术,应用于脊髓损伤疼痛已经有数十年的历史,有效率在 40% ~ 50%。由于长期疗效不佳,国外已经较少使用。经皮脊髓射频治疗的有效性为 40%。新近最受重视的治疗是脊髓后根消融术,其有效率为 50%,但弥散性远端肢体疼痛(有效率为 20%)和烧灼感(有效率为 38%)的疗效较差。

(7)中医治疗:中药、针刺、针灸。

总之,对于周围性疼痛的治疗方法较多,效果也较好。但对中枢性疼痛的治疗目前尚无良策。需要强调指出的是,多数脊髓损伤患者的疼痛只有在影响功能的情况下才必须治疗。疼痛如果不影响功能就不一定要治疗,以避免止痛治疗本身的不良反应。治疗时要注意明确疼痛原因和诱因,采取综合措施,力争取得最佳效果。

(二)肌痉挛

1. 肌痉挛的发病机制 脊髓圆锥以上水平的损伤均可保留部分脊髓反射弧。正常情况下,脊髓中枢的兴奋性由大脑皮质控制,以保持正常的随意运动。脊髓损伤后,大脑皮质对脊髓中枢的控制作用降低或丧失,而脊髓中枢的兴奋性提高,从而造成肌痉挛。肌痉挛一般在损伤后 3 ~ 6 周开始发生,6 ~ 12 个月达到高峰。

2. 肌痉挛的主要临床表现 肢体被动运动时肌张力增加,并与速度呈正相关。皮肤刺激退缩反应过强,腱反射亢进,踝阵挛阳性,巴氏征阳性。

3. 肌痉挛的常见诱因 膀胱充盈或感染、结石、尿路阻塞、压疮以及机体的其他感染或损伤是诱发痉挛的常见诱因。因此,患者反复发生痉挛时要注意是否有并发症发生,及时去除诱发因素是缓解痉挛最有效的治疗方法之一。

4. 肌痉挛的缺点 ①过强的肌痉挛可以造成较强的皮肤剪力,从而会造成皮肤损伤或压疮。②痉挛时关节活动限制而影响日常生活活动的完成。③股内收肌痉挛会影响大小便及会阴部清洁卫生。④痉挛时可诱发疼痛或不适。⑤以上损伤可因呼吸肌痉挛而导致呼吸窘迫等。

5. 肌痉挛的优点 ①股四头肌痉挛有助于患者的站立和行走。②膀胱肌和腹部肌痉挛有助于排尿。③下肢肌痉挛有助于防止直立性低血压。④四肢肌痉挛有助于预防深静脉血栓的形成。

6. 康复治疗 ①去除诱发因素如结石、感染等。②牵张运动及放松训练。③药物如安定等,均对解痉有治疗作用。④神经根封闭治疗、水疗、手术治疗以及直肠电刺激治疗等,均有一定效果。

(三)压疮

压疮又称褥疮,是卧床或坐轮椅患者的常见并发症。即使在具有良好设备的现代医院内,仍有发生巨大深度压疮的可能。据报道,我国 1976 年唐山地震致伤的一组 SCI 患者在第 1 个月内发生压疮的达 82.4%。SCI 患者和老年人为两组压疮的高危人群,老年 SCI 患者发生率更高。压疮加重患者的精神创伤,妨碍活动,增加护理难度,延长住院时期。严重压疮大量渗液可引起慢性衰竭。压疮感染引起败血症,更是 SCI 患者死亡的主要原因之一,故压疮的防治是 SCI 治疗与康复的重要问题。

1. 压疮的病因 皮肤及软组织受压超过平均毛细管压(4.27kPa)时,组织内血流停止,持续一定时间即可引起组织坏死,产生压疮。实验证明诱发压疮的压力大小与其持续时间呈负相关,即较大的压力能在较短时间内造成压疮。较短时间的间歇性压力也可引起毛细管内膜损伤及血小板血栓而引起压疮。压力与剪切应力结合对毛细血管损伤更大,更易引起压疮。SCI 患者处于不稳定的坐位时坐骨结节处的受力即是如此。近骨骼突起处的皮肤和软组织由于压力集中,常首先受损,故骶部、坐骨结节部、股骨大转子、足跟及背部都是压疮的好发部位。此外,压疮的发生与局部潮湿、受凉、吸烟、情绪不佳及消瘦、贫血等局部或全身性因素有关。

2. 压疮的检查及分级 压疮的检查应包括其部位、大小、深度及创面颜色的描述。压疮大小通常用手法测定其长径及宽径,也有用照相法、扫描求积法等方法。深度的分级方法较多,常用的把压疮分成 5 级：Ⅰ级指表皮和真皮红、肿、发热、变硬，但无破损；Ⅱ级指皮肤溃破累及浅层皮下组织；Ⅲ级指真皮及全层皮下组织受累，未累及深筋膜；Ⅳ级指溃疡基底深及骨骼；Ⅴ级专指深部软组织坏死有窦管形成时。

对压疮表面颜色的描述：黄色提示有表层组织坏死；黑色提示有较陈旧的坏死组织黏着；灰白色表示血运不佳；红色提示肉芽生长。还要注意水肿、炎症等表现。

3. 压疮的预防　关键在于严格执行防压疮护理。卧床患者每2h翻身一次，翻身时避免拖移患者以防组织受剪压应力损伤。能自行翻身的患者应鼓励多翻身及改变体位。俯卧位较少形成局部高压区，可能时也应采用。注意皮肤保持干燥及温暖。局部按摩可能增加毛细血管损伤，宜慎行。

有多种为预防压疮而设计的床垫。塑料海绵床垫要求厚达10cm以上。变压充气床垫可分区升降压力，效果较好。各种床垫表面应透气、散热、平整无明显皱褶。各种床垫的使用都不能保证骨突起处组织压力低于毛细血管压，从而防止局部组织缺血，故不能替代定时的翻身及皮肤护理。

防止压疮的坐垫通常用泡沫塑料或胶体制成，也有充气或充水的。一般都不能使坐骨区压力低于毛细血管压，仍须经常改变体位或用上肢支撑使臀部暂时升高坐垫。站立行走训练可有效地消除局部受压，也是防止压疮良法。有报道做臀大肌电刺激可改变臀部压力分布，改善血液循环，有助于防止压疮，对 SCI 患者的实用价值未明。

4. 压疮的治疗　压疮的愈合过程也如其他创伤，按以下顺序进行：最初阶段为炎症期，血小板凝集，有白细胞及巨细胞浸润以清除坏死组织及细菌，并激活纤维母细胞，后者合成胶原纤维及蛋白多糖，形成肉芽组织；然后肉芽收缩，缩小创面，上皮增生移行，覆盖创面；再经历愈合组织的成熟过程即纤维组织再机化，使瘢痕软化、变平、褪色。整个过程可经历很长时间。

压疮的治疗首先是加强上述预防压疮的护理，增加翻身次数，可能时包括采用俯卧位，更好地利用床垫或特殊形状的塑料垫解除疮部压力，但不引起另处的压力集中。有皮损及溃疡形成时适当方法及适时的换药十分重要。渗液过多时可每日更换敷料 2 次，不使过湿。换药时可用红外线照射创面以降低湿度。感染较著时可使用杆菌肽、新霉素、多粘菌素 B 等药物换药。创面存在坏死组织时也可敷用胰蛋白酶、木瓜蛋白酶、胶原蛋白水解酶等促进其溶解清除。创面有新鲜肉芽增生及开始表皮移行时不宜频繁换药，以免损伤新生表皮。但须保持创面润湿，避免形成焦痂。由血小板及巨噬细胞分泌的生长因子可引导表皮细胞增生及向剖面移行。有人用血小板悬液以凝血酶激活，制成软膏敷于创面以促进愈合。创面上存在深厚坏死组织时应行清创，可用外科手术或二氧化碳激光法。对久治不愈、创面纤维组织硬化、血运不佳、肉芽活力丧失或并发窦管形成的压疮，应考虑施行压疮整块切除及皮瓣或肌皮瓣修复手术。

治疗压疮时必须重视患者的营养情况。SCI 并发压疮者多数存在贫血、低蛋白、低胆固醇、缺铁缺锌等问题，必须注意补充。需要每日足够的蛋白摄入及充足的热量摄入，缺锌者应补锌，并给予充足的维生素 C。

压疮愈合后再次发生的机会很高。有报道61%的创口在9.3个月后复发，故愈合后仍须十分重视继续执行预防压疮的各项措施。

（四）泌尿系统并发症

1. 尿路感染　截瘫患者由于排尿障碍或持续性导尿管引流常引起尿路逆行感染。因感觉障碍，发生尿路感染时的尿道刺激症状不明显，只能通过对尿液浑浊，尿中有红、白细胞，尿培养阳性，血常规示白细胞增多和体温升高等感染现象观察。没有全身症状时一般不必采用药物治疗，即使应用，效果也不好，也就是说不能完全消除菌尿。长期导尿管留置者不能完全消除泌尿系感染。在出现全身症状时，最好进行尿培养和药敏试验，以选择恰当的抗菌药物。常用的理疗方法如下：

（1）超短波治疗：肾区治疗用两块板状电极在肾区前、后对置，无热量或微热量，1 次/d，每次15～20min，10～15 次为一疗程，适用于急、慢性肾盂肾炎。膀胱区治疗用两块板状电极于膀胱区和腰骶部前后对置，微热量，1 次/d，每次 15～20min。当膀胱刺激症状明显时，可先在膀胱区后在肾区进行治疗；或于当天上、下午各治疗一个部位。

（2）微波疗法：圆形辐射器置于肾区，距离10cm，强度50～100W，每次5～10mm，1次/d，应用于慢性感染。

（3）紫外线疗法：适用于反复发作而无肾功能不全的慢性患者，采用肾区照射。用红斑量，每周3次，6～10次为一疗程。

2. 泌尿系统结石　由于脊髓损伤患者饮水一般偏少，加上长期卧床，使尿液浓缩；长期不活动造成高钙血症和高磷酸血症，因而患者容易发生泌尿系统结石，也容易继发泌尿系统感染。防治的方法主要是：适当增加体力活动，减少骨钙进入血液，多饮水，增加尿素和尿钙排泄。根据结石的性质适当改变尿液的酸碱度。必要时可以采用超声波体外碎石、中药排石等。

（五）性功能障碍

脊髓损伤后的性功能障碍是康复过程中极为重要的问题，这涉及生理、心理、生育等方面。由于传统意识的影响，中国人倾向于回避这一问题，从而使许多脊髓损伤患者面临这方面的困境而无法得到合理的康复治疗。

1. 脊髓损伤平面及严重程度与性功能障碍的关系　T_{10}～L_1平面以上完全性脊髓损伤可使男女生殖器感觉全部丧失，但直接刺激可以使阴茎反射性勃起或阴唇反射性充血，阴道润滑，阴蒂肿胀，产生这一现象的原因是损伤平面以下尚存在交感和副交感神经反射。$S_{2～4}$平面完全性损伤者生殖器官感觉完全丧失，男性丧失勃起和射精能力，不可能通过生殖器刺激而获得性高潮。L_2～S_1平面完全性损伤者出现分离反应，即男性可以有生殖器触摸和心理性勃起，但不能协调一致。男女均不能通过生殖器刺激而获得性高潮。$T_{10～12}$的完全性损伤可使交感神经活动丧失，因而心理性男性阴茎勃起反应和女性阴道血管充血反应丧失。如果损伤平面以下的脊髓骶节段未受影响，直接刺激生殖器能产生反射现象。T_{12}以下完全性损伤后，心理性阴茎勃起还可存在，但这种勃起的时间较短，通常不能满足性交。对女性T_{12}平面以下患者的心理刺激也能引起阴蒂充血、阴唇充血和阴道的润滑，并可引起骨盆区域的较正常弱的快感。脊髓骶节段或马尾损伤时这种骨盆反射消失不完全性脊髓损伤后运动、感觉和自主神经所保留下来的功能各不相同，对性功能的预测就不太精确。

2. 男性性功能障碍

（1）勃起：勃起是一种血管生理现象。血管扩张充盈引起勃起，血管关闭时阴茎疲软。勃起包括反射性勃起和心理性（精神性）勃起。心理刺激既可引起兴奋，亦可造成抑制。由于触摸引起的反射性勃起可因心理因素而抑制，脊髓的勃起兴奋和抑制机制十分复杂。大脑边缘系统和下丘脑起关键作用。内脏传出冲动至脑，再由脑发出冲动沿锥体外系下行至脊髓勃起中枢，后者与T_{11}～L_2的交感神经节前纤维以及$S_{2～4}$的副交感神经相关，副交感神经协同交感神经引发勃起，一氧化氮为勃起的神经递质。完全性下运动神经元截瘫患者丧失反射性勃起能力，但可以有心理性勃起，说明交感神经传出与勃起的联系。反射性骶节段副交感神经介导，由阴部神经的感觉传入触发。T_{10}是截瘫患者是否有生殖器疼痛的关键平面。从总体看，74%～99%的患者可以有勃起，7%～8%可以射精；颈髓和胸髓损伤患者多数均可有勃起，在具有勃起能力的患者中，76%在损伤后6个月内恢复，其余均在1年内恢复。其中93%可以成功地进行性交，10%可以射精，5%具有生育能力。上运动神经元完全性损伤者93%、不完全性损伤者98k具有反射性勃起能力（30%有射精能力）。完全性下运动神经元损伤的患者中，26%有心理性勃起，不完全损伤者中83%有心理性勃起能力。

（2）射精：射精主要受交感神经控制，包括膀胱颈关闭、躯体反射和海绵体肌、精囊腺和输精管的协同收缩。上运动神经元完全性损伤者有射精能力的仅为4%，不完全性损伤者为30%，下运动神经元完全性损伤者有射精能力的为18%，不完全损伤者可达70%，T_{12}～S_2平面损伤者可以出现混合性勃起或射精。$T_{4～5}$平面损伤者性冲动时可诱发自主神经反射，机制不明。

（3）性交：不完全性下运动神经元损伤有阴茎勃起者80%可以性交，其中70%可以射精，但满意度只有15%～25%。

（4）睾丸功能及激素分泌：损伤后睾丸产生精子的能力降低，成年人可以出现睾丸间质组织硬化，间质细胞和生精小管萎缩，青少年可出现睾丸发育障碍，约50%患者的精子生成能力可以保持正常。

由于脊髓损伤患者经常采取坐位（轮椅），因而睾丸的温度相对增高，可能与上述睾丸组织的异常有关。目前，还没有资料证实这些异常与损伤水平、程度有内在联系。睾酮水平和下丘脑－垂体－睾丸轴激素水平均未见显著损害，尽管在急性期可有血浆睾酮水平下降。

3. 恢复勃起能力的技术

（1）血管活性物质阴茎海绵体注射：Virag 等首先报道采用罂粟碱注射阴茎海绵体以恢复脊髓损伤患者的勃起功能。将罂粟碱和酚妥拉明联合应用最为常见。一般注射于阴茎根部后外侧，剂量为罂粟碱 25mg/ml 和酚妥拉明 0.83mg/ml 的混合液 0.1～1.0mL；也有人主张只采用罂粟碱。使用剂量可以达到罂粟碱 10～80mg，酚妥拉明 2～10mg，注射液量可以达 2ml/次。剂量应该由小逐渐增大，直至达到满意效果。应该在注射 3～5min 内出现勃起，并可维持 60min 以上。有人主张在注射后采用橡胶圈置于阴茎根部以阻断血液回流，保持阴茎勃起。近年来，有报道采用前列腺素单独注射或与罂粟碱合用，效果良好。药物注射的不良反应轻微，包括注射部位一过性疼痛和感觉丧失、瘀斑、注射部位纤维化。最严重的并发症是阴茎异常勃起，常见于罂粟碱和酚妥拉明合用的患者。治疗主要为撤药和阴茎减压。也可考虑使用肾上腺素能药物，特殊情况下可采用外科手术减压。

（2）真空技术：真空胀大收缩疗法是采用负压装置将阴茎置于其中，利用负压使阴茎胀大，再使用收缩带置于阴茎根部阻断血流，使阴茎保持勃起状态约 30min。药物注射可以和真空技术合用，以加强治疗作用。

（3）阴茎假体：包括半硬式和充盈式两大类。自 20 世纪 70 年代末期以来得到较普遍应用。①半硬式假体包括悬吊式、可塑式和铰链式。多采用硅胶作为材料，增加阴茎的长度、直径和硬度。根据不同的设计可以采用铰链式改变阴茎方向，也有主张不用调节。②充盈式假体包括多成分式或内藏式。此类假体多采用泵机制，即一个"水库"加一对阴茎假体。这种假体比半硬式假体贵得多。"水库"可以植入体内，即所谓内藏式，其效果优于半硬式。采用阴茎假体的多数男性患者可以使伴侣的性生活达到基本满意的程度。主要的不良反应为阴茎感染和假体机械性故障，总发生率在 10%～25%。在考虑采用阴茎假体时需要充分考虑患者的心理治疗，充分理解所选择假体的优缺点以及可能的并发症。

（4）其他方法：骶前神经刺激器可以作为治疗尿失禁的方法，也可以致使阴茎勃起，因而有可能将刺激电极植入体内作为刺激阴茎勃起的治疗方法。

4. 获取精液的技术 许多男性脊髓损伤患者由于射精过程障碍或发生逆向射精，生殖能力发生障碍。为了解决部分患者的问题，20 世纪 70 年代以来国际上开始采用人工授精的方式解决生育问题。采集精液的主要方法是：毒扁豆碱注射；阴茎震颤器刺激；电排精法；药物离子导入药物。

5. 女性性功能障碍

（1）生育：脊髓损伤对女性患者的生育无影响，月经一般在 1 年内恢复正常，为 3～6 个月。但损伤本身对患者的心理和配偶的心理产生重大影响，生殖器的感觉障碍和肢体活动障碍在一定程度上也可影响性生活，需要采用一些适应性技术，但最重要的是心理咨询和治疗。由于脊髓损伤女性的生育能力无明显障碍，因此需要避孕的患者仍应采取相应的措施。

（2）性反应：性敏感器官不仅仅是生殖器，其他部位如乳房、肩、颈或口唇，均为性敏感区。女性患者在生殖器感觉丧失后，性敏感区趋向于转移到其他部位，仍然足以刺激产生性高潮。外生殖器在 T_{12} 以上水平可以有反射性分泌液，在 L_1 以下水平可以有心理性分泌。尽管分泌量有所减少，但性交活动一般没有重大影响。

（3）并发症：女性在妊娠期间，因贫血、液体潴留和体重增加均能使压疮更易发生。子宫增大可能会影响原先的排便习惯。小便失禁患者可能被迫采用留置导尿。体重和体型改变可能会引起日常生活独立性减低。用药时，要注意对胎儿的影响。下肢静脉充血可增加静脉血栓形成的危险性。如果有反复的尿路感染和残留的蛋白尿，发生妊娠毒血症的危险性即增多。T_6 以上脊髓损伤女性在怀孕期间可以发生严重高血压，这与自主神经反射亢进有关，药物治疗效果往往不佳。必要时，可以采用连续硬膜外麻醉的方法阻滞交感神经反射。

（4）分娩：对分娩的处理必须根据脊髓损伤水平高低而改变。T_{10} 以上水平损伤患者因下腹部感觉丧失，可能不能感受子宫收缩，可在不被发现的情况下早产。因为羊膜的破裂可能和尿失禁相混而不能区分。因此，需要从第 28 周起注意观察分娩迹象。在做会阴切开缝合时，建议采用非吸收性缝线，以避免感染。高血压发作可为子宫收缩的第一征象，自主神经反射亢进会导致严重后果。损伤平面在 T_6 以上者应考虑采用硬膜外麻醉或静脉滴注降压药。损伤部位在 $T_{10\sim12}$ 水平时，子宫收缩力可能很弱而必须进行剖宫产。损伤平面在 T_{12} 以下可保留部分子宫的感觉，但会阴部麻痹，分娩时可能会导致会阴撕裂。产后还应警惕深静脉血栓形成和尿路感染。

6. 心理理和行为治疗 成功的治疗需要包括心理和行为两方面。体格残缺和性功能改变对一个人的性特征和自尊心有明显影响。性欲、性行为和性感觉是性功能体验不可分割的组成部分。性欲是一种原始的欲望，可被身体不适、疼痛、焦虑或疾病、残疾的发生所压抑。性行为需要多种活动能力协调并能产生欣快感反应。性感觉是性欲通过性行为在自我认知情况下的一种表现。这种自我认知可受过去所学的知识、自我感觉以及和其他人的关系而受影响。脊髓损伤患者在这几方面都产生了原发性或继发性的性功能障碍。原发性的性功能障碍具有器质性的成分，如瘫痪、阳痿、失去感觉，或者激素自稳态发生改变；继发性的性功能障碍是非器质性的，当患者的态度和焦虑影响其性生活的满意时，便产生继发性改变。痉挛和挛缩可影响性活动，治疗大小便失禁可能会损坏性欲，这些通常可以通过性交前适当的准备而避免。害怕性交过程失败或害怕不能使对方满意，可能会使性交双方都受到抑制，身体能胜任的一方也可能会害怕伤害有脊髓损伤的性伙伴。康复教育和积极的鼓励，通常会促使患者去试验并获得性活动的快感。

（六）心血管问题

1. 心血管功能障碍及其相关因素

（1）损伤平面：胸节段平面以上的损伤可以导致心血管功能障碍。主要为交感神经调节失控和相应的副交感神经改变。T_5 平面以上损伤导致交感神经完全失去高级控制，人体的应激能力和血管舒缩能力异常。T_6 平面以下胸节段损伤会导致部分交感神经失控，腰骶节段平面损伤不影响交感神经系统，但可损害下肢血管控制能力。高位截瘫或四肢瘫的患者最常见的异常是低血压和心动过缓，与心输出量下降平行，一般认为与心脏的交感神经张力下降以及血管收缩机制障碍有关。血液淤积在腹部和下肢血管床。

（2）时间因素：在脊髓休克恢复后，节段性交感神经功能逐步恢复，心血管功能也逐步得到恢复，最终达到稳定状态。

（3）年龄因素：老年性心功能减退在脊髓损伤后将进一步加剧，容易发生冠心病、高血压以及心力衰竭。

2. 常见心血管并发症的处理

（1）心律失常：常见心动过缓、室上性心律失常、原发性心脏骤停。主要防治措施：①维持适当的呼吸，保证血氧含量，避免低氧血症。②减轻心脏负荷，包括心理治疗、止痛、减少应激。③应激处理能力训练，应用能量保存技术，注意排便和排尿时的用力程度。④保持足够的血容量，维持水、电解质平衡，定时测定液体出入量，保证重要器官灌注和心脏功能。⑤避免刺激迷走神经。⑥吸痰或处理气管插管时动作轻柔，可先吸氧，然后吸痰。⑦随时备用阿托品，以防心动过缓。⑧翻身要小心，避免过分刺激。⑨发现心律失常或原先有心脏病病史者应进行连续心电监护。⑩针对心律失常选择适当的药物治疗。早期非瘫痪肢体活动可以减轻低血压和心动过缓，有助于提高心肺功能，并相对提高麻痹肢体的血流速度。

（2）水肿：多发生于下肢。其防治措施：①可以采取适当的体位，下肢适当抬高（包括卧位和坐位），颈以下水平损伤者可将床脚抬高 $10°\sim15°$。②使用序贯收缩气囊促进静脉回流，使用下肢弹性袜或弹性绷带。③患肢按摩，促进肌肉内血液流动和淋巴回流。④伤后尽可能早期被动运动或主动（不完全瘫痪者）运动瘫痪肢体。

（3）直立性低血压：常见于损伤后刚开始恢复活动时，其防治措施：①可以逐步抬高床头，并逐步延长坐的时间。②腹部可以采用弹性腹带，减少腹腔血液淤滞。③采用起立床逐步训练直立体位。

④避免焦虑情绪。⑤在坐轮椅时，腰前倾有助于缓解直立性低血压。⑥必要时采用药物保持心脏收缩力和血管张力如多巴胺等，以防止低血压。

（4）自主神经反射异常：多见于 T_6 水平以上损伤，脊髓休克期过后即可发生。其主要病理生理为损伤平面以下交感神经兴奋失控，主要诱因为膀胱充盈、直肠刺激、便秘、感染、痉挛、结石、器械操作等，引起脊髓交感神经节过度兴奋，而导致高血压、头痛、出汗、面红、恶心、皮肤充血和心动过缓等。处理主要在于及时检查发现并去除诱因，将患者移至床上取坐位，轻症者可以口服钙拮抗剂，较严重时可静脉注射交感神经阻滞剂或硝酸甘油类药物，以直接扩张血管，但要注意血压反跳现象。如果血压过高而药物效果不佳时，可以考虑采用硬膜外麻醉的方法阻断交感神经节，以控制血压。

（5）血栓性疾病：主要为深部静脉形成血栓，在国外很常见，损伤后的 3 个月内发生率为 15% ~ 100%。主要防治措施：①改善肢体血液循环状态，鼓励早期活动。②应用弹性袜或弹性绷带帮助静脉固流。③保证水分摄入充足，防止脱水现象。④肢体被动活动或按摩，一旦有血栓形成的迹象，应及时进行检查（超声多普勒、血管造影），如果确诊，应进行肝素或其他药物抗凝治疗，在此期间避免使用热疗，注意避免血栓脱落引起梗塞性并发症。⑤理疗有一定帮助，包括感应电疗法。

（七）体温调节障碍

体温调节中枢位于下丘脑，通过自主神经介导。脊髓损伤后体温调节中枢对于体温的调节作用失去控制，因而可以出现变温血症，即体温受环境温度的影响而变化。老年患者的体温较低，35℃的体温并非罕见。对于这类患者体温达到 37.5℃ 便可能是明显高热。损伤后早期的低体温也相当常见，并可以导致人体功能明显下降。因此，要注意定期测定体温。此外，在炎热季节，由于汗腺分泌功能障碍，脊髓损伤患者会出现高热。其预防及治疗措施：

（1）注意在气温变化时患者应采取适当的衣着：当气温在 21℃ 时，如果没有保暖衣物，四肢瘫患者体温有可能在 35℃ 左右。患者外出时尤其要注意保暖。

（2）保持皮肤干燥，防止受凉：麻痹肢体由于散热障碍，故会出现麻痹平面以上出汗、以下受寒的情况。

（3）过度出汗有可能是交感神经系统过度兴奋的表现，要注意是否发生自主神经反射功能亢进，最常见的诱因是膀胱或直肠充盈。

（4）天气炎热时要注意帮助患者散热：高热用药物治疗效果不佳，一般以物理降温为宜。

（5）原因不明的发热首先要考虑是否发生感染：患者由于感觉障碍，故发热常是感染最早或唯一的表现，此时应该针对感染进行治疗。

（八）异位骨化

脊髓损伤患者的异位骨化与失神经有关，其发生率为 16% ~ 53%。最常见于髋关节，其次为膝、肩、肘关节及脊柱。一般发生于伤后 1 ~ 4 个月，但可以早在伤后第 19d 或晚至伤后数年。其原因并不十分明了，主要为炎性反应引起组织水肿及细胞化生，形成不成熟结缔组织、软骨与骨。组织钙化最初为无定形性磷酸钙，逐渐变化为增大的羟基磷灰石，最后形成板层状皮质骨及松质骨。这种病理改变发生在肌肉周围，以后逐渐与肌肉分开，可包裹部分萎缩的肌纤维。由于异位骨化离关节尚有一定距离，所以不会累及关节囊及关节腔。主要发展过程可分为以下四期：Ⅰ期，主要为软组织炎性反应，肢体肿胀、发热，在水肿区域可以触及较硬的肿块，局部疼痛，关节活动受限；生化检查有碱性磷酸酶增高。在出现症状的 7 ~ 10d 内常规 X 线检查阴性，CT 骨扫描有助于早期诊断。Ⅱ期，临床表现与Ⅰ期相似，但 X 线检查为阳性。Ⅲ期，疼痛逐步减轻，但关节活动仍明显受限。Ⅳ期，疼痛基本消失，病变组织硬化，骨扫描可为阴性，X 线可见病变部位骨性改变。

异位骨化治疗比较困难。采用依地酸二钠，剂量为 20mg/（kg·d），早餐前 1h 服用，可延缓异位骨化的进展，但无法阻止最终的病理过程。在异位骨化成熟期时可以采用手术切除治疗，但 3 周内仍可能复发，理疗可以帮助减轻局部症状。早期（Ⅰ ~ Ⅱ期）最常用的是局部冷疗，即冰水局部冷敷；Ⅲ ~ Ⅳ期时可以采用其他温热疗法。

发生异位骨化后运动训练时应避免造成明显疼痛，否则会加重病情。为了预防异位骨化症的发生，在进行关节被动活动时要注意动作轻柔，不可采用暴力，以免损伤肌肉或关节，促使异性骨化的发生。

（九）迟发性神经功能状态恶化

脊髓损伤以后，神经功能状态的恶化可以在损伤数年后出现。有报道损伤后 3 年和 5 年出现神经功能恶化者占 12.1%。这种改变可以是感觉改变，也可以是运动改变或二者均有之，对患者的独立生活能力有明显的影响。定期对全身感觉和运动功能进行评估，并和上次的评估结果相比较，对早期发现神经功能恶化有帮助。迟发性神经功能恶化的原因不明，可能与过度使用或失用有关，也可能是退变的结果。

（十）脊髓损伤患者的老龄化问题

随着医学技术的不断提高，更多的脊髓损伤患者不仅从初次损伤中存活下来，而且生活充实并活到老年。有人认为损伤后第 1 年得以生存者即可获得正常的预期寿命。但美国脊髓损伤数据库的因果分析数据表明，脊髓损伤患者的累积 10 年存活率仍然稍低于无损伤人群。10 年存活率：不完全性截瘫为 91.8%，完全性截瘫为 90.9%，不完全性四肢瘫为 86.2%，完全性四肢瘫为 78.2%，而非损伤性人口的 10 年存活率为 98%。伤残与衰老过程相互作用，不仅改变衰老进程，而且可影响衰老特征。

长期应用手操纵轮椅的患者易患上肢关节退行性变化和周围神经损伤等。皮肤衰老变化可增加脊髓损伤患者发生压疮的危险性。随着年龄的增长，呼吸贮备能力降低，这可以增加四肢瘫患者易患呼吸道并发症的机会，并且很难确定应用何种通气支持为好，肠运动随着人的衰老自然减退，使便秘的发生率增加。神经源性膀胱患者发生膀胱癌的危险性增大，特别是有膀胱炎病史者更为常见。处理老年人慢性疼痛的难度增加。大多数患者虽在老龄过程中仍能很好适应，但康复医学工作者必须对这一现象敏感，注意脊髓损伤患者衰老变化，并研究相应的康复措施。

三、矫形器的使用

以下肢矫形器来介绍，瘫痪患者使用矫形器的问题。下肢矫形器种类繁多，按其功能分，有承重性、稳定性及矫形性。几种功能可结合设计。按其覆盖范围分，有足矫形器、踝足矫形器或称短腿支具、膝踝足矫形器或称长腿支具，还有带骨盆带的长腿支具等。

1. 足矫形器　也称矫形鞋，通常指特制的高帮皮鞋。用来矫治轻度的足内翻或外翻畸形。需要加强侧方稳定及矫正功能时，可在侧面加设金属支条，或设置 Y 形矫正皮带将鞋跟的内侧部加高 0.3～0.5cm，并向前延伸至舟状骨下的矫形鞋，可以防止轻度足外翻，矫治平底足；外侧部向前延伸可防止轻度足内翻；垫高鞋跟或整个鞋底可矫正下肢不等长。一般鞋跟或鞋底可垫高 1～2cm。两者同时垫高可达 3cm。

2. 承重性下肢矫形器　用于下肢骨不连或关节融合术后愈合未坚及髋、膝、踝骨关节炎或距骨股骨头缺血性坏死等病例，以减轻骨及关节的应力负荷。常用的有：

（1）坐骨承重矫形器：其上端结构近来使用类似大腿假肢吸着式接受腔的略呈扁方形的套筒，有坐骨承重座使体重主要由坐骨承担，使应力分布合理，承重功能增强，使用更舒适。其下有两侧大腿支条和小腿支条及带铰锁的膝关节和踝关节，通过蹬状结构固定于鞋底。装配时须使承重时足跟与鞋底保持 2.5cm 的距离。可使患肢承重量减少 50%，但髋关节的承重量只能减少 40% 左右。

（2）复合的下肢承重矫形器：在坐骨承重或髋侧承重矫形器的基础上，增加某些附加装置，可扩大功能。例如，用石膏筒或模塑包封全部或一部分肢体，可用来治疗大腿或小腿骨折，便利早期行走，并可促进骨折愈合。又如在用于类风湿性关节炎时，在膝内侧加设适当的压力垫。

3. 稳定性下肢矫形器　常用于肌肉弛缓性瘫痪病例，作用在于稳定关节，以利负重行走。有以下种类：

（1）踝足矫形器：为最常用的下肢矫形器，其作用为：①保持踝关节的侧向稳定，防止关节扭伤。②限制踝屈伸活动度以免在摆动相时前足下垂拖地。③由于限制了踝背屈，在着地时可防止小腿上端前倾，因而协助膝伸直稳定，在股四头肌无力时有一定意义。④协助在站立相后期使足跟离地，以改善步态。

（2）膝跟足矫形器：常用种类很多，但只覆盖小腿及足跟的后方，稳定力较弱，可矫治足下垂或轻度的足内、外翻。

（3）膝踝足矫形器：其特点是能较好地稳定膝关节以利站立行走。在脊髓灰质炎后遗股四头肌瘫痪的患者，可防治膝部因经常被动过伸而引起的膝反屈畸形。T$_{12}$及以下水平的截瘫患者一般可借助两侧扶拐做四点步行走。

（4）髋膝踝足矫形器：即带骨盆带的，可以加强髋关节的稳定。对下肢肌肉痉挛的截瘫患者可协助控制髋关节旋转及内收痉挛，有利于站立及利用三点步行走。但无明显肌痉挛的患者，加设骨盆带并无益处。

（王立江）

第六节 四肢骨折的康复

一、四肢骨折后的康复

四肢骨折是骨科临床上最常见的骨折之一。根据骨折的生物力学特点可知：拉张、挤压、弯曲、扭曲这四种负荷是产生嵌插型、横型、短斜型、长斜型、螺旋型、粉碎型骨折的主要原因。同时由于作用于人体骨组织的负荷及负荷速度和骨组织本身的材料性能及结构性能的不同，可产生不同的损伤，负荷量大，负荷速度快，骨组织本身的材料性能及结构性能差，损伤的程度将大；反之将小。因而，针对上述原因，在骨折的治疗中，必须遵循以下原则：①整复到稳定状态，消除不稳定因素。②固定保持稳定状态到骨折部连接。③恢复功能，尽可能早地进行功能锻炼。整复是骨科中常用的治疗手段，包括手法整复、牵引整复、机械整复、切开整复四种方法。整复工作完成以后，如何协调固定与运动之间的矛盾，并将矛盾转化为有利因素，便成为骨科中的重大课题。局部的严格固定是为了提高患肢的活动，而肌肉的活动则可促进骨折局部的血液循环。在骨端增加有利于骨折愈合的条件，因而可将此矛盾转化为促进愈合的因素。除了上述三项治疗措施外，对于骨折患者尚有药物治疗、物理治疗、作业治疗及ADL训练、心理治疗等康复措施，应用于四肢骨折的康复。

骨折的康复，大致经过三个阶段。

1. 炎症阶段 骨折发生后，骨折端与邻近软组织有损伤，出现血肿，在两断端间产生血液块，周围的软组织迅速发生创伤性炎性反应，出现血管扩张，血浆与血细胞渗出，局部很快出现多核白细胞、组织细胞和肥大细胞，并开始清查工作。伤后8h，细胞分裂加剧，至24h达到高潮。部位由骨膜及软组织向周围组织扩散。几天后，这种活动下降，仅局限于骨折附近持续数周之久，在2~3周内完成。

2. 修复阶段 骨折断端及在一定长度骨内不参加这种骨的增殖活动，而是通过骨折断端较远处髁活骨上的骨细胞增殖架桥而实现的，这种修复主要来自于周围的软组织，而并非来自于骨组织本身，在4~8周内完成。

3. 重建阶段 骨折被新形成的骨跨越后，逐渐适应新的功能，使原始性骨痂向永久性骨痂恢复，在8~12周内完成。

四肢骨折的全身症状，轻者可无，重症可有发热，并发有休克及内脏损伤时，可有相应的症状，局部一般可有疼痛、肿胀及活动功能障碍。确定骨折的特征性体征为畸形、骨擦音、异常活动三项中的任何一项。应用X线可确定诊断。

二、四肢骨折早期康复措施

四肢骨折后的炎性阶段为骨折的早期，病理改变以炎症及移位为其主要特征。此期的整复、固定，以及药物治疗、物理治疗、运动疗法都应属于康复治疗范畴。在整复及固定基础上应用其他治疗手段，这种综合性的康复措施应用，具有消除肿胀，加强血循环，促进愈合的良好治疗作用。具体措施为：

整复：是将移位的骨折段恢复正常或接近正常的解剖关系，重建骨骼的支架作用的过程。在全身情况允许的情况，整复越早越好。整复的方法有 2 种，其一为闭合性复位；其二为切开复位。闭合性复位分为手法复位和持续性牵引。

1. 手法复位　指的是应用手法使骨折复位。这个方法在中国中医的骨伤科中应用范围较广较多，它要求复位必须是及时，稳妥准确，轻巧而不增加损伤，力争一次手法成功。根据骨折的损伤程度，复位时可按解剖复位标准进行或功能复位标准进行。解剖复位指的是，骨折之畸形和特征完全纠正，恢复了骨的正常解剖关系，对位和对线完全良好。功能复位则指的是，骨折复位虽尽了最大努力。某种移位仍未完全纠正，但骨折在此位置愈合后，对肢体功能无明显妨碍者。功能复位必须达到以下标准：①对线：旋转移位必须完全纠正，成人 10°内，儿童 15°内。②对位：长骨干骨折，对位至少应达 1/3，干骺端骨折对位至少应达 3/4。③长度：儿童下肢缩短 2cm 以内，成人在 1cm 内。在进行复位前，应用 2%普鲁卡因麻醉止痛，确定了骨折的情况后，应进行以下基本手法操作。

（1）拔伸：拔伸牵引时一般多用手法进行，但遇筋肉丰富，肌力强大的部位，如下肢骨折，亦可利用器械（如复位床、软绳）辅助，或以手法拔伸与器械配合进行。拔伸时术者和助手分别握住患肢和远段和近段，对抗用力牵引。手法开始时，按肢体原来的体位先顺势用力牵引，然后再沿肢体的纵轴对抗拔伸，借牵引力矫正患肢的缩短畸形。用力应由轻到重，稳定而持久，促使变位的骨折断端分开，常须持续数分钟之久。拔伸手法为下步手法创造条件，且在施行其他手法时仍需维持一定的拔伸牵引力，直至敷贴药膏及夹板夹缚妥善后方可停止。

（2）旋转：肢体有旋转畸形时，可由术者手握其远段在拔伸下，围绕肢体纵轴向内或向外旋转，以恢复肢体的正常生理曲线。

（3）折顶：横断或锯齿形骨折，单靠手力牵引不易完全矫正重叠移位时，可用折顶手法，术者两手拇指向下抵压突出的骨折端，其他 4 指重叠环抱于下陷的另一骨端，加大成角拔伸，至两断端同侧骨皮质相遇时，骤然将成角矫直，使断端对正。操作时，助手与术者动作应协调、稳妥、敏捷。该手法要慎用，操作要仔细，以免骨锋损伤重要的软组织。

（4）回旋：有背向移位的斜形骨折，单用拔伸手法难于复位，应根据受伤机制和参照原始 X 线照片判断发生背向移位的旋转途径，然后施行回旋手法，术者可一手固定近端，另一手握住远端。按移位途径的相反方向回旋复位。如操作中感到有软组织阻挡，即可能对移位途径判断错误，应改变回旋方向，使骨折端从背对背变成面对面。该手法不可用力过猛，以免伤及血管、神经；两骨折端间有软组织嵌入时。亦可用回旋手法解脱之。施行此手法时，应适当减少牵引力，使肌肉稍松弛，否则不易成功。

（5）端提、重叠：成角及旋转移位矫正后，还要矫正侧方移位，上、下侧方移位可用端提手法。操作时在持续用力牵引下，术者两手拇指压住突出的远端，其余 4 指捏住近侧骨近端，向上用力使"陷者复起，突者复平"。

（6）撩正：有侧方移位时，术者借助掌、指分别按压远端和近端，横向用力夹挤以矫之。

（7）分骨：尺、桡骨、掌骨、跖骨骨折时，骨折段因成角移位及侧方移位而互相靠拢时，术者可用两手拇指及示、中、无名指，分别挤捏骨折处背侧及掌侧骨间隙，矫正成角移位及侧方移位，使靠拢的骨折端分开。

（8）屈伸：术者一手固定关节的近段，另一手握住远段沿关节的冠轴摆动肢体，以整复骨折复位。

（9）纵压：在横形骨折复位过程中，为了检查复位效果，可由术者两手固定骨折部，让助手在维持牵引下稍稍向左、右、上、下摇摆远端，术者双手可感觉到骨折的对位情况，然后沿纵轴方向挤压。若骨折处不发生缩短移位则说明骨折对位良好。

2. 切开复位　切开骨折部软组织，在直视下将骨折断端复位。切开复位应在手法复位无效或骨折损伤较重的情况下进行。

3. 固定　复位后，固定起到主导性作用和决定性作用，已复位的骨折必须持久地固定在良好的位置，防止再移位，直至骨折愈合为止。固定的常用方法为外固定和内固定两类。外固定有夹板、石膏绷带和持续牵引等。

1）夹板固定：夹板固定是从肢体的生理功能出发，通过扎带对夹板的约束力，固定垫对骨折断端防止或矫正成角畸形和侧方移位的效应力，充分利用肢体肌肉收缩活动时所产生的内在动力，使肢体内部动力因骨折所致的不平衡重新恢复到平衡。因此，夹板局部外固定是一种积极能动的固定，它是一种动力平衡，是以动制动。适应生理的要求，符合外固定的生物学原理。

夹板只固定骨折局部，一般不超过上、下关节，便于及时进行练功活动，又不妨碍肌肉的纵向收缩。当肌肉收缩时，肢体周径变粗，使夹板、扎带和固定垫的压力暂时增加，残余的骨折端侧方或成角移位得以进一步矫正，肌肉收缩还可使骨折断端互相纵向挤压，有利于骨折愈合。因此，夹板固定法具有固定可靠，骨折愈合快，功能恢复好，治疗费用低。患者痛苦少的优点，并可防止关节僵硬，肌肉萎缩，骨质疏松，骨折迟缓愈合和不愈合等并发症的发生。

（1）夹板固定适用于四肢闭合性骨折：四肢开放性骨折，创面小或经处理后创口已愈合者及陈旧性骨折适合于手法复位者。

（2）夹板固定的范围分为超关节固定和不超关节固定两种。常用杉树皮、柳木板、竹片、厚纸板、金属铝板、塑料板等有弹性韧性和可塑性，能被X线穿透的材料，夹板宽度应按肢体周径而定，绑扎后要求两夹板之间留有一定的空隙。夹板的厚度，应根据材料和长短而定。位于夹板和肢体之间的衬垫外套及固定垫，应根据临床需要的不同，进行相应调整，使之适应临床需要。应用夹板进行固定时，必须注意以下问题：

a. 适当抬高患肢，以利肢体肿胀消退，可用软枕垫高。

b. 密切观察患肢的血液循环情况，特别固定后1～4d内更应注意肢端动脉的搏动，以致温度、颜色、感觉、肿胀的程度、手指或足趾主动活动等。若发现有血液循环障碍，必须及时将扎带放松；如仍未好转，应拆开绷带，重新包扎。骨折引起的疼痛只限于骨折局部，一般骨折整复后疼痛逐渐减轻；若固定之后疼痛加重，被捆扎处远侧整段肢体出现搏动性疼痛，则为肢体血液循环障碍。对待患者的主诉要认真进行分析，做出正确的判断和及时的处理。

c. 若在夹板内固定垫处。夹板两端或骨骼隆突部出现固定的疼痛点时，应及时拆开夹板进行检查，以防发生压迫性溃疡。

d. 注意经常调整夹板的松紧度。患肢肿胀消退后，夹板也将松动，故应每天检查扎带的松紧度，及时予以调整。

e. 定期做X线透视或摄片检查，了解骨折是否再发生移位，特别在复位后2周内要勤于复查；若再发生移位。应再次进行复位。

f. 及时指导患者进行练习活动。

g. 解除夹板固定的日期：夹板固定时间的长短，主要是根据临床愈合的具体情况而定。

2）石膏绷带：用熟石膏的细粉末撒布在特制的稀疏纱布绷带上，做成石膏绷带。熟石膏吸水结晶后，其晶体呈长条形，互相交织，十分坚固。将石膏绷带浸水后，缠绕在肢体上数层，使成管形或做成多层重叠的石膏托。用湿纱布绷带包在肢体上，凝固成坚固的硬壳，时骨折肢体起有效的固定作用，肢体关节必须固定在功能位置或所需要的特殊位置，其优点是能够根据肢体的形状而塑型，因而固定作用确实可靠。其缺点是无弹性，石膏固定后容易发生过紧或过松现象，又不能随时调整松紧度，也不适于使用固定垫，掌握不当则易影响肢体血运或造成压疮，固定范围较大，一般须超过骨折部的上、下关节，使这些关节在骨折固定期内无法进行活动锻炼。

3）持续牵引：可以克服肌肉收缩力，矫正肢体挛缩和重叠移位。方法有；皮肤牵引、骨牵引。

（1）皮肤牵引：利用粘膏粘于皮肤，其牵引力量直接加于皮肤，间接牵拉肌肉和骨骼。此法简单易行，对于肢体损伤较小，且无骨骼穿针孔发生感染的危险。多用于下肢骨关节损伤和疾患，如12岁以下的儿童股骨骨折。老人股骨转子间骨折，肱骨外科颈骨折有时亦可用上肢悬吊皮肤牵引。方法：剃除肢体的毛，涂上安息香酸酊，可增加黏性，减少胶布对皮肤的刺激，然后剪下所需长、宽度的粘胶条，贴在中央带孔的正方形木制扩张板中央，两端可各撕开10～30cm，用少许棉花垫好骨突处，将胶布贴在患肢上,再以绷带包扎;最后将牵引绳拴在小方板中央,把患肢放在牵引架后,装上滑轮和牵引重量,抬高床的一端,借患者体重做对抗牵引。牵引重量以 1/6 体重为宜。皮肤创伤、静脉曲张、慢性溃疡、皮炎或对粘胶过敏者不适用。皮肤牵引时间一般不超过 4 周。牵引中胶布如有滑脱,应及时更换。

(2) 骨牵引:是利用钢针或牵引钳穿过骨质进行牵引,牵引力直接作用于骨骼。骨牵引可以承担较大重量,阻力较小,可缓解肌肉紧张,纠正骨折重叠或关节脱位所造成的畸形,牵引后便于检查患肢,牵引力可以适当加大。此皮肤牵引便于照顾,适用于需要较大力量才能整复的成人骨折、不稳定性骨折、开放性骨折及颈椎骨折脱位等。患肢皮肤有裂伤、溃疡、皮炎或静脉曲张不适宜做皮肤牵引。应用此法必须严格注意无菌技术操作,防止穿刺部位发生感染;操作时要从安全穿刺径路进针,谨防穿入关节囊或损伤附近的主要神经血管。可分为以下 3 种。

a. 股骨髁上或胫骨结节骨牵引:膝关节屈曲 40° 置于牵引架上,消毒周围的皮肤,铺无菌巾,股骨髁上穿针处,自髌骨上缘引一横线,再由腓骨小头前缘向上述横线引一垂线,此两线之交点即是胫骨结节穿针处,在胫骨结节顶之下 2 横指。在该处两侧做局部麻醉,麻醉剂直达骨膜。自外侧水平位穿入骨圆针或细钢针直达骨骼,然后用手摇钻钻入,使其穿出对侧骨皮质。再穿出皮外,并使两侧皮外的两段钢针长度相等,加上牵引弓即可进行牵引。适用于股骨骨折、骨盆骨折致患肢缩短者。一般用体重 1/7 ~1/8 的重量作为牵引力。

b. 跟骨牵引:在小腿下方垫一沙袋使足跟抬高,消毒足跟周围皮肤,铺无菌巾,助手执患肢前足部,维持踝关节于中立位,在内踝上足踝顶连线之中点作为穿会点,局部麻醉后,用手摇钻将骨圆针自内侧旋转穿入。直达骨骼,骨圆针贯穿跟骨至对侧皮外,套上牵引弓即可。穿针时应注意穿针方向,胫腓骨骨干骨折时,针与踝关节面略呈倾斜 15°,即针的内侧进入处低,外侧出口处高,有利于恢复胫骨的正常生理弧度。骨圆针比细钢针固定稳妥。适用于胫腓骨骨折,牵引重量 3 ~5kg。

c. 尺骨鹰嘴骨牵引:患者仰卧,屈肘 90°,前臂中立位。在尺骨鹰嘴尖端下 2cm,尺骨嵴旁开 1 横指处,在无菌操作和局部麻醉下,将细钢针自内向外刺入,直到骨骼,注意保护尺神经切勿损伤,然后徐徐旋转手摇钻垂直钻入,使细钢针贯穿该处骨骼并穿出对侧皮外,装上牵引弓即可。儿童患者做尺骨鹰嘴牵引则更为简便,可用大号巾钳代替细钢针和牵引弓,按测定点骨嵴两侧钳入骨皮质内即可。适用于肱骨骨折,牵引重量 2 ~5kg。

内固定:某些骨关节损伤采用非手术治疗效果不佳,可应用手术治疗。如切开复位或某些开放性骨折,清创术后,为保持骨位稳定,常采用内固定方法。此方法适用于以下情况。

(1) 手法复位与外固定未能达到功能复位的标准而严重影响功能者。

(2) 骨折端间有肌肉、肌腱、骨膜或神经等软组织嵌入,手法复位失败者,如胫骨内踝骨折骨膜嵌入。

(3) 关节内骨折手法复位不好,估计日后影响关节功能者。

(4) 骨折并发主要的血管损伤,在处理血管时,宜同时做切开复位与内固定术。

(5) 多处骨折,为了便于护理和治疗,防止发生并发症,可选择适当的部位施行切开复位与内固定术。

(6) 骨折断端剪式伤力大,血液供应差,骨断端需要严格固定才能愈合者。

(7) 骨折不愈合或发生畸形愈合,功能恢复不良者。

4. 物理治疗　骨折早期应用物理治疗,主要为了消炎止痛、消肿、加速血循环、促进骨折尽早愈合。在骨折进行整复及固定以后,可立即使用以下方法:

(1) 超短波疗法:无热量,80mA 以下,10min,每日 2 次,15 ~25 次/疗程。

(2) 紫外线疗法:患侧或健侧,1MED,隔日 1 次,15 ~25 次/疗程。

(3) 直流电疗法:患侧,微剂量 1mA 以下,应用针状电极,15 ~20min。每日 1 次,15 ~25 次/疗程。

(4) 超声波电疗法:患侧,剂量为微剂量,10min 1 次,每日 1 次,15 ~25 次/疗程。

5. 运动疗法即功能锻炼　四肢骨折患者，早期除了应用上述三种措施进行治疗外，必须进行功能锻炼，即运动疗法、整复、固定及物理治疗。为骨折的愈合创造了有利条件。临床上骨折能否愈合，受伤的肢体能否恢复功能，关键在于功能锻炼。四肢骨折功能锻炼，其治疗作用是促进肿胀消退，减少肌肉萎缩，防止关节粘连、僵硬，促进骨折愈合过程的正常发展。因而，对骨组织生理、骨折愈合，以及骨折后血液循环和骨折的关节、骨折断端产生积极影响，使骨质代谢增强，骨折组织修复能力提高，使骨折周围组织、微循环备用系统开放，增加营养物质的输入及代谢产物的排出，使关节内滑膜滑液量增多，减少粘连，使骨折断端产生持续性生理压力，以促进骨组织的增生，加速骨组织的愈合。因而，功能锻炼在四肢骨折中起着不可替代的重要作用。在早期应用功能锻炼时，应以健肢带动患肢，次数由少到多，时间由短到长，活动幅度由小到大；以患部不痛为原则。锻炼必须保持上肢各关节的功能位，肩关节外展50°，前屈20°，内旋25°，肘关节屈曲90°，前臂旋转（旋前、旋后中立位），腕关节背伸20°；下肢在运动范围内，踝关节70°~110°，膝关节50°~60°，髋关节轻度旋转。依据四肢骨折部位类型、骨折稳定程度和患者精神状态，建立起一整套的康复练功方法，具体为：

1）自主运动：患肢肌肉收缩运动，上肢进行握拳，吊臂，提肩运动，全上肢均应用力，再放松；下肢锻炼踝关节背屈，股四头肌收缩，整个下肢用力，再放松。自主运动锻炼应在整复复位固定后3d进行。

2）被动运动：在患者肌肉无力，尚不能自主活动时，可在医护人员帮助下进行辅助性活动，具体方法为：

（1）按摩：主要适用于骨折部或骨折远端有肿胀的机体，以轻手法，患者能耐受为度。

（2）舒筋活动：帮助患者活动关节，防止粘连。操作时动作要慢，活动范围由小逐渐增大，不能增加患者痛苦，不允许加重局部损伤或影响骨折愈合。

3）肢体重力作用的运用：为扩大关节活动范围，应用顺重力运动；为增强肌力，应用逆重力运动。

进行功能锻炼时，必须注意以下问题：

（1）在功能锻炼期间，医护人员与患者必须密切配合，并将功能锻炼的要求、作用、方法、预备治疗效果向患者交待清楚。

（2）功能锻炼应在不影响骨折部位固定的条件下进行，根据骨折部位具体情况，利于骨折愈合的活动，鼓励患者坚持进行；不利于骨折愈合的活动，应坚决制止。

（3）功能锻炼应以恢复肢体的固有生理功能为中心，上肢以增加手的握力为主；下肢以增加负重步行能力为主。

（4）功能锻炼应循序渐进：随骨折部稳定程度增加活动，由小到大，次数由少到多，但以患者不感到疲劳为度，活动时不能在骨折处产生疼痛。

6. 药物治疗　中药以活血化瘀、消肿止痛类药膏为主，如消瘀止痛药膏，消炎退肿膏，双柏散等。

三、四肢骨折中期的康复措施

中期指的是修复期。骨折后的4~8周内，是骨折能否愈合的关键阶段，此期也是康复治疗的主要时期。康复治疗的正确与否，预示着患者的预后，同时亦是最易出现失误的时期，在如何确立运动与静止的关系上，每个医务工作者都有自己的独到见解。但是在不影响愈合发展的前提下的所有方法都可广泛应用于临床。因此，此期以中药治疗及物理治疗为主，以运动疗法、作业疗法为辅，一定可以改变临床治疗上的治疗效果不佳的状态，使患者得到最大程度的康复。具体方法为：

1. 药物治疗　以接骨续筋类药膏为主。临床方剂有：接骨续筋药膏、外敷接骨散、驳骨散、碎骨丹等。

2. 物理治疗　据资料介绍，低中频电流作用于骨折部可以使骨细胞生长速度加快，使骨折尽早愈合。因而可用物理治疗应用于此期，具体方法有：

（1）直流电阴极电疗法：骨折部阴极，微电流 $0.001mA/cm^2$，并置法，每日1次，25~30次/

疗程。

（2）程控低频脉冲电疗法：患肢，感觉阈，并置法，每日1次，每次20min，25～30次/疗程。

（3）超声波电疗法：患部，微剂量，每日1次，每次10～15min，25～30次/疗程。

（4）紫外线疗法：患部1～5MED，每日1次，10～15次/疗程。

（5）超短波电疗法：小剂量80mA以下，每次15min，15～20次/疗程。

3. 运动疗法　即功能锻炼疗法，此期为功能锻炼的关键时期，目的是加强去瘀生新和营续骨能力，防止肌肉萎缩、关节僵硬及全身并发症，最大限度恢复关节活动范围和肌力，并在此基础上恢复日常生活能力和工作能力。使用的方法除了进行早期的活动外，应在医务人员帮助下，逐渐活动骨折部上下关节，动作应缓慢，活动范围应由小到大。接近临床愈合时，增加活动次数，加大运动幅度和力量，具体方法为：

（1）主动运动：受累关节各个方向的主动运动，以牵引挛缩粘连的组织运动时，以不引起明显疼痛为度，幅度逐渐增大。每一动作重复多遍，每日练习多次。

（2）助力运动与被动运动：由医师帮助，在开始除去固定的患者，先采用助力运动，随着关节活动范围增大而减少助力；对于挛缩粘连患者。应用助力与主动运动不能缓解者，应用被动运动，运动方向及范围应符合解剖功能，动作应平稳缓和，不应引起明显疼痛。

（3）关节功能牵引：将受累关节近端固定，远端按需要方向用适当重量进行牵引，每次牵引时间15min左右，每日可进行数次，重量以引起可耐受的酸痛而不产生肌肉痉挛为宜。

（4）夹板：石膏托及弹性支架的应用，关节挛缩严重，在运动与牵引的间歇期，用夹板、石膏及弹性支架固定患肢，减少纤维组织弹性回缩，加强牵引效果。

（5）按摩：手法宜重度，每日1次，目的为加强血液循环，松解粘连。

4. 作业治疗　上肢可捏泥塑，下肢可踏缝纫机等。

四、四肢骨折晚期的康复措施

在骨折的8～12周内，骨折已临床愈合，固定已解除，但筋骨未坚，肢体功能未完全恢复。此期应强调运动及功能的最大限度恢复程度。在不影响骨折部愈合的前提下，应尽量恢复其各项日常生活动作，使其早日重返社会。此期应以ADL训练及运动疗法、作业疗法、药物治疗为主，再配合其他治疗手段。具体方法为：

1. ADL训练　上肢日常生活的动作为：把握物品，保持功能，支撑物体与体重，维持身体平衡。下肢支持全身移动、直立步行及负重功能等。上肢可采用提、挟提手法进行训练；下肢可采用三步法、四步法进行训练。

2. 运动疗法　此期进行功能锻炼，即运动疗法。目的在于尽快恢复患肢关节功能和肌力，达到强壮筋骨，滑利关节的作用，使其日常生活动作、活动能力和工作能力，得到最大程度的恢复。患者常取坐位、立位，以加强患肢各关节的活动及加强肌力为重点。上肢着重于各种动作的练习，下肢着重于行走负重训练。加强患肢关节运动详见中期的运动疗法。除运动量加大、次数增多及尽快恢复关节活动度方面外，其余同上。在加强肌力方面可有以下方法：

（1）在肌力为0～Ⅰ级时，可应用助力运动、被动运动及水中运动。在做被动运动时，进行传递冲动练习。

（2）在肌力为Ⅱ～Ⅲ级时，以主动运动为主，亦可做助力运动、摆动运动及水中运动。做动力运动时，助力应小，防止被动运动代替助力运动。

（3）在肌力达Ⅳ级时，进行抗阻运动，争取肌力最大限度的恢复。应用渐进抗阻练习，亦可用等动练习仪进行锻炼。

3. 物理治疗　此期应用物理治疗在帮助解决肌痉挛，松解粘连，增加关节活动度，增加肌力方面有着重要作用。主要物理疗法有：

（1）程控低频脉冲电疗法：应用低频脉冲电流作用于患肢，增强肌力。方法为并置法，运动阈，

15～20min/次，15～25 次/疗程。

（2）音频电水浴疗法：松解粘连，解除肌痉挛，增加肌力，并置法，运动阈，15～20min 1 次，15～25 次/疗程。

（3）蜡疗法：蜡热法，患部，30min1 次，25～30 次/疗程。

（4）水疗法及水中运动法：在水中进行各种功能锻炼时，应用温热浴，20～30min 为宜，15～30 次/疗程。

（5）超短波疗法：热感，90～100mA，15～25min/次，每日 1 次，15～30 次/疗程。

（6）红外线及 TDP，频谱疗法。温热感，30min，每日 1 次，15～30 次/疗程。

4. 肌训练　通过健身运动及健身训练活动来改善动作技巧，发展身体素质，恢复日常生活活动能力及工作能力。

5. 药物治疗　应用舒筋活络膏药，如跌打膏、损伤风湿膏、万应膏、伸筋散等；亦可内服壮筋骨、养气血、补肝肾之类的药物。

四肢骨折的康复是一个综合性的方法，在每个阶段应根据具体骨折的部位及种类不同，采用上述不同时期的不同方法，而不应拘泥于一个方法。不论是中医，还是西医，还是中西医结合的治疗方法，在强调运动和静止及如何解决这个矛盾的过程中，有着近乎一致的看法。因而为临床上提供了有效的治疗手段，应将这些新技术、新成果广泛应用于临床，造福于苍生。

（金　锋）

第七节　脊柱骨折的康复

脊柱骨折是一种严重的损伤，不论在日常生活还是战争中都较为常见。如处理不当，将遗留畸形和腰背疼痛以至丧失劳动能力，重者可危及生命或致终身残疾。

一般脊柱骨折占全身骨折的 6%，其中造成神经损伤的约占 10%，脊柱骨折多发生于脊柱活动多的部位，如胸腰交界部及下部颈椎，且以前者为最多，约占脊柱骨折的 70%，其致伤原因高处坠落致头部或双足及臀部着地，或因弯腰工作时重物自高处坠落于患者的头颈及肩背部，外力使脊柱过度前屈，或由高速运动物体直接撞击脊柱而成。

长期以来。西医治疗脊柱骨折的传统观念是"广泛固定，完全休息"，也就是早期快速过伸位整复，长时间石膏背心外固定；而长期固定将导致腰背肌肉萎缩，骨质疏松，往往解除固定后椎体会再次压缩并遗有慢性腰背痛。而这仅适用于稳定性单纯压缩性骨折。一些所谓不稳定性骨折、台并附件骨折或脊髓损伤者，仍需手术治疗。中医传统观念单纯强调非手术疗法。以上这些疗法都未能取得很好的效果。近十余年来，许多骨伤工作者在治疗脊柱骨折中逐步摸索出一套以辩证唯物论为指导的骨折的新康复疗法，提出了"及时整复，合理固定，动静结合，筋骨并重，身心兼治，全身统一，社会辅佐，医患合作"治疗骨折的原则，并从解剖学和生物学等理论基础上。摸索出一套行之有效的科学性和规律性较强的复位手法，辅以中医中药的内服外用、针灸磁疗、结合国外一些优良的复位和固定器械，如 Harrington 撑开捧、Lugue 棒以及 Edwards 棒。

然而，真正的脊柱骨折的康复工作是一项极为艰巨复杂的任务，主要包括以下几个方面：

（1）综合性医疗：通过临床各专科诊疗过的患者（如进行手术治疗、药物治疗和护理），病情逐渐好转而治疗应侧重于运动疗法和物理疗法者。

（2）日常生活活动的锻炼：对截瘫和伤残者通过训练，动员其机体多种代偿功能和"自卫"力量，恢复其丧失的部分能力。

（3）职业训练：即就业前训练，使患者恢复适应原职业的工作能力或具备一定的他项工作能力。

（4）劳动能力鉴定及其障碍程度的评价：确定康复的目标、治疗方案，经过治疗后再对患者进行定期评价。

（5）设计各种装具：如支架、轮椅及其他生活用具。

（6）患者的预后和疾病的转归：患者的就业安排和社会福利待遇问题的建议等。

总之，脊柱骨折的康复不仅涉及到临床医学以及各基础学科，同时也涉及到社会科学如社会学（如社会学、经济学等），同时又与电子学、生物医学工程学、超声学等都有密切关系。在康复过程中的不同阶段，上述各学科有不同的侧重。下面就脊柱骨折的不同阶段进行分别论述。

一、早期（急性期）

1. 单纯脊柱骨折脱位的治疗与康复　单纯脊柱骨折脱位依受伤部位不同又分为颈椎骨折脱位及胸腰椎骨折脱位。

1）颈椎骨折脱位：治疗该部位骨折脱位时常根据损伤的解剖部位、骨质及韧带软组织损伤的范围及对其稳定性的影响和是否脊髓损伤等一并考虑，不同类型损伤的具体治疗方法虽各不相同，但该区域内损伤的治疗目的，主要是复位、稳定脊柱并对损伤的脊髓做必要的减压，颅骨牵引常为首选方法；但如果牵引重量达 12～15kg 时仍未能复位，应考虑其有机械阻力，如关节突骨折交锁或软组织韧带嵌入而行手术治疗。手法复位可以用，但必须谨慎操作，以免加重损伤。

2）胸腰椎骨折脱位：脊柱骨折的 70% 发病率在胸腰段，该段为脊柱生理弯曲相互交界处，活动度较大，是脊柱骨折脱位的好发部位。该段受伤机制种类繁多，治疗方法多样，现归纳如下：

（1）卧硬板床。

（2）骨折处垫枕：垫枕放置要以伤椎后突处为中心，开始厚度以患者舒适为度，一般厚为 5～10cm，以后渐增高，尽可能达到 15～20cm。垫枕高度不够，不足以使脊柱维持过伸位，垫枕的部位不准，不但影响疗效，且起反作用，造成伤椎屈曲，甚而加重神经损伤。

（3）背伸四步法练功

第一步（五点支撑法）：伤后第二天，疼痛减轻后，患者即可仰卧在硬板床上，用头部、双肘及足跟撑起全身，使背部尽力腾空后伸，每日练功 4～5 回，每回可 20～50 次，次数逐渐增多，幅度逐渐增大。

第二步（三点支撑法）：1 周后患者将双臂置于胸前，用头部及足跟撑在床上，而身腾空后伸。

第三步（四点支撑法，也就是拱桥支撑法）：4 周后，患者用双手及双足撑在床上，全身腾空呈一拱桥状。

第四步（燕子点水法）：2 周后，俯卧位抬头挺胸，双臂后伸，使胸部离开床面，两下肢过伸，向上翘起离开床面，呈燕子点水样，每天反复做 2～4 次，每次坚持 5～10min。

一般压缩椎体骨折，经过 3～4 周的上述步骤刻苦锻炼即达到大部复位。

2. 脊柱骨折脱位伴脊髓损伤的治疗与康复

1）内固定手术的方法：长期以来，对已经完全损害的骨髓认为外科手术不能恢复其功能，一般急性脊柱脊髓损伤无外科手术适应证；但近十几年来，由于脊柱外科技术和脊柱、脊髓影像学、电生理学诊断技术的进展，使脊柱脊髓损伤的外科手术治疗再次受到重视，临床实践证明，正确及时的外科手术治疗可以达到下述目标：①解剖复位，是最好的椎管减压，纠正畸形，可防止晚发性脊髓功能损害。②有效椎管减压，可促进残存的脊神经功能恢复。③重建脊柱稳定性，可防止继发性脊髓损伤，促进早期活动和早期康复。因此，外科基本原则是应根据脊柱损伤类型、脊髓损伤程度来确定手术方式并早期手术，并根据骨折类型的生物力学特点选用术式和有效内固定器。已确定为，完全截瘫者或无神经损伤者一般不需椎管减压，避免进一步损伤脊柱稳定性和脊髓功能。

手术方式经十余年的发展，最终确认以 Armstrong 的手术选择切实可用，其方法是：

（1）爆裂骨折无神经功能损害者应用双哈氏撑开棒。

（2）爆裂骨折并发神经损伤者应用侧前方减压术式加用 Casp 前路内固定，也可应用后外侧减压加用后路哈氏棒内固定。

（3）骨折脱位则用哈氏撑开棒加棘突间钢丝固定或用 Dick 器械。新近已发明爱德华兹套棒，性能优于哈氏棒。

（4）后位损伤如为单纯椎板骨折，行椎板减压术。

（5）无神经功能损害者不做预防性椎管减压。

2）伴脊髓损伤的手术

（1）首先采用上述所及的手术方法早期切开减压。

（2）低温疗法：脊髓损伤后，迅速发生灰质中央性进行性出血坏死并自溶，哪怕是浅而轻微的损伤也会发生坏死，故传统的椎板切除减压术不能停止坏死的进展。应用硬膜外或硬膜下低温盐水 4°~6°持续灌注 1~4h，可使伤髓肿胀消退，体积缩小。

（3）肋间神经与腰骶神经吻合术：医学实验证明，周围神经损伤后可以修复，并且可以恢复部分肌肉的功能。但影响手术效果的因素很多，如损伤距手术的时间，手术适应证，游离神经的条件，神经吻合的技巧，肋间神经与吻合神经的粗细比例，等等。

3. 中西医结合药物治疗

1）西医西药

（1）脱水疗法：在损伤初期或手术后，立即使用药物进行脱水治疗，可减轻脊髓水肿，保护和恢复脊髓功能，常用药物有甘露醇、山梨醇、尿素及高渗葡萄糖，轻者可用利尿药。

（2）肾上腺皮质激素：可预防或减轻脊髓水肿，保护细胞膜使之不受损害；保持血管完整性；防止溶酶体及其他酶释放作用；抑制损伤组织内儿茶酚胺的代谢与聚积；对脊髓白质有显著稳定作用，通常静脉用氢化可的松或地塞米松。

（3）抗儿茶酚胺药物：该类药有抑制去甲肾上腺素合成，耗尽其贮存或阻断其受体作用，常用药物有利血平、左旋多巴等。

（4）抗纤维蛋白溶解药物：急性损伤者，脊髓组织内继续出血是造成后来脊髓损害加重的一个重要原因，临床上应用 6－氨基己酸，可对抗纤维蛋白酶的溶解；增强凝血块的稳定性。

（5）低分子右旋糖酐：可改善组织微循环，减少缺血坏死，促进水肿消退，缩短治疗时间，有损于脊髓功能的恢复。

2）中医中药

（1）中药内服：脊柱骨折早期表现为气滞血瘀。治疗上活血、理气兼顾，调阴和阳并重，常用攻下逐气，行气消瘀，凉血止血及开窍通气法。根据"留者攻之"的原则，临床通用桃仁承气汤、大承气汤。又以"结之散之"的疗法，常用复元活血汤。方药：生地15g，桃仁12g，当归10g，赤芍10g，红花10g，大黄10g，田七粉2g，甘草6g，每日1剂，水煎分2次服。

（2）中药外敷：以活血化瘀、消肿止痛类药物外敷，常用木瓜、红花、公英各60g，土鳖、乳香、没药各40g，栀子30g，黄柏100g，黄连30g，大黄150g，研末后用红花酒精和凡士林调膏。

在此，特介绍中国康复研究中心根据中医基本理论和临床实践，在中药汤剂的基础上，研制成的"截瘫康"冲剂，其组方原则为补肾阳、通督脉、活血通络。其组成为鹿茸、鹿角、杜仲、当归、银花、熟地、鸡血藤，每袋4g，每次服1袋，每日3次，温开水冲服。

（3）针灸：对于外伤性截瘫，中医认为：其伤虽在脊柱，实乃损害其督脉。其经络属肾络脑，总督全身之阳，手足三阳之脉均交汇于此。督损则气乱血溢，手足三阳经气不通，气血瘀滞，筋经失养；其结果，阳气不能达于肌表，精血不能濡养五脏，以致肢体萎废不用，脏腑功能失调而出现截瘫等症。督脉针灸旨在疏通督脉、温肾壮阳、活血化瘀，使阳气通达全身，使精血荣养四末而恢复机体各部功能。具体方法如下：取穴法，在督脉上，分别取脊髓损伤部位上端上一椎及损伤部位下端下椎的椎间隙作为主穴，随症选配命门、腰阳关、八髎、环跳、委中、足三里、阳陵泉、三阴交、昆仑等穴。进针法：患者取俯卧位，位于胸椎处的穴位，采用由下向上的斜刺法；腰椎处的穴位则垂直进针，深度为1.5~2.5寸，因人而异，以患者有电击感及较强的酸胀麻和灼痛感为度。

4. 体育疗法

（1）被动运动：不是借助于患者的肌肉的主动收缩，而是由一位理疗者或家属来活动患者的关节，当肌肉极度无力或麻痹时，被动运动能保持肌肉和关节的活动性。当关节快强直时，被动运动可帮助关节恢复其活动性，这种运动对外伤性截瘫的早期患者是非常有用的。需要强调的是，截瘫患者如果不从早期开始并持续几周的被动运动，其关节很快就会僵硬。

（2）助力运动：患者肢体在理疗者的帮助下，主动地、积极地做肌肉收缩运动，这种锻炼对于截瘫患者的早期恢复，对于创伤或手术后因疼痛和无力所致的关节活动障碍者，都是有帮助的。

5. 物理疗法

（1）电疗法：目前广泛应用于临床的是一种功能性电刺激器。主要用于瘫痪肌肉的功能锻炼和辅助不完全性瘫痪肢体的运动。其他尚有直流电离子导入疗法、低频脉冲电流疗法及高频电疗法等。

（2）光疗法：常用紫外线、红外线及激光等。

（3）温热疗法：常用石蜡疗法。

（4）冷冻疗法。

（5）超声波疗法。

（6）磁疗法。

二、中期（愈合期）

1. 手术治疗 许多创伤后继发神经功能不全者，经过早期治疗，甚至早期手术，均可获得有意义的恢复，但随即停留在一定水平而不再进展。如不彻底解除脊髓前方由骨组织、椎间盘碎片造成的压迫，则神经功能难以得到根本的恢复，采用前路减压及用 RF 内植物系统，术后 3~4d 即可下床活动；如神经功能及肌力不足以行走，至少可允许患者坐立，所有患者均使用腰围以保护脊柱稳定，为期 3 个月。

2. 中西医结合疗法

1）西医西药：脑活素、维生素 B_{12} 等营养神经药物。

2）中医中药

（1）中药内服：此期表现为瘀阻未尽，治以活血化瘀、和营生新，滋养筋骨。治疗上以和法，和营止痛、接骨续筋。常用和营止痛汤、七厘散、新伤续断汤等。

（2）中药外敷：用舒筋活络类药物，以赤芍、红花、南星各 40g，生蒲黄、旋覆花、苏木各 60g，生木瓜、生半夏、生栀子、生川草乌、羌活、独活、路路通各 80g，研末，以饴糖或蜜调膏。外敷患处。每日换药 1 次。

3. 体育疗法

（1）被动和主动站立：对大多数患者来讲，站立后行走是一个更现实的目标，站立给脊髓损伤患者带来许多好处，包括预防下肢挛缩，减少骨质疏松，刺激循环，减少痉挛和改善肾功能，还可预防泌尿系统感染及压疮的发生、增强食欲。

（2）主动运动：悬吊练功二步法。即利用单杠或门框做攀悬动作及引体向上，时间长短视上肢耐力而定。以此锻炼上肢各肌肉及背阔肌。

4. 物理疗法 功能性电刺激仪仍起着重要作用。

5. 心理疗法 脊柱骨折特别是并发截瘫的患者，由于截瘫程度、大小便控制能力的不同，再加上诸如年龄、性别、婚姻状况、家庭、子女、职业、经济状况、单位的关心程度不同，其心理状态也不同。在这种情况下。最突出的表现为"四最"：最关心其伤残能否康复，最痛苦的是生活不能自理，最担忧的是婚姻和家庭问题，最缺乏的是耐心和毅力。截瘫患者的心理障碍严重影响肢体功能的康复。因此针对患者发生的一系列心理变化。适时地做好心理治疗，是全面康复的重要内容之一。具体表现为：增强医护人员的受伤观念，不仅要有同情心，而且要有强烈的责任感，帮助患者树立康复信心；教育患者正确对待伤残，稳定患者的情绪，创造良好的疗伤环境，必要时辅以镇静药物；争取家庭和社会的支持，向他们宣传截瘫患者康复治疗中单位、家庭做好配合工作的重要性。

三、后期（功能恢复期）

1. 中西医结合药物治疗

（1）中药内服：本期表现为筋骨未坚，功能未复，治法以补血养气、滋养脾胃及补肝益肾，助阳补火。温经通络。因外伤筋骨，内伤气血，长期卧床，引起气血双亏，筋骨痿软。可采用以补气为主的四君子汤，以补血为主的四物汤，气血双疗的八珍汤加十全大补丸，伤后正气汤；脾胃虚弱者常用补中益气汤；归脾丸、壮筋养血汤及养筋健骨汤。

（2）中药外用：应用活血祛瘀生肌药物，有龙骨、骨碎补、鹿角霜各180g，血竭、土鳖、豹骨各60g，自然铜、红花、肉桂、白芷各120g，没药、乳香各30g，续断、当归、紫荆皮各240g，鹿香2～4g，共研末，以蜜调膏。

2. 作业疗法　随着经济的不断发展，社会福利事业及康复医学亦进展迅速，其中应用作业疗法对截瘫患者进行康复已备受医学界重视。作业疗法主要以训练日常生活能力为中心，把具体的功能训练，如肌力提高、关节活动范围的扩大及平衡训练应用到日常生活中，其最大特点就是让患者从事有兴趣且有治疗意义的作业活动，把注意力放在怎样完成某一动作或某一活动上，而不是放在具体的哪一个关节的运动，哪些肌肉的训练上，这种训练效果很好，既有趣味性又有治疗意义。

作业治疗有两方法：一是根据生物力学原理，对高级中枢神经系统正常，而肌力、平衡能力、耐力等方面有障碍而进行的训练方法；二是康复治疗措施，是针对残留功能本身不再有改善的可能，但为了提高患者独立生活水平而进行有关器具、生活、工作环境的构造，提供必要的辅助器具和设备的方法。具体内容如下：

（1）提高肌力：采取逐渐增加运动负荷的方法来提高肌力，作业活动包括砂板磨、木工等活动。

（2）扩大或维持关节活动范围：作业活动包括木工、砂板磨、编织、球类等。

（3）改善平衡能力：双上肢上举保持长坐位或倚坐位，从各方向施加推力，作业活动包括抛球、编织、木工、手工艺等。

（4）提高转移能力：翻身、坐起动作训练；支撑动作训练，测量臀部抬起高度；上床到下床、上楼到下楼、室内到室外的训练；下肢瘫痪者尤要做从床上移动到轮椅，从轮椅移动到马桶上等等之训练。

（5）日常生活能力的训练：实际练习进食、更衣、入厕、洗漱、驱动轮椅、简单家务等活动，必要时提供辅助器具。

3. 社区康复　社区康复是指在各个层次上（即从社区残疾人生活的地方，到国家一级可提供专门服务的机构）采取的康复措施。它对一些从医院、康复中心出院回社区的患者，在其功能未恢复而又有潜力进一步恢复的条件下，在社区进行延伸性治疗。也就是说从原来比较重视简易的康复医疗或功能活动训练，扩展至更强调全面康复，尤其重视职业康复和社会方面的训练和康复，从原来只重视发挥残疾人个人及其家庭的作用，扩展到也重视残疾人群体和残疾人组织在社区康复方面的作用；从原来只重视以家庭为基地进行训练，扩展到也重视通过多种形式，充分利用社区康复网络和转诊以及咨询联系。

总之，社区康复概念内涵的扩展，反映了各地区社区康复实践中的经验和要求。对促进社区康复多样化及提高效益有积极意义。

（金　锋）

第八节　骨盆骨折的康复

骨盆骨折多由于压砸、轧辗、挤撞或高处坠落等直接暴力引起，也可因肌肉剧烈收缩而发生撕脱骨折，多为闭合性损伤，且常并发腹腔脏器损伤、大量出血、休克等，甚至危及生命，是一种较为严重的损伤。而骨盆骨折的康复与临床医学是截然不可分的，伤者的生命力不能保证，就无从谈及伤后的康复，而骨盆骨折伴发的各系统损伤，在康复的过程中则分别暴露出来。所以，运用中西医结合疗法，以现代医学急救理论为基础，采用西医之手术内固定结合中医的局部固定，可以将整复、固定和功能锻炼有机地结合起来。

1. 骨盆骨折本身的治疗　为了更好地处理骨折及脱位，可将骨折脱位分为四型处理：

Ⅰ型：无损于盆弓完整性的骨折，如髂骨翼骨折、髂前上、下棘骨折，对此型骨折无移位或移位不大的患者，仅卧床休息，保守治疗。2～3周后即可下地活动，但如有个别骨折块的游离突出于会阴部皮下。则需手法复位。少数移位较大的，考虑切开复位内固定。

Ⅱ型：为盆弓一处断裂骨折，也属稳定性骨折。如单纯耻骨联合分离、单侧耻骨枝骨折，这类骨折均采用保守治疗，卧床休息2～4周。

Ⅲ型：为盆弓两处断裂或多处骨折。是极不稳定骨折，如双侧耻骨上、下肢骨折，或耻骨联合分离，同时伴有骶髂关节脱位，或骶髂关节附近之髂骨骨折，在腰麻下手法复位。复位后用髂骨髁上牵引维持6～8周，并结合骨盆悬吊或骨盆弹力夹板固定4～6周。

Ⅳ型：为髋臼骨折或并发有中心型髋脱位，这类骨折一般采用卧位休息。保守治疗，但如有中心型髋脱位的应予以股骨髁上牵引复位；必要时以股骨大粗隆侧方牵引，以达复位并维持牵引4～6周。

2. 骨盆骨折并发症的治疗

（1）休克：首先积极抗体克，迅速、有效地恢复血容量。补液输血后应密切观察患者的反应，血压是否回升，中心静脉压是否恢复正常，尿量及心电变化等。在补充血容量的同时要积极找出活动性出血部位，通常髂血管、胸、腹腔内和腹膜后是主要而常见的出血部位；同时骨折错位也是出血的重要原因。所以对损伤的髂部大血管予以妥善的结扎和修复，以及错位骨折的复位和采用内或外固定，是控制出血的关键措施。

（2）直肠肛管损伤：此种损伤伤口污染严重极易引起感染，应及时予以清创，清除一切坏死组织及异物。直肠应予及时修补并行结肠造瘘术。肛管损伤则强调局部引流，必要时持续负压吸引。

（3）膀胱及尿道损伤：膀胱破裂均应手术探查缝合。尿道损伤可放入较细的软导尿管，留管3～4周；若导尿失败可行尿道会师术及耻骨上膀胱造瘘术，术后定期尿路扩张。

（4）女性患者骨折并发阴道损伤，必须及时修补破裂阴道，可避免日后阴道狭窄。

（5）神经损伤：神经多为牵拉伤，大多能恢复，一般不做特殊处理，但如有足下垂或骶管骨折伴大小便功能障碍者，以早期手术探查减压为佳。

3. 中西医结合治疗与康复

1）西医西药

（1）在抗休克的同时，静脉予以止血药物。如巴曲酶、酚磺乙胺、维生素K、纤维蛋白原及凝血因子等药物，这对于骨折断端及腹腔腹膜后广泛渗血不失为一种行之有效的保守疗法。

（2）早期正确合理使用抗菌素：尤其对于开放性骨盆骨折伴多脏器损伤及坠积性肺炎，是减少死亡率促进早期康复的重要因素。

（3）营养支持疗法：如疑有内出血及内脏损伤者应先禁食，予以深静脉高价营养；如可进食则宜清淡、富有含铁及补血食品，如豆浆、牛奶、猪血、肝等，补血同时也利于排便。

2）中医中药：骨盆骨折患者在脱离危险期恢复生命力后，以后的康复过程主要依赖于中药调理，而骨盆骨折并发症较多，病情复杂。对全身影响较大，故应辨证用药，内外结合。正确掌握以下两项原则：一是筋骨并重，即骨质损伤与软组织损伤应予以同样重视；二是内外兼治，即局部损伤与全身机体调节和功能关系兼顾。

（1）骨盆骨折内治法总论

初期治疗：初期以瘀血为主要病理表现，应当以攻利法为主。临床上常用的方法如下：

a. 攻下通瘀法：骨折早期，血脉受损，恶血留滞，塞于经道，瘀不去则新血不生。"留者攻之"即攻下通瘀法，具有攻通体内留滞之瘀血的作用。其代表方剂有大承气汤、桃仁承气汤。

b. 行气消瘀法：气为血之帅，气行则血行，气滞则血阻，气结则血瘀。"结者散之"就是行气消瘀之法，具有消散疏通气血结滞的作用。

c. 清热凉血法：多用于开放性骨折并创伤感染，火毒内攻，热邪蕴结，壅聚成毒者。"热者寒之"就是指清热凉血之法，有清营凉血止血的作用。

中期治疗：该期骨折疼痛减轻，肿胀消退，一般软组织损伤已修复，骨折断端亦初步稳定。故此期以调和为主；再根据内伤气血、外伤筋骨的不同重点，进一步辨证施治。常用方法有：

a. 和营止痛法：和营止痛法具有调和营气、理气止痛、祛瘀生新的功用，适用于早期处理后，瘀血未尽，气机不畅，肿痛未完全消除者。

b. 接骨续筋法：接骨生筋之法具有祛瘀生新、接骨续筋的作用，经早期处理后骨位已正，筋也理顺，瘀肿消散，其代表方剂是续骨活血汤。

c. 舒筋活络法：具有行气活血、舒筋通络的作用，适用于骨折中期气血未畅，筋膜粘连，筋络挛缩、强直，关节屈伸不利者。

后期治法：骨折早、中期调动了整体的脏腑气血功能，为使脏腑气血趋于平和，故后期以补为主。常用方法如下：

a. 补气养血法：适用于筋骨痿弱，骨折后期气血亏损者。

b. 健脾益胃法：脾主四肢肌肉，脾胃为后天之本，气血生化之源。此法有促进脾胃消化功能的作用，有利于气血的生成。适于骨折后期，脾胃虚弱，导致气血亏损者。

c. 补益肝肾法：肝主筋、肾主骨，该法具有加强肝肾功能，壮筋强骨的功用，适用于骨折后期，筋骨虽续，肝肾已虚，肢体功能尚未恢复，骨折迟缓愈合。骨质疏松者。

d. 温经通络法：适用于骨折愈合后残留腰骶部疼痛及大腿内收肌群的粘连

（2）骨盆骨折内治法各论

a. 内伤出血：内伤出血是指由于外力作用，使血液自脉内溢于脉外者。轻者少量出血无关紧要，重则致厥致脱，危及生命。治疗首先急救止血，随后药物止血，如云南白药等；如发生气脱，可选用独参汤、参附汤；如发生血脱，可选用生脉散或生脉针治疗。

b. 内伤瘀血：内伤瘀血是指损伤之后。离经之血滞留于脏腑、体腔，流注于肌肤腠理而未能流于体外者。瘀血内留，阻塞经络，或瘀滞化热。瘀滞部位不同，治则不同，如腹腔积血，宜活血祛瘀，行气通利，方可选用少腹逐瘀汤、活血通气汤；如腹膜后血肿，则宜行气活血，通络止痛，可选用桃仁四物汤、消肿化瘀汤、气血两虚者，可选用八珍汤及当归补血汤。

c. 消化道损伤：如无明显腹膜炎症状的消化道血肿或微小结肠破裂已闭合者，可用大柴胡汤加减，以舒肝理气，清热解毒，逐瘀攻下。

d. 膀胱尿道损伤：早期宜及时手术修补或切开引流；如无破裂者，宜凉血止血，利尿通经，可用导赤散合八正散加减。

e. 损伤痿软麻木：是指损伤之后肢体筋骨软弱无力，肌肉萎缩，不能随意运动为特征的一种病症，常伴有感觉障碍。临床上常见于骨盆骨折后伤及经络并牵扯神经。表现为经脉瘀阻，随后长期卧床及固定，导致筋骨失用。治宜遂瘀通络，骨折脱位，及时复位，解除对神经血管压迫；同时宜补气血，强筋骨，配合功能锻炼。

（3）骨盆骨折的外治法

a. 敷贴法：敷贴药物有药膏、膏药、药散三类，选用于骨折早期，具有消炎止痛，通经活络作用，药膏和膏药适用于闭合性骨折，药散适用于开放性骨折。

b. 熏洗法：适用于骨折后期关节强硬，肢体病痿麻木，有促进功能恢复作用。

c. 热熨法：具有温经散寒，活血止痛作用，适用于骨盆骨折后遗留腰骶痛等并发症。

d. 搽擦法：适用于关节功能锻炼，先搽活血舒筋药物配成之药物，如红花油，再以手法。具有舒筋活络，调理气血，促进骨折愈合、关节功能恢复之功效。

4. 运动疗法　骨盆骨折患者的功能锻炼，强调主动活动为主，被动活动为辅。稳定性骨折患者，伤后1周即可练习下肢肌肉收缩及踝关节活动，伤后2周练习髋膝关节伸屈活动，3周后可扶拐下地活动。不稳定性骨折患者，在牵引固定期间应加强下肢肌肉的收缩及踝关节活动，解除固定后，应抓紧时间进行全身活动。

5. 物理疗法　初期伤部以出血为主，可用冷冻法，起止血作用。伤后数日应积极促进血肿及坏死物吸收，以减少瘢痕形成。对于腹膜后血肿及软组织损伤甚至是开放性损伤，以温热、光疗及磁疗为主。对于深部组织损伤及血肿，以超声波疗法结合直流电离子导入法为主。对于神经损伤者，可结合穴位针灸治疗。

（李　军）

第九节　关节脱位康复

凡是组成关节各骨的关节面失去正常解剖关系者，称关节脱位。临床上脱位多发生于活动范围较大的关节，如上肢的肩、肘关节，下肢的髋关节。康复治疗是对关节脱位患者的主要措施，其中功能锻炼是康复主要手段，功能恢复是康复治疗的目的。故从开始复位到治愈都应注意功能锻炼。

一、上肢关节脱位康复

（一）肩关节脱位

1. 概述　肩关节由肱骨上端的肱骨头和肩胛骨外侧的关节盂构成。该关节盂小而浅，肱骨头大而圆滑，关节囊及局部韧带较薄弱、松弛，因此肩关节的稳定性主要靠关节周的肌肉和韧带维持，肩关节的前下方是肌肉和韧带的最薄弱的部位，当暴力作用在这一部位时，肱骨头易冲破关节囊的前下方，因而发生前下方脱位。临床上肩关节脱位占全身关节脱位中第二位。分前脱位、后脱位两种，以前脱位多见。

2. 病因　肩关节脱位的病因有间接暴力和直接暴力两种，直接暴力少见，间接暴力引起者多见。跌扑时上肢处于过度的外展。外旋位，手或肘部着地，外力经肱骨干传到肩关节，使肱骨头向前方或下方脱出。如果肱骨头停留在肩胛盂下，称为盂下脱位；停留在喙突下，称为喙突下脱位；停留在锁骨下。称为锁骨下脱位。

3. 病理　肩关节脱位的主要病理变化是关节囊撕裂和肱骨头移位。同时，肩关节周围软组织还发生不同程度的损伤，或并发肩胛盂边缘骨折，肱骨头骨折与肱骨大结节骨折等，其中有30%～40%的病例并发有大结节撕脱性骨折，是最为常见的并发症；偶见腋神经损伤，复位注意检查。

4. 临床症状　患者有明显外伤史，或有习惯性关节脱位的既往史，稍受外力作用即可发生脱位。脱位发生后，患肩肿胀、疼痛、功能障碍。

5. 休征　肩关节脱位后，肩峰明显突出，肩峰下部的外侧失去正常的饱满而变成平坦样（称为方肩畸形）。在肩峰下方可摸到隆突的肱骨头。上臂处于外展位，呈弹性固定。测量上臂伤侧比健侧长（由肩峰至肱骨外髁）。伤肢肘部不能紧贴胸胁，搭肩试验不能完成。X线检查可了解肱骨位置和移位方向，以确定脱位类型及有无并发骨折等。

6. 治疗

1) 手法复位：肩关节脱位的复位方式很多，我们常用的有以下三种：新鲜肩关节脱位应争取早期手法复位。早期局部瘀肿、疼痛及痉挛较轻，不需麻醉，只需给予止痛药物即可复位，复位易于成功。若脱位超过24h者，可选用针麻、血肿肉麻醉或全身麻醉，局部亦可先用中草药热敷，可配合按摩手法，以松解筋肉紧张。

（1）上提外位整复法：伤者坐位。一助手站在伤员的健侧，用两手分别伸过胸和背部，紧抱伤侧胸胁拔伸；另一助手站在伤侧，一手握住伤侧上臂的下端，另一手握住其腕部，然后将伤肢外展60°～70°，继而是外旋位进行拔伸。术者站在伤肩的后侧。用两手的大拇指压住肩峰，以做固定，余指扣住腋下的肱骨头。当感到助手拔伸肱骨头向外移动时，便把肱骨头向上提升并向外位。此时闻滑响声，肱骨头有向上弹回感，即已复位。复位后，助手把伤内收贴胁部，屈肘90°。接着做固定。

（2）外旋内收整复法：伤者坐位。一助手站在健侧，两手分别伸过伤员的胸部和背侧，双手在腋下，紧抱着伤员做固定。术者右手握住伤肢的肘部，并使伤肢的前臂搭在术者的右前臂上，使伤肢的肘部处于屈曲 90°，术者的左手按住伤肩做固定，这时术者与助手做对抗拔伸 3~4min。继而把伤时的上臂后伸，并极度外旋，紧接着再内收。此时如闻到肱骨头滑响声，伤肩的外侧平坦样已恢复饱满，则提示肱骨头已复回原位。如复位未成功，就应继续把伤肢向前上方提，并外展内收，使其复位。

（3）足蹬复位法：患者仰卧于台上，术者双手牵拉患肢腕部同时将脚跟伸入患者的腋窝（有肩用左脚，左肩用右脚），用力牵引患肢，在上臂外旋情况下逐渐内收，即可推压肱骨头使其复位。

2）固定方法：复位后，在肩部上外敷药，屈肘 70°，用布带悬吊前臂（患肢）再用绷带把伤臂与胸胁一起绕缠，将伤肢侧向上臂固定于胸肋部，最后用布带悬吊前臂于胸前。

3）术后护理及功能锻炼

（1）指导伤员做指、腕、肘关节的屈伸活动及肩部顶颈耸肩锻炼，以防止肩关节粘连，并注意观察指端的血液循环及指屈伸活动有无障碍。

（2）每 2~3d 更换敷药 1 次，并检查伤部。

（3）2~3 周后可去除固定，进行磨肩旋转的功能锻炼。

4）内服药：初期活血祛瘀，如云南白药，或桃红四物汤加减；中期，舒筋活络，大小活络丸；后期，六味地黄丸、八珍汤。

5）外用药：早期双柏膏；中后期骨洗 I 方、II 方。

骨洗 I 方：

处方：威灵仙 12g，千年健 12g，透骨草 15g，钩藤 12g，刘寄奴 15g，宽筋藤 15g，苏木 15g，荆芥 12g。

主治：活血化瘀、舒筋活络，促进骨折后期关节功能恢复。

用法：煎水熏洗伤处，每天 1~2 次。

骨洗 II 方：

处方：川椒 9g，桂枝 12g，细辛 5g，独活 12g，艾叶 15g。

主治：活血散瘀、温经通络。促进骨折后期关节功能康复。

用法：煎水熏洗伤处，每天 1~2 次。

（二）肘关节脱位

1. 概述　肘关节是一个复合性关节，由肱尺部、桡尺部等三组关节组合而成。肱尺部由肱骨的滑车端与尺骨半月切迹组成；肱桡部由肱骨小头与桡骨小头凹组成；桡尺部由桡、尺骨上端组成上桡尺关节。这三组关节中，以肱尺部为主体，它属于蜗状关节，能使肘关节进行屈伸运动。肘关节囊的前后方较薄弱，两侧坚韧，形成肘部的内外侧副韧带，所以肘关节发生前脱位和后脱位，是全身关节脱位最多见者，多见于青壮年。

2. 病因　肘关节脱位多数由间接暴力造成。

3. 病理　跌倒时，手掌触地，上肢处于旋后位，肘部过伸，暴力沿尺骨上传至尺骨鹰嘴突。鹰嘴突冲击于肱骨下端的鹰嘴窝，将肱骨下端推向肘前方，使肘关节前侧的关节囊破裂；这时，肱骨下端继续向前移，冲击关节囊，尺桡双骨上端后侧脱出，因而造成肘关节后脱位。不少病例，常并发尺骨喙突撕脱骨折，肱前肌被剥离，肱骨内上髁骨折，肱骨外髁后缘骨折。若骨折片夹入关节内，则影响复位。

4. 临床症状　受伤肘关节肿胀疼痛，肿胀发展很快，失去正常的伸屈功能，肘关节弹性固定于微屈位，约 135°，患者常用健侧手托住患侧前臂。

5. 体征　肘窝前丰满，前后径增宽，左右径正常，上臂与前臂比例失常，从前面看，前臂变短，肘后鹰嘴突异常后突，肘后上方空虚、凹陷。肘前可触摸到肱骨下端、尺骨鹰嘴桡骨小头可在肘后触到，肘后三角关系改变，肘关节被动屈伸活动受限。X 线检查：明确脱位类型，及有无并发骨折，以便确定治疗方案。

6. 治疗

1）手法整复：单纯性肘关节脱位及时就诊者，不加麻醉可复位；一般患者，应在针麻、局麻或臂丛麻下，取侧卧位或坐位。

（1）单纯的肘关节后脱位的整复方法：伤员取坐位。

一助手站在伤肢后侧，用两手握住伤肢上臂做固定。术者站在伤员的前侧，用另一手的大拇指按住肘前方隆突的肱骨滑车端，其余手指扣住鹰嘴进行拔伸。拔伸时将隆突部向后推按，将鹰嘴向前下提拉，顺势屈曲关节。这时关节有弹响感觉，使肘关节屈曲至 90°～135°。复位成功。

（2）外侧脱位整复法：患者取坐位。一助手固定上臂，另一助手固定前臂下端，进行对抗拔伸，术者用一手指按住伤上臂下端的内后侧，另一手按住伤肢前臂的外前侧，进行内外推端。前臂旋后，将外侧脱位变成肘后脱位。再按整复肘后关节脱位的方法，牵引屈肘法很容易复位。

（3）并发肱骨内上髁骨折的复位法：并发肱骨内上髁骨折的伤员，绝大多数在关节复位时髁上骨折可随上复位。但在临床上复位时，个别骨折片可能会被夹入关节间隙内。这时要先使关节人为脱位，使髁上骨折片滑出关节腔，然后重新复位。

2）固定方法：术后上双柏膏或跌打万花油等，肘屈 70°，用绷带将肘部做"8"字或缚扎固定。然后用布带悬吊前臂于胸前。同时注意动静结台，预防关节废用性僵硬。

3）内服药：早期，活血祛瘀，云南白药、桃红四物汤加减；中期活血舒筋，和营止痛汤；后期补益气血，强筋健骨，八珍汤或六味地黄汤、大小活络丸等。

4）外用药：骨洗Ⅰ方、Ⅱ方。

（三）桡骨小头半脱位

1. 概述　桡骨小头半脱位是儿童常见的损伤，4 岁以下的幼儿多见。但由于 X 线不能显影，一直得不到医学界的承认。1960 年欧阳筱玺医生发表一篇文章，提出其发病机制，并名之为"小儿桡骨小头半脱位"。从此受到重视，并且载入中西医文献。

小儿桡骨小头半脱位伤势虽然不重，肘关节活动的功能同样受到影响。临床上有个别病例不经治疗亦能自愈，但绝大多数病例均需复位，才能获得痊愈。

2. 病因　桡骨小头半脱位，多因猛力牵拉小儿前臂，造成肱桡关节松动而产生疼痛，小儿因疼痛而屈肘拒牵，使抵止在桡骨粗隆上的肱、头肌突然收缩，造成桡骨小头半脱位。

3. 病理　桡骨小头脱位过程中，由于幼儿的桡骨小头发育不全，头小而颈粗，可能引起环状韧带不全滑脱，障碍关节自行复位。在牵拉前臂引起肱桡关节松动时，关节负压滑膜吸入关腔内，而阻碍关节自行复位。

4. 临床症状　有牵拉或跌扑伤史，肘部疼痛，无肿或轻肿，桡骨小头拒拉。

5. 体征　肘关节呈半屈曲，前臂处于旋前位。前臂上举或屈伸时，可见肢体颤抖无力，伤儿不愿屈伸肘部和用于取物。

6. 治疗

（1）手法整复：伤儿取坐位，术者用一手大拇指肘部的外侧，另一手握住前臂，将肘关节轻度拔伸，并将前臂旋后屈时，这时有弹响声即揭示已复位。如果伤肢不能拾取物，则提示复位未成功，可将前臂旋前进行复位。

（2）固定方法：复位后。可用跌打万花油纱布外敷。并用绷带悬吊前臂于屈肘 90° 位置。悬吊 3～4d 为宜。

（3）术后护理：应嘱其家长在穿衣时，先穿伤侧肢体后穿健侧肢体，解衣时先解健侧肢后解伤侧肢体。并嘱伤儿家长，在 1～2 年内注意不要牵拉伤侧的前臂以免产生再脱位，或造成习惯性脱位。

二、下肢关节脱位的康复

（一）髋关节脱位

1. 概述　髋关节为人体最大的关节，是躯干与下肢重要的连接部分。它由股骨上端的股骨头和髋骨的髋臼组成。其髋臼深而大，故也是最完善的球窝状关节。其位于身体的中部，主要功能是负重。髋关节有相当大范围的运动度，如前屈、后伸、内收、外展及旋转运动，故髋关节的功能特点是：稳固灵活。这在治疗时，注意恢复其负重的稳定性，应考虑运动的灵活性。

髋关节有强韧有力的关节囊和韧带附着，还有丰厚的肌肉保护，所以具有较大的稳定性，一般情况下不易脱位，只有在强大的暴力作用下才造成脱位，一般多发生于青壮年男性。

在临床上髋关节脱位，根据脱位方向，可分为后脱位、前脱位、中心性脱位三种，但以后脱位多见，前脱位少见，中心性脱位极少见。

2. 病因　髋关节脱位绝大多数是由间接暴力造成的。如从高处跌下或担重物跌扑所致。

3. 病理　在强暴力作用下，髋关节屈曲，肢体内收内旋位置，暴力从膝关节经大腿传至髋关节，使股骨头冲击关节囊后上方，导致后侧的关节囊破裂，股骨头从破裂冲出，因而造成髋关节后脱位。如果受伤时，暴力作用使股骨冲击关节囊的前下方，导致前方关节囊破裂，股骨头从破裂处冲出，因而造成髋关节前脱位。受伤时，在暴力作用下，股骨头冲击髋臼底部，引起底臼骨折。骨折后，股骨头连同髋臼的骨折片一齐向盆腔移位，造成中心脱位。

4. 临床症状

（1）髋关节后脱位的症状：患者髋部肿胀、疼痛、功能障碍。患肢呈内收、内旋畸形，足尖内侧，髌骨亦旋向前侧。患肢不能外旋，髋关节呈弹性固定，髋部外后侧膨大隆起，并可摸到隆突的股骨头。少数病例并发髋臼后缘骨折或股骨颈骨折。

（2）髋关节前脱位症状：患髋关节有严重的肿胀和剧烈疼痛，伤肢呈屈曲、外旋、增长畸形，髋关节呈弹性固定，在腹股沟部内侧可摸到突出的股骨头。

（3）髋关节中心性脱位：患髋肿胀不明显，但疼痛明显，功能障碍。具有骨盆骨折的症状。如有腹胀、二便不利、瘀血内阻的表现；若股骨头向骨盆腔陷入严重，患肢可有缩短，一般不明显，外观畸形不显著。

X 线检查了解关节脱位方向，有无并发骨折。

5. 治疗

（1）髋关节后脱位的整复方法：患者仰卧。一助手用两手分别按住髂前上棘，固定骨盆，并协助术者进行拔伸。术者一手由伤肢的膝关节内侧伸入，由腘窝部穿出，搭在大腿的前外侧，用另一手扣住股骨头部，然后进行拔伸，提膝、关节向前外展、外旋，将股骨头推向前下方，听到入臼响声即告复位成功。

（2）髋关节前脱位的整复方法：伤者仰卧位。一助手用两手固定骨盆；另一助手一手握住伤肢小腿，一手握住小腿下端，使伤肢外旋、外展、拔伸。术者一手拖住伤肢大腿，另一手将脱出的股骨头推向后方，并将伤肢前屈内旋，一般下肢离床 30°～40°时即可听到复位声。

（3）髋关节中心性脱位的整复法：本脱位常合髋臼骨折。为了避免骨折再移位，临床不宜采用手法复位。应采用骨牵复位法。患者仰卧，可采用股骨髁上骨牵引，使其逐步复位，患肢需外展 30°左右为宜；重量，视伤员大腿丰满而定，一般 8～10kg，2～3d 内已达复位，减轻重量 4～6kg，维持 6～8周。若牵引不能使其复位，可于伤肢大转子部，另打一前后钢针，向外侧同时进行牵引，固臼底骨折，故需 8～10 周后，才能扶拐活动，不负重下地活动。

（4）固定方法：固定所需要的器材为后侧小夹板 1 块（长度从髂后上棘至小腿的下 1/3 处止），绷带、棉花若干。

固定前须将伤肢外展 30°，置于伸直位，上外敷药后，放好后侧小夹板。将伤肢分四段包扎固定，一般固定 3 周。

（5）药物治疗：早期内服复元活血汤或桃红四物汤；中后期服六味地黄丸或大、小活络丸。

（6）外治法：初期外敷双柏膏；后期用骨洗Ⅰ方。

（二）膝关节脱位

1. 概述　膝关节是人体较大的关节，是活动最多的关节。前侧有髌韧带保护，内外有侧副韧带保护。膝关节的构成坚强牢固，非有强大暴力冲击，是不会造成膝关节脱位的。所以临床上膝关节脱位的病例不多见。若脱位须及时进行复位，及早循序渐进进行功能锻炼，恢复功能是治疗的关键。

2. 病因　膝关节脱位主要原因是直接暴力冲击胫骨的上端，或间接暴力使膝关节突然旋转、过伸，都可造成膝关节脱位；由于外力的方向不同，还可产生前、后、内、外脱位。

3. 病理　由于暴力冲击，膝关节正常结构被破坏，十字韧带、内外副韧带撕裂，半月板脱出，有的并发胫骨棘骨折。有的并发腘窝动静脉损伤，向内侧脱位严重可发生腓总神经损伤。

4. 临床症状　膝关节有严重的肿胀、疼痛，关节功能丧失。

5. 体征　患关节前后、内外侧隆突畸形，可摸到股骨下端或胫骨上端的关节面，呈弹性固定。

6. 治疗

（1）手法整复：一助手用两手固定伤大腿，另一助手抓住伤肢小腿。并进行拔伸。术者用一手掌固定股骨的下端，另一手掌托住胫骨上端，根据脱位的不同方向，使用上提下按或内外推挤端的手法，听到滑响声即复位。

（2）固定：石膏托固定或小夹板固定。

（3）药物治疗：内服药，初期服桃红四物汤；中后期补气血、壮筋骨，六味地黄汤或八珍汤。外用药，初期外敷双柏散；中后期可骨洗Ⅰ、Ⅱ方。

（4）术后固定：注意患肢血运、趾动情况，应进行股肌收缩和距踝屈伸功能锻炼。4～6周后可带小夹板下地学行。6～8周可去小夹板，逐渐做膝关节的屈伸功能锻炼。

（李　军）

第十节　风湿性关节炎

一、概述

风湿性关节炎是风湿热的主要表现之一。风湿热是一种常见的、反复发作的急性或慢性全身性结缔组织的炎症性疾病，以心脏和关节受累最为显著。临床表现以心脏炎和关节炎为主，伴有发热、皮疹、皮下结节、舞蹈病等症状。风湿热的确切病因迄今尚未完全明了，通常认为遗传、自身免疫反应、链球菌感染是风湿性关节炎的致病因素。就临床流行病学及免疫学等方面的一些资料分析，都支持是一种与A组溶血性链球菌感染有关的变态反应性疾病。而目前也注意到病毒感染与风湿热的发生亦有一定关系。受累关节的病理改变主要是关节滑膜及周围组织的水肿，关节囊液中有纤维蛋白和粒细胞渗出。风湿性关节炎的临床特点是以侵犯四肢大关节为主，在关节局部出现红、肿、热、痛、关节屈伸不利等症。经治疗炎症消退后，关节功能可恢复正常，不留畸形，但具有反复发作的倾向而形成慢性风湿性关节炎。本病常在冬、春季节发病，以儿童及青年居多。

二、康复评定

1. 一般临床要点　初次发病在5～15岁，男女均可发病，没有明显的性别差异。风湿热处于急性期或慢性活动阶段，可表现有发热、关节炎、心脏炎、环形红斑及舞蹈症等神经系统障碍。

2. 关节表现　主要呈现为游走性及反复发作性关节疼痛，常对称地累及膝、踝、肩、腕、肘、髋等大关节，局部呈红、肿、热、痛的炎症表现，但不化脓，关节功能多因肿痛而活动受限。儿童关节炎症状多轻微，或仅一两个关节受累，成人则比较显著。晨僵患者晨起或休息较长时间后，关节呈胶粘样僵硬感，活动后方能缓解或消失。关节肿胀和压痛，往往出现在有疼痛的关节，是滑膜炎或周围软组织炎的体征。在急性炎症消退后，关节功能完全恢复正常，一般不出现畸形，如为慢性风湿性关节炎，表现为关节酸痛，呈游走性窜痛或限于一两个关节轻度肿痛，关节功能因疼痛轻度受限，呈反复发作，遇阴雨天气变化时加重。

3. 功能评测　关节因肿胀而活动受限时，可用关节量角器测量其关节活动范围。疼痛症状明显时，可通过视觉模拟量表（VAS）来评定其疼痛的强度。肌肉力量减退时，可通过肌力手法评定，常采用Lovett 肌力测定法，以评定其肌力。如果患者日常生活受到影响，则可以用 Barthel 指数评定其日常生活活动能力，了解功能受限的程度。上述具体评定方法可参考本书相关章节。

4. 实验室检查　血常规检查白细胞计数轻度至中度增高，中性粒细胞增多，常有轻度贫血。血沉多为增快，血清中抗链球菌血素"O"多在500IU 以上，C 反应蛋白（CPR）多阳性，尿中可有少量蛋白、红细胞、白细胞，甚至管型。

三、康复治疗

风湿性关节炎是一个多病因且病理机制复杂的疾病，故风湿性关节炎的治疗宜结合多种治疗方法进行综合治疗，任何单一的疗法都难以取得满意的疗效。

1. 一般治疗　治疗最好在疾病进程早期开始，方案必须个体化。康复治疗应定期评定及调整，关节炎发作期或活动期应注意限制体力活动，病程中宜进食易消化和有营养的饮食。

2. 运动治疗　主要进行肢体关节的主动运动及辅助助力运动。运动治疗处方需要考虑：每个治疗的关节力学结构的破坏和关节渗出的程度、周围肌肉的状态、患者整体耐受水平、心脏状况等。因为关节炎常会破坏关节及其周围生物力学结构完整性，引起一些不良后果，如关节活动度下降、肌肉萎缩、肌无力、关节渗出、关节不稳、耗能的步态类型及关节负重的改变等。所以，运动治疗方案就应针对其障碍问题而制订出相应的促进其功能的方法，改善已改变的生物力学结构，改善和维持肌力、耐力和关节活动度，增强患者的整体功能。

3. 物理因子治疗　选用特定电磁波（TDP）照射，具有消炎、镇痛和改善局部循环的作用，对风湿性关节炎受累关节的肿痛有较好疗效。每天 1 次，每次照射 30～40min，10 次为 1 个疗程。也可选用电脑中频、低周波及中药离子导入疗法等，均有一定疗效。

4. 中医治疗　中医治疗风湿性关节炎疗效确切。

（1）中药疗法：中医学认为本病属"痹证"范畴，多因身体虚弱、劳累过度、久居寒湿之地、内外不固、风、寒、湿、热之邪乘虚而入，流注经络、关节所致。临床根据辨证常可分为：①行痹：治宜疏风通络、散寒除湿，方用防风汤（防风、当归、赤茯苓、杏仁、黄芩、秦艽、葛根、麻黄、肉桂、生姜、甘草、大枣）加减；②痛痹：治宜温经散塞止痛、祛风除湿，方用乌头汤（制川乌、麻黄、芍药、黄芪、甘草）加减；③着痹：治宜除湿通络、祛风散寒，方用薏苡仁汤（薏苡仁、川芎、当归、麻黄、桂枝、羌活、独活、防风、制川乌、苍术、甘草、生姜）加减；④热痹：治宜清热通络、疏风胜湿，方用白虎加桂枝汤（知母、石膏、甘草、粳米、桂枝）加减。临床上对于风寒湿痹，症状复杂，且疼痛明显，可用独活寄生汤或蠲痹汤加减。

（2）针灸治疗：针灸可疏通经络，调和气血，缓解关节肿痛，临床常根据辨证采取局部取穴与循经取穴相结合。针灸每天 1 次，10 次为 1 个疗程。

在利用中医治风湿性关节炎时，应遵循中医辨证施治的原则，考虑不同证型的风湿性关节炎患者运用不同的方法和药方。长期坚持，对治慢性风湿性关节炎有较好的疗效。

5. 西药治疗　在关节疼痛较显著情况下，常用的抗风湿性关节炎药物有：①非甾体抗炎药：如布洛芬、萘普生、双氯酚酸、阿司匹林、吲哚美辛等，一般本类药物易引起胃肠道不良反应，宜饭后口服，溃疡病患者、哺乳期妇女、儿童禁用。疼痛减轻或消失即停用。②细胞毒药物：如环磷酰胺、甲氨蝶呤、雷公藤等，该类药物不良反应多且较严重，但对改善这些疾病的预后有很大的作用。③肾上腺皮质激素：如泼尼松、地塞米松等。肾上腺皮质激素能抑制变态反应，控制炎症发展，减少炎症渗出。但本类药物其众多的不良反应随剂量加大及疗程延长而增加，故在应用时要衡量它的疗效和不良反应而慎重选用。

（杨瑞甫）

第十一节　类风湿性关节炎

一、概述

类风湿性关节炎（theumatiod arthritis，RA）是一种原因不明的以关节组织慢性炎症性病变为特点的全身性自身免疫性疾病。本病属中医学"痹证"范畴。临床表现是以对称性、侵犯全身多个关节为主要特征的一种常见的慢性全身性炎性疾患，目前病因尚不清楚，较公认的观点是多种因素诱发遗传易感机体的自身免疫反应而致病。患病率约为 0.4%，男女发病之比为 1：2.5，发病高峰在 34～60 岁。主要累及手、足等小关节，也可累及任何有滑膜的关节、韧带、肌腱、骨骼、心、肺及血管。根据流行病学调查，内分泌、代谢、营养以及地理、职业和精神社会因素等，均可能影响疾病的进展，但不是类风湿性关节炎的直接发病原因。

类风湿性关节炎致残率高，发病呈隐袭性或急性，可能持续数月，然后缓解。也可以是周期性的，关节受累的程度也不一致。持续时间短者数天，长者数年，一旦罹患，终身延续。后期产生关节功能障碍，影响日常生活。

二、康复评定

1. 临床表现　一般起病缓慢，多先有几周到几个月的疲倦无力、体重减轻、胃纳不佳、低热和手足麻木刺痛等前驱症状。①关节症状：晨僵常在关节疼痛前出现。关节僵硬开始活动时疼痛不适，关节活动增多则晨僵减轻或消失。关节晨僵早晨明显，午后减轻。关节肿痛多呈对称性，常侵及掌指关节、腕关节、肩关节、趾间关节、踝关节及膝关节。后期病例一般均出现掌指关节屈曲及尺偏畸形，如发生在足趾，则呈现爪状趾畸形外观。②关节外表现：是类风湿性关节炎全身表现的一部分或是其并发症。类风湿结节多见于前臂常受压的伸侧面，如尺侧及鹰嘴处。类风湿性血管炎是本病的基本病变，除关节及关节周围组织外，全身其他处均可发生血管炎。心脏受累可引起类风湿性心脏病等。

2. 诊断标准　典型病例的诊断一般不难，但在早期，尤以单关节炎开始的及 X 线改变尚不明显时，需随访观察方能确诊。现国际上沿用美国风湿病学学会 1987 年修订的诊断标准，具备下列指征 4 条或以上：①晨僵不低于 1h 持续 6 周以上；②对称性关节肿持续 6 周以上；③≥3 个关节肿持续 6 周以上；④腕、掌指、近端指间关节肿持续 6 周以上；⑤类风湿结节；⑥X 线手腕关节见骨质破坏；⑦类风湿因子阳性。

3. 关节肌肉功能评定

（1）关节症状：对称性两侧近端指间关节、掌指关节、腕关节肿胀、疼痛、压痛、僵硬、绞锁。早期梭形肿胀，后期关节半脱位，挛缩形成鹅颈畸形、纽扣花畸形、蛇形手、爪形手、槌状指、尺侧偏斜、桡侧偏斜、拇指 Z 字畸形等。受累及的肢体其他关节也可出现肿胀、疼痛和压痛。

（2）关节活动范围测定：主要是采用关节量角器测量病变关节的活动范围。

（3）肌肉萎缩的评定：肌肉萎缩的程度可用肢体周径表示。

（4）肌力测定：肌力测定用徒手肌力试验法，常用握力计。由于手指畸形，一般握力计难以准确显示，目前普遍采用血压计预先充气测定，其方法是将水银血压计的袖带卷褶充气，使水银汞柱保持于 4kPa 处，让患者用力握充气之袖带，握测 2～3 次，取其平均值。注意在测量时，患者前臂要空悬无支托。

4. 实验室检查　血常规示有轻度贫血，活动期血沉、C 反应蛋白、IgG、IgA、IgM 升高，α_1、α_2、β、γ 球蛋白升高，补体 C_3、C_4 降低，类风湿因子大多阳性，抗核抗体可阳性。滑液多为炎性、非化脓性，呈淡黄色，黏度降低，膝关节腔积液可达 30～50mL，蛋白升高。细胞数可达 10 万/mL，中性粒细胞小于 75%。细菌涂片与培养阴性。

5. 关节 X 线平片或 CT（分 4 期）　Ⅰ期：软组织肿胀，骨质疏松。Ⅱ期：软骨下骨轻度侵蚀，关节间隙稍狭窄。Ⅲ期：软骨下骨明显侵蚀，破坏、囊性变，关节间隙明显狭窄。Ⅳ期：关节半脱位，关节间隙纤维性、骨性融合。

6. 整体功能分级 主要依据生活自立（吃饭、穿衣、如厕、洗漱、整理）、职业活动（工作、学习、家务）、非职业活动（娱乐、休闲、社交）的能力分4级：

Ⅰ级：生活自理，职业活动与非职业活动均可正常进行。

Ⅱ级：生活自理与职业活动均可正常进行，非职业活动受限。

Ⅲ级：生活能部分自理，职业活动与非职业活动受限。

Ⅳ级：生活大部分不能自理，职业活动与非职业活动能力均丧失。

三、康复治疗

目前类风湿性关节炎尚无特效疗法。康复治疗的主要目的是缓解疼痛，消炎退肿，保持肌力及关节功能，预防和纠正畸形及改善生活自理能力。由于本病病程长，且每个患者的病情进展和预后都不同，所以应针对患者个体情况制订完整的康复治疗计划，并要使患者充分了解自己的病情，积极配合治疗，提高信心，方可取得最大康复效果。

1. 一般治疗 急性炎症期肢体尽量保持于功能位。加强饮食营养，要注意补充蛋白质和纤维素，并要适当补充维生素D和钙剂。避免感受风寒及潮湿，注意肢体保暖。

2. 药物治疗 过去主张"金字塔"型治疗，即从非甾体类抗炎药物（一线药）开始，逐步过渡到免疫抑制剂或激素，及至三线、四线等药物。最新观点认为类风湿性关节炎的诊断一旦确立，早期就应该采用最有效的药物，即多采用联合用药疗法，如一、二、三线药物联用。当病情被有效控制之后，再视病情撤换药物。常用的药物包括：双氯芬酸、尼美舒利、芬必得、萘普生、西乐葆、青霉胺、金诺芬、甲氨蝶呤、雷公藤、糖皮质激素等，可适当选用。注意临床选择药物时，一定要强调个体化。对病情较长、病情严重、老年人及肾功能不全的患者，应当选用半衰期短的药物。既往有胃肠道病史者，用药更应慎重。

3. 物理治疗 如温热疗法，其作用可镇痛、消除肌痉挛、改善局部血液循环和消炎，一般用于慢性期，急性期有发热者不宜用。常用的有：温水浴（水温为38~40℃）、石蜡疗法、泥疗法、中药药物熏蒸疗法、TDP特定电磁波、超短波、微波和超声波疗法等。

4. 运动治疗 主要进行患者肢体的主动运动、被动运动及辅助助力运动，以改善患病关节的关节活动度，预防肌肉萎缩，增加肌力，矫正畸形，保持患者功能状态及日常生活活动能力。如已有关节活动范围受损或畸形时，应采用系列夹板固定，可采用低温热塑板材制作功能位夹板，效果较好。功能位固定应每2h取下夹板，做该关节不负重、无痛范围内的主动或被动运动，每个动作重复2~3次。随着病情改善，无痛活动范围增大，主动运动的重复次数也渐增，可达10~15次。随着疼痛减轻，用力程度也逐渐增大，每个动作做到最大幅度时要保持片刻再放松，以起到肌肉等长练习的作用，同时患者应重视全身的保健运动，呼吸练习以及未受累关节的主动锻炼，也可练习太极拳运动以增强体质。

5. 作业治疗 可提高患者生活自理能力，增强患者战胜病残的信心。作业疗法主要进行各种适当的手工操作练习及日常生活活动训练，如手的抓握、取物、进食、倒水、饮水、梳洗、拧毛巾、洗澡、如厕、穿脱上衣和裤子、解扣、开关抽屉、开关电器和水龙头和坐、站、移动、步行、上下楼梯等训练。必要时，需改装某些生活用具以适应其功能状况，或设计、自制一些自助用具，改善生活自理能力。

6. 中医治疗

（1）中药治疗：中医学无类风湿性关节炎这一病名，根据本病的临床表现归属于"痹证"、"历节风"、"尪痹"等证的范畴。认为本病的发生主要由于正气不足，感受风寒湿热之邪，闭阻经络所致。临床须辨证施治。如见关节肿大、红肿热痛，发热、消瘦乃风湿流注关节，化热伤阴，治宜祛风除湿、温经散寒、滋阴清热，方用桂枝芍药知母汤（桂枝、芍药、甘草、麻黄、生姜、白术、知母、防风、附子）加减。如寒湿凝着关节，损伤阴气致关节疼痛不能屈伸，全身无明显热象，应祛寒除湿、通经温阳，以乌头汤（川乌、麻黄、芍药、黄芪、甘草）加减治之。

（2）针灸治疗：针灸具有疏通阻滞的经络气血，调和营卫，解除痹痛的功效。治疗时以循经和局部取穴为主，也可取阿是穴。在针刺治疗时可加艾灸以温经散寒，每天 1 次，10d 为 1 个疗程。

（3）推拿按摩治疗：推拿按摩治疗应根据病情选用相应手法。如改善肌肉、皮肤、血液循环，以捏、摩、滚、揉等手法为主。松解肌肉、关节粘连，以弹拨、拿捏、摇、扳、屈伸关节等法为主。手法操作时力量要适中，一般以患者感到局部舒适，不发生关节肿胀、疼痛为度。

7. 基因治疗　所谓基因治疗是指将新的人工合成的基因片段通过某种途径引入细胞内，借助于该基因片段所控制的遗传性状的改变而达到治疗疾病的目的。常规方法治疗类风湿性关节炎目前还达不到理想的效果，促使人们寻求新的途径。基因治疗是一种全新的技术，它避免了传统药物治疗的不良反应，从疾病的根源进行治疗，为患者提供了新的选择。

（杨瑞甫）

参考文献

[1] 田伟，王满宜. 积水潭骨折［M］. 第2版. 北京：人民卫生出版社，2013.

[2] 刘玉杰，等. 实用关节镜手术学［M］. 第2版. 北京：人民军医出版社，2011.

[3] 戴国锋. 急诊骨科学［M］. 北京：人民军医出版社，2012.

[4] 蒋保国. 严重创伤救治规范［M］. 北京：北京大学医学出版社，2015.

[5] 王亦璁. 创伤早期处理［M］. 北京：人民卫生出版社，2008.

[6] 吕厚山. 膝关节外科学［M］. 北京：人民卫生出版社，2010.

[7] 关骅，张光铂. 中国骨科康复学［M］. 北京：人民军医出版社，2011.

[8] 赵定麟，李增春，刘大雄，等. 骨科临床诊疗手册［M］. 北京：世界图书出版公司，2008.

[9] 陈峥嵘. 现代骨科学［M］. 上海：复旦大学出版社，2010.

[10] 郝定均，王岩，田伟. 脊柱创伤外科治疗学［M］. 北京：人民卫生出版社，2011.

[11] 林定坤，杨海韵，刘金文，等. 中医临床诊治骨伤科专病［M］. 第三版. 北京：人民卫生
出版社，2013.

[12] 刘义兰，罗凯燕，熊莉娟. 关节镜手术及运动康复护理［M］. 北京：人民军医出版
社，2012.

[13] 张铁良，刘兴炎，李继云. 创伤骨科学［M］. 上海：第二军医大学出版社，2009.

[14] 陈义泉，袁太珍. 临床骨关节病学［M］. 北京：科学技术文献出版社，2010.

[15] 敖英芳. 关节镜外科学［M］. 北京：北京大学医学出版社，2012.

[16] 邱贵兴. 骨科学高级教程［M］. 北京：人民军医出版社，2015.

[17] 杨扬震，林允雄. 骨与关节创伤［M］. 上海：上海科学技术出版社，2013.

[18] 范卫民. 骨科疾病诊断流程与治疗策略［M］. 北京：科学出版社，2008.

[19] 刘益善. 新医正骨手法实用指南［M］. 北京：军事医学科学出版社，2014.

[20] 邱贵兴，戴魁戎. 骨科手术学［M］. 北京：人民卫生出版社，2005.

[21] 戴魁戎主译. 现代骨科学［M］. 北京：科学技术文献出版社，2007.

[22] 赵定麟，陈德玉，赵杰. 现代骨科学［M］. 北京：科学出版社，2014.

[23] 燕铁斌. 骨科康复评定与治疗技术［M］. 北京：人民军医出版社，2015.

[24] 潘志军，陈海啸. 临床骨科创伤疾病学［M］. 北京：科学技术文献出版社，2010.

[25] 刘尚礼，马少云，王静成. 关节外科学［M］. 上海：第二军医大学出版社，2009.

[26] 鲁玉来，刘玉杰，周东生. 骨科微创治疗技术［M］. 北京：人民军医出版社，2010.